RADICAL REMISSION

がんが
自然に治る
生き方

ケリー・ターナー 著
長田美穂 訳

プレジデント社

がんが自然に治る生き方

目次

はじめに――「逸脱した事例」がわたしたちに教えてくれること

がんと診断されたことのあるすべての人に
そして愛する人のがん治癒を支える人に

こんな話を聞いたことはありませんか。

進行がんと診断されて、手術や抗がん剤といった病院での治療はすべて試したけれども効果はなく、自宅にもどされた。ところが五年後に医者を訪ねたその元患者は、がんから解放されてすっかり元気になっていた。

わたしが初めてこうした事例に遭遇したのは、サンフランシスコのがん専門病院で患者のカウンセラーをしていたころでした。昼休みにわたしはアンドルー・ワイル博士の『癒す心、治る力――自発的治癒とはなにか』（角川文庫ソフィア、一九九八年）を読んでいました。そこには、医学的には手遅れだったはずのがん患者が、見事に回復を果たす事例が載っていたのです。わたしはのちにこうした事象を「がんの劇的寛解」（Radical Remission）と名付けました。

驚きのあまり、凍りつきました。こんなことがありうるの？　進行がんを現代医療を使わずに克服した？　もしそうなら新聞の一面に載るような話じゃない？　たとえ極端な事例だったとしても、画期的な出来事です。

その事例の当事者は、たまたま何かの方法に出合って、治癒に至ったのです。いったい、この人は何をしたのか。自分が担当しているがん患者の方々のためにも、なんとしてもこの現象について知りたいと思ったわたしは、劇的な寛解の症例を探し始めました。

そして衝撃的な事実を発見しました。

なんと、これまでに一〇〇〇件以上の症例報告が、実際に医学雑誌には掲載されていたのです。けれどもわたしはそんな話を聞いたことがありませんでした。わたしの勤めていたのは有名ながんの研究機関ですが、こうした現象はまったく話題になっていませんでした。

調べれば調べるほど、いらだちが募っていきました。実際、医師たちはこういった症例について調べることもなく、追跡さえしていなかったのです。

わたしは少しずつ、がんから劇的に寛解した人々を探して、直接話を聞きはじめました。彼らは言いました。主治医はよろこんではくれたけれど、どうやって回復したかについては一切関心を示しませんでした。それどころか、「ほかの患者には話さないでください」と主治医に頼まれた人さえいたのです。その理由は、「あらぬ希望を与えたくないから」。

もちろん医師が特殊な事例から得た情報で患者をミスリードしたくないと考えるのはもっともなことです。けれどもだからといって、現実に起きた回復の症例を黙殺すべきではないはずです。

がんが治った人たちから直接話を聞きはじめてしばらくしてからのことでした。抗がん剤治療を受けつつわたしのカウンセリングにやってきた女性がいました。三一歳、双子の赤ちゃんがいながら、悪性度の高いステージ3(全4段階)の乳がんと診断されたばかりでした。わたしの目の前で、彼女は泣き出しました。

「治るためなら、何でもしたいの。子どもたちには母親が必要なんです」

彼女は疲労困憊し、最後の望みを求めてわたしに思いをぶつけてきたのです。泣きじゃくる彼女を前に、わたしの脳裏に浮かんだのは、医師たちから見向きもされずに放置されていた一〇〇〇件以上の劇的な生還の症例のことでした。わたしは一息つき、彼女を見つめて言いました。

「確かなことは言えない。でも、何か方法があるか探してみるわ」

がんの劇的寛解の研究のために、大学院博士課程に進み、人生を捧げると決意した瞬間でした。がんから劇的に生還した人々の症例を探し、分析し、この現象について語っていこう。そう決めたのです。

「がんとの闘い」に勝利するために、すでに勝利した人の体験談を聞く。もっともなことですよね。がんからの生還という驚異的な体験の裏には、どんな秘訣があったのか。それを解き明かすため、思いつくかぎりの質問をぶつけて、科学的な検証をしてみるべきでしょう。説明がつかないからといってその事実を黙殺したり、口封じしようとするのではなく、事実に向き合うのです。

「逸脱」した現象に目を向けた科学者といえば、アレクサンダー・フレミングを思い出します。一九二八年、フレミングがバカンスを終えて実験室にもどると、菌の培養皿の多くにカビが生えていました。長期休暇の後にはよくあることです。フレミングは皿を消毒して、実験をやり直そうとしました。けれども、ここが運命の分かれ道でした。ちょっと待てよと、彼はカビの生えた皿を注視しました。するとなかに一つだけ、皿の中の培養菌がすべて死んでいた皿があったのです。フレミングは、「たまたまだ」とその皿を放置したりはしませんでした。それが抗生物質の先駆け、ペニシリンの発見につながったのです。

本書では、わたしが手がけているがんからの劇的な寛解についての研究成果を、みなさんにお伝えします。アレクサンダー・フレミングに倣って、わたしは標準から逸脱した事象を無視することなく、より詳細に検討していきます。

本題に入る前に、まずは自己紹介をさせてください。わたしが何によって導かれ、このテーマに人生を捧げることになったのかお話しします。

小児病棟でのボランティアで決意したこと

「がん」との最初の出合いは、三歳のときでした。叔父が白血病だと診断されたのです。叔父の闘病は五年におよびました。親族が集まるたびに、わたしたち子どもは「がん」という恐ろしい病について聞かされ、震え上がりました。わたしが八歳の時、叔父は亡くなり、いとこは父親を失いました。大人の男の人たちは、「がん」で死ぬかもしれない、とわたしは思いました。

一四歳のとき、学年末の終業式の直後に、仲のよかった男の子が胃がんと診断されました。ウィスコンシン州の小さな町には衝撃が走りました。募金集めのためにパンケーキ朝食会を何度も開き、彼のお見舞いに行きました。大丈夫だよと言う友だちもいましたが、わたしには「あのときと同じことになるかもしれない」という、いやな予感がありました。男の子は副作用に二年も苦しんで、一七歳で亡くなりました。町中が悲しみに暮れました。その後何年間か、わたしは友だちと彼のお墓に花を供えに行きました。彼の死によってわたしは、がんは年齢に関係なく誰をも死に追いやる病なのだと悟ったのでした。

ハーバード大学の学生だったとき、わたしは代替医療やヨガ、瞑想と出合いました。それは初めて体験する不思議な世界でした。それまでのわたしは、心の世界と身体の状態とは別のものだとして、二つを切り離して考えていました。けれどもしだいにそうした考え方に違和感を覚えるようになりました。

ハーバードでの四年間はすばらしいものでした。卒業後の最初の仕事として、わたしは地球温暖化をテーマにした本を共同執筆する予定でした。ところが気がつくと、学生時代に謳歌していた人的なつながりを一切失い、ただコンピューターに向かうだけの生活をしていました。あるとき、その孤立感を友人に話したところ、彼女は、ボランティアをしたらとすすめてくれました。それで、がん患者の役に立つためのボランティアをしようと思い立ったのです。

ニューヨークにあるメモリアル・スローン・ケタリングがんセンター小児病棟で、最初にボランティアをした日のことは、いまもはっきりとおぼえています。わたしの仕事は、静脈注射による抗がん剤治療を受けている子どもたちと、ボードゲームのモノポリーで遊ぶ、というものでした。たったそれだけです。けれどもその数時間のあいだ、子どもたちは、病気のことをすっかり忘れて夢中になっていました。わたしにとっては、人生を変えるほどの意義のある出来事でした。これが天職だと感じました。数週間のボランティアを通じて、わたしはカリフォルニア大学修士課程に進むことを決めました。腫瘍社会福祉学、なかでもがん患者へのカウンセリングを専門に学ぶことにしました。

大学院で学ぶうちに、わたしは改めて代替医療に関心を持ちました。多くの本を読み、ヨガのインストラクターの資格も取りました。日中はがん患者のカウンセリング、夜は勉強とヨガの時間に充てました。当時、わたしの夫は鍼《はり》や漢方など中国伝統医学の学位をとるため勉強をしつつ、身体エネルギーを活用した難解な治療法を学んでいました。代替医療の学習材料には事欠かない環境でした。

人生の転機となったアンドルー・ワイル博士の本に出合ったのはこの時期のことです。ワイル博士の説く「自発的治癒」という現象に興味を持ち、このテーマを追求するため博士課程へ進むことにしました。医学的には不可能だとみられた状態からがんを克服した人々は、いったい何をしていたのか。その探求に人生を捧げる決意をしたのです。

がんの「劇的な寛解」とは何か

がんの劇的な寛解とは何を意味するのか。これを考えるにあたって、まずは「標準的な」寛解、あるいは「劇的ではない」寛解とは何なのかを考えてみましょう。

医師ならこう考えるでしょう。初期に発見された、治療しやすいタイプのがんなら、寛解は期待できる、と。たとえばステージ1の乳がんで、手術、抗がん剤と放射線という標準的な治療を受けた女性の場合、統計的にいえば、その後五年間はまず再発しないだろうという予測が成り立ちます。でも、もし同じ女性が膵臓がんのステージ1だと診断されたら、同じく標準治療を受けたとしても、五年生存率はわずか一四パーセントにすぎません。[1] なぜなら現代医学には、ステージ1の乳がんほどの治療効果を上げる膵臓がんの治療法は、存在しないからです。

わたしは「がんからの劇的な寛解」の定義を、次のように定めました。

- がんの種類は問わず、「寛解」が統計的に極めて稀であること
- その統計とは、がんのタイプ、ステージ、受けた治療によって異なるものとする

さらに具体的に記しましょう。

「がんの劇的な寛解」とは、次のいずれかの事態が起きた状態を指します。

1 医学の標準治療（手術、抗がん剤、放射線）を一切用いずに、がんが検知できなくなった場合

2 標準治療を受けたががんは寛解せず、代替医療に切り替えてから寛解に至った場合

3 統計的にみて余命が極めて短い（五年生存率で二五パーセント未満）がん患者が、現代医療と代替医療を併用したところ、統計を上回って生存している場合

統計的予測を覆してがんが寛解するのは、たしかに稀ではありますが、体験者は数多く存在します。

わたしは腫瘍内科医に会うたびに、「がんを劇的に寛解させた患者を診たことがありますか」と聞いています。これまでのところ、全員の答えが「イエス」でした。そこで「ではその症例について医学雑誌で報告しましたか」と聞くと、全員が「ノー」と言いました。

思ったとおりです。劇的な寛解の症例を追跡するシステムでもつくらないかぎり、こうした現象が実際にどのくらいの頻度で起きているのか、わたしたちには知る由もないのです。

この目標を実現するため、本書のウェブサイト（RadicalRemission.com）では、がんを克服した人、医師、治療者、読者の皆さんが手軽に劇的寛解の症例を投稿できるようにしました。データベースは無料で一般公開しています。データは研究者も自由に使えます。またがん患者やその家族にとっては、ほかの人がどうやって劇的な寛解を遂げたか、調べることができます。

「治った」人についての一〇〇〇件以上の医学論文

寛解症例の研究に着手してまず驚いたのは、一〇〇〇件超の医学論文において、二種類の人々が

ほぼ黙殺されていたことでした。

一つは、劇的に寛解した患者本人の一群です。大多数の論文では、患者自身が劇的な寛解の原因をどう考えているかについて一切言及していませんでした。劇的な寛解を遂げた患者の身体の生化学的変化については、何本もの医学論文が詳細に記していました。しかし、患者に「あなたは自分がなぜ治癒したと思うか」と聞き、その答えを記したものは皆無だったのです。患者たちは、意識的だったかどうかはともかく、がんを治すため何かに取り組んでいたはずです。医師はなぜそれに興味を持たなかったのでしょうか。

そこでわたしは劇的な寛解を遂げた二〇人にインタビューし、「あなたはなぜ自分が治癒したと思うか」を聞くことにしました。

医学論文で黙殺されていたもう一群は、代替療法の治療者たちです。がんからの劇的な寛解は、当然のことながらほとんどの場合、現代医療では打つ手がなくなった患者に起きています。それなのに、西洋医学外の治療者や代替療法の治療者たちががん治療にどう取り組んできたのかを誰も調べてきませんでした。この事実にわたしは驚きました。

わたしが会った劇的寛解の経験者は、世界の隅々まで、それこそ血眼になって治療者を探し出していました。そこでわたしも世界中を旅して回り、非西洋医学の治療者、代替療法の治療者五〇人にインタビューをしました。一〇カ月かけて一〇カ国——アメリカ（ハワイ）、中国、日本、ニュージーランド、タイ、インド、英国、ザンビア、ジンバブエ、ブラジル——を回りました。ジャングルや山の中、そして都市を旅し、治療者と話をしました。各地のすばらしい治療者がわたしに話してくれた経験を、読者のみなさんにご紹介します。

劇的な寛解について記した医学論文は一〇〇〇本以上分析しました。博士論文の研究を終えてからもさらにインタビューを続け、その対象者は一〇〇人を超えました。

わたしは、質的分析の手法で、これらの症例を何度も詳細に分析しました。その結果、劇的な寛解において重要な役割を果たしたと推測される要素——身体、感情、内面的な事柄——が七五項目、浮かび上がりました。

しかし、全項目を表にして出現頻度を調べると、七五のうちの上位九項目は、ほぼすべてのインタビューに登場していることに気づきました。

たとえば登場回数が七三番目に多かった「サメ軟骨のサプリを摂取する」。これは調査対象中の、ごくわずかな人が話してくれただけでした。かたや語られる頻度のもっとも高かった九つの要素については、ほぼ全員が、「がん治癒を目指して実行した」と言及していたのです。

その九項目とは次のとおりです。

- 抜本的に食事を変える
- 治療法は自分で決める
- 直感に従う

- ハーブとサプリメントの力を借りる
- 抑圧された感情を解き放つ
- より前向きに生きる
- 周囲の人の支えを受け入れる
- 自分の魂と深くつながる
- 「どうしても生きたい理由」を持つ

この九項目に順位はありません。人によって重点の置き方が異なるものの、インタビューで言及される頻度は、どれも同じ程度でした。わたしが話を聞いた劇的寛解の経験者はほぼ全員が、程度の差はあれ九項目ほぼすべてを実践していたのです。

そこで本書は九章に章立てし、一章で一項目ずつ説明していきます。

各章では、まずその章のテーマについての解説と、それを裏付ける最新の研究報告を紹介します。次に、劇的な寛解を遂げた人の実話を記します。章末には「実践のステップ」と題して、その章のテーマを実践しやすいかたちにして、いくつかの方法をご紹介します。

偽りの希望と真の希望

九項目の詳細に入る前に、はっきりさせておきたいことがあります。

まず、わたしは手術、抗がん剤、放射線の「三大療法」を否定する者ではないということです。たとえ話をしましょう。ふつう、フルマラソンを走るとき、人は靴を履いて走ります。けれどもごく稀に、自分なりのこだわりがあって裸足で走る人がいます。なかには裸足のまま元気に完走してしまう人もいます。

同じように、がんにかかった人は、普通は現代医療に頼るものです。けれどもときおり、ほかの方法を試そうとする人が存在します。わたしは後者に関心を持ちました。何を実践して、彼らは医師の予想を覆す偉業を達成したのか。それを突き止めることがわたしの仕事です。

二つ目に、わたしは本書によって、患者の方々に偽りの希望を与えるつもりは一切ありません。劇的な寛解をした患者のほとんどが、医師から「ほかの患者には黙っていてほしい」と言われたと告白しています。ひどい話ではありますが、その医師の立場になって考えれば、わからなくもありません。来る日も来る日も、生存の見込みの乏しい患者を診察するのは、想像するだにつらい仕事です。

けれども劇的に寛解する人が現にいるという事実を黙殺するのは、偽りの希望を患者に抱かせるよりも、ずっと罪深いことではないでしょうか。

カリフォルニア大学で、研究方法についての授業の初回に、教授はこう言いました。

仮説から逸脱した事例に遭遇したとき、研究者にはそれを吟味する科学的責務がある。そしてその逸脱事例を吟味してから、研究者がとるべき道は二つ。

一つ目は、なぜ仮説に合わない事例が生じたのかを公に説明すること。二つ目は、その事例を説明できる新しい仮説を考え出すこと。

要するに、仮説に合わない事例は無視してよい、という選択肢は存在しないのです。がんの克服は人類共通の目標です。現代医療なしで治癒した症例を黙殺することは、科学的に無責任な態度なのです。

次に、「偽りの希望」について検討します。「偽りの希望を人に与える」とは、事実かどうかわからないことや、明らかな虚偽を人に伝えて、希望を抱かせるということです。がんからの劇的な寛解が起きる理由は、いまのところ説明不能ですが、それを体験した人が存在するのは事実です。現代の医学では説明のつかない方法で、彼らは自分のがんを治したのです。

この違いを理解したうえで、わたしたちは、「偽りの希望を抱くことになりそうで怖い」と考えるのではなく、がん治癒の鍵となるかもしれない症例を、科学的に検証していこうではありませんか。

九つの要素は、がんからの劇的寛解が起きた理由についての仮説であり、まだ科学的に十分裏付けされた理論ではありません。この九項目によってがん患者の生存率が上がると断定するには、データの量的分析や無作為な臨床試験が必要で、残念ながらあと何十年もかかるでしょう。

それでもわたしはこの仮説は重要だと考えています。これを読者と共有するのに、あと何十年も待とうとは思いません。それよりも、質的分析を使ったわたしの研究結果を公表し、がんからの劇的寛解を遂げた症例はなぜ黙殺されてきたのか、わたしたちはこの症例から何を学べるのかという、より重要な議論へとつなげていきたいのです。

もしもわたしが、「この九項目を実践したらあなたのがんは確実に治ります」と言ったなら、それは人に偽りの希望を抱かせる行為です。わたしはそうは言いません。わたしに言えるのは、「がんの劇的寛解の起因になったと考えられる九つの仮説を検出しました」ということだけです。

次に、わたしが本書の執筆によって何を期待しているかをお話しします。

まず、研究者たちの手で、がんからの劇的な寛解についてのわたしの仮説が、少しでも早く検証されること。それからがん患者本人、そして大切な人ががんを患ってしまった人々が、治癒を遂げた人々の真実の体験談から勇気を得てほしいと思います。

わたし自身、初めてがんの劇的寛解の症例に出合ったとき、その事実の持つ力に大いに勇気づけられました。医学的常識に反してがんを克服する人が、本当に存在するのですから。

がんの予防や健康全般に関心のある人にも、本書は役立つはずです。そして現在病院で治療中の方々、そして打つ手がなく別の方法を探している患者のみなさんにとって、本書が励みになることを願っています。さらに本書がきっかけとなって劇的な寛解をめぐる議論がはじまり、人々が黙殺をやめてこれらの症例から学ぼうとすることを心から願っています。

症例を見ていて不思議に思うことがあります。なぜ、ある人に効く方法がほかの人には効かないことがあるのか。いまのわたしたちには、その理由はわかりません。けれども説明不能を理由に劇的寛解の現象から目を背けるのではなく、真摯に研究していけば、少なくとも人間の自然治癒力について何らかの知見を得ることができるでしょう。うまくいけば、がん根治の治療法の発見につながるかもしれません。いずれにせよ、黙殺からはどんな知見も得ることはできません。

もしアレクサンダー・フレミングがカビの生えた培養皿を捨ててしまっていたら、社会はいま、どうなっていたでしょう。彼の逸脱事例の研究が時間の無駄ではなかったことは、歴史が証明しています。

あまたの歴史的発見は、逸脱事例の研究からはじまりました。逸脱した事例には、真の希望が宿っている可能性があるのです。

第1章

抜本的に食事を変える

汝の食事を薬とし、
汝の薬は食事にせよ

ヒポクラテス

Let food be thy medicine
and medicine be thy food.

Hippocrates

古代ギリシャの医師であり、現代医学の礎を築いたと称されるヒポクラテス。彼は食事には体を調節し、治癒する力があると考えていました。いま、アメリカの医学生が栄養学を学ぶのは、四年間でたった一週間だけです。[1] ヒポクラテスが知ったら、どれほど落胆するでしょうか。

わたしは健康診断のとき、医師に「カルシウムは牛乳から、鉄分は肉から取りなさい」と言われて困惑しました。わたしはベジタリアンなのです。「カルシウムは葉野菜から、鉄分は豆と海草から十分取っています」と説明しました。もっとも、すべての医師が食べ物の持つ治癒の力について、信じようとしないわけではありません。ただ勉強していないだけなのです。

もし医師たちが栄養学をもっとしっかり学べば、日々の食事がわたしたちの身体をそのままつくっているということに、思いおよぶでしょう。わたしたちの身体は、食べた物の細胞を分解し、それをつくり替えて自分の身体の細胞にすることで成り立っているのですから。

さらにいえば、何を飲んだり食べたりするかは、脈管など体内の組織の状態に、直に影響します。食べ物によって体内に炎症が起きたり、逆に炎症を鎮静化したりするのです。

五歳の子どもにコーヒーを飲ませた場面を考えてみてください。一〇分もすれば、大変なことになりますよね。わたしたちが摂取するものは、身体の状態を如実に左右するのです。

あなたのいまの健康状態、いえ、生涯を通じての健康状態は、日常の小さな判断の積み重ねの結果です。食べ物、飲み物。思考と感情、行動と反応。仕事と休息。すべてがかかわっています。

食べ物がわたしたちの健康を大きく左右するのは、「なにを食べるか」は、わたしたちの意志による選択そのものだからです。

砂糖たっぷりのシリアルかフルーツ入りのオートミール、どちらにするか。ピーナッツバターとジャムをパンに塗ってすませるか、ひと手間かけて豆のサラダをつくってみるか。毎食、毎食、何を食べるか決めなければならないのは、億劫なものです。つい、「これって、そんなに大事なことなのだろうか？　食べ物は健康を左右するって本当かな？」と思ってしまうのが、ふつうの人のパターンです。

ところが、がんから劇的な寛解を遂げた人たちは、違います。命の危機を体験している彼らは、食べ物の選択の問題を、別次元でとらえています。

「これはがんを治す食べ物かしら？」。そうだ、と思うものだけを彼らは食べるのです。

がんを治すために抜本的に食事内容を変えた——がんから劇的に生還を遂げた人々の症例分析で浮上した九つの共通項目の一つが、これでした。どう変えたかというと、大多数の人に共通していたのは、次の四点です。

- 砂糖、肉、乳製品、精製した食品を大幅に減らすか、まったく摂取しなくなった
- 野菜と果物を大幅に増やした
- 有機（オーガニック）食品を選ぶ
- 浄水器の水を飲む

第1章ではまずこの四点についてお話しします。それから乳がんと前立腺がんを治すために食事改革をした、劇的な寛解経験者二人の体験を紹介します。最後に、がんを遠ざけるための食生活をはじめるためのかんたんな方法を記します。

砂糖、肉、乳製品、精製食品はノー

がんから劇的な回復を遂げたほとんどの人は、治癒のために、砂糖や肉、乳製品、精製食品の摂取は減らすかやめたと話していました。

砂糖の話からはじめましょう。がんと砂糖の関係は、長く議論の的でした。がん細胞が健康な細胞よりずっと速く砂糖（ブドウ糖）を消費・代謝するのは、疑いのない事実です。PET（陽電子放射断層撮影）画像の撮影では、その性質を利用しています。PET画像を撮るとき、わたしたちはコップ一杯分のブドウ糖を体内に入れます。PETの撮影機は、体内で最初にブドウ糖が取り込まれた箇所の断層写真を撮るからです。ブドウ糖が集積するのは、がんの疑いが濃厚な場所です。がん細胞は正常細胞の一〇～一五倍の量のブドウ糖を消費することがわかっています。(2)

砂糖の大量摂取ががんを引き起こすかどうかについては、まだ科学的な結論は出ていません。けれどもがん患者にとっては、できるだけ食事から砂糖を減らしてがんの「餌」を減らし、糖分は野菜や果物が含む天然のブドウ糖で補う、という選択が合理的でしょう。

アメリカ人の一日の平均砂糖摂取量は小さじ二二杯分（約九〇グラム）にもなり、推奨摂取量の六〜九杯（二四〜三六グラム）をはるかに超えています[3]（日本人の平均摂取量は約五〇グラム）。がん患者であるかどうかにかかわらず、砂糖の取りすぎには要注意です。

砂糖とがん細胞との関連を最初に発見したのは、オットー・ワールブルク博士でした。一九二〇年代のことです。ワールブルク博士は、がん細胞のエネルギー摂取と呼吸の方法は正常細胞と異なることを発見し、ノーベル医学生理学賞を受賞しました。具体的にいうと、がん細胞はエネルギー獲得のために膨大な量のブドウ糖を消費すること、そして呼吸には酸素を必要としないこと（嫌気的呼吸。酸素のない状態で食物からエネルギーをつくり出す）を解明したのです。正常細胞が消費するブドウ糖の量はがん細胞よりずっと少なく、呼吸には酸素を必要とします（有酸素呼吸）。さらにおもしろいことに、がん細胞はたとえ酸素があっても酸素なしで呼吸をすることがわかりました。そこでワールブルク博士は、がん細胞は細胞内小器官であるミトコンドリアに異常をきたしているのだろう、と考えました。ミトコンドリアは正常細胞が有酸素呼吸をするときに働く場所だからです。

高校の生物の授業のような話になってきましたが、ご心配なく。お伝えしたいのは、がん細胞と正常細胞の最大の違いは、活動に必要とするブドウ糖の量にあるということです。したがって、砂糖の摂取を減らすのは、がん細胞を飢餓状態へと追い込む格好の手段なのです。

わたしがインタビューしたロンは、五四歳のとき、血液検査で前立腺がんだとわかりました（がんの悪性度を示すグリーソン・スコアは6、前立腺特異抗原のPSAは5・2）。生検では一二サンプル中二つが陽性でした。医師は前立腺の全摘手術をすすめました。けれどもロンは、食事療法でがんを治した人の話を聞いたことがあり、まずはそれについて調べたいと思いました。彼の住む小さな町には、統合医療に詳しい腫瘍内科医や栄養士はいなかったので、本や雑誌を読んで自分で調べるしかありませんでした。ロンは、がん細胞が砂糖を好むこと、そしてジャガイモや精製小麦粉を使ったパンといった典型的なアメリカ料理が、どれほど砂糖を含んでいるかを知りました。ロンは何週間もかけて勉強した結果、手術は延期し、その間に徹底的に食生活を変えようと決意しました。

ロンはこう話しています。

がん宣告は、実は僕の人生における最良の出来事だったんじゃないかと思ってるんだ。僕はずっと運動はしていたけれど、食事には無頓着で、甘いもの中毒だった。でもがんを治すために砂糖と精製した食品はもう食べないと決めたんだ。ジャガイモ、精製した小麦を使ったパンなどの類も避けるようになった。

そのかわり、野菜をたくさん食べるようにして、キャベツのジュースを大量に飲んだ。ジュースはいまも続けてるよ。治療中より頻度は減ったけど。がんは嫌気性でブドウ糖を代謝する。だからブドウ糖の供給を断てば、がんは栄養を取れなくなるんだ。

食生活を変えると、ロンのＰＳＡは一年もしないうちに、基準値の４よりずっと低く、１・３

まで下がりました。排尿機能と性機能を損なう前立腺全摘手術を、こうしてロンは免れました。彼はもう七年間、再発もなくすごしています。

次は乳製品についてです。がんからの生還者たちは、乳製品の摂取を減らしたりやめたりした根拠を、二つ挙げていました。

第一に、乳製品の原料はほかの動物の乳であり、人間のための飲み物ではないからです。牛乳は子牛の生育のために、子牛に必要なホルモンやタンパク質を含んでいます（わたしたちは地球上で唯一、ほかの動物の乳を飲んでいる動物なのです）。

さらに牛乳に含まれるおもなタンパク質「カゼイン」は、がん細胞の成長を促す可能性があることが、ラットによる実験で明らかになっています。カゼイン投与の有無によって、ラットのがんは増殖もするし抑制もされるのです[4]。

二つ目の理由は、ほとんどのアメリカ産乳製品には、成長ホルモンや抗生物質、農薬が含まれているからです。欧州はアメリカの乳製品を輸入禁止にしています。多くの研究で発がん性の疑いがあると報告されている遺伝子組み替え成長ホルモン（γＢＧＨ）を、牛に投与しているからです[5]。

さらにアメリカではコスト削減のため、牛の飼料に牧草ではなく安価なトウモロコシを使っています。そのせいで乳製品は、体にいいオメガ三脂肪酸のかわりに、オメガ六脂肪酸を過剰に含むようになりました[6]。オメガ六脂肪酸の過剰摂取は、がんと関係するとくり返し指摘されています[7]。

そして最後に。テレビではよく、乳製品でしか取れない栄養がある、といったCMが流れています。けれども実際には、乳製品が含むどんな栄養素も、別の食品から取ることができるのです。カルシウムは葉野菜やカブで取れますし、タンパク質は豆やナッツに豊富に含まれています。

総じていえば、カゼインの性質のせいであれ、生産工程で人為的に加えられた物質のせいであれ、乳製品はがんを促進すると考えてしかるべき証拠は、積みあがってきています。だから多くのがん生還者は、少なくともがんが消えるまでは、乳製品を極力減らすかまったく食べないことにしていたのです。

ジェイン・プラントの話をしましょう。ジェインの食事改革の柱は、乳製品の摂取中止でした。四二歳でジェインはステージ1の乳がんと診断されました。「全摘したからもう心配ない」という医師の言葉とは裏腹に、乳がんはその後一〇年で五回も再発しました。ジェインは三度の手術に三五回の放射線治療、そして一二回の抗がん剤治療を受けました。

五度目の再発では、鎖骨上のリンパ節が卵の大きさまで膨れ上がっていました。抗がん剤治療も効果なし。医師は彼女に「あと数カ月の命です」と宣告しました。

ジェインは母であり、第一線で活躍する地質学者です。余命宣告なんか信じない、と決意しました。仕事で培った調査力を駆使して、ジェインは、なぜ自分が乳がんになったのか、その根源はどこにあるのかを調べました。野菜や未精製の穀物をたくさん取るようにはしましたが、調べていくうちに、さらにもう一つ、改善が必要だと考えるようになりました。

わたしの場合、乳製品は摂取すべきでないと気がつきました。そのころ受けていた抗がん剤治療が、乳製品をやめた途端に効きはじめたのです。それまでは効いていなかったのに。
がんの原因は多岐におよびますが、わたしたちはがんの原因になりそうなことは、すぐやめるべきなのです。もちろん、そう簡単なことではありません。乳製品を取らないだけなら単純な話ですが、それ以外にも食事や生活習慣などを変えていく必要があります。

ジェインが自分の経験を記した著書『乳がんと牛乳――がん細胞はなぜ消えたのか』（径書房、二〇〇八年）は、イギリスでベストセラーになりました。彼女の提言する食生活改革は、次のとおりです。

- 乳製品は食べない
- 有機栽培の野菜と果物をたくさん取る
- 豆、ナッツ類、種子類でタンパク質を取る
- 料理にはハーブやスパイス、体にいい油を使う
- 精製した食品（白米や精製小麦粉など）は避ける
- 浄水器の水を一度沸かして飲料水にする

彼女はもう一九年以上再発なくすごしています。そしていまも、乳製品なし、野菜中心の食生活の利点について研究を続けています。

肉については多くの議論があります。一つは、肉の食べ過ぎの問題です。肉は食事量の一〇パーセント程度に抑えるべきである。さらに理想をいえば、狩りで捕った野生動物の肉がいいそうです。けれども実際には、現代のアメリカ人の肉の消費量は食事の一五パーセント、年間に九〇キロにも上ります。(8)

一方で、逆にもっと肉を食べるべきだという主張もあります。通称「原始人ダイエット」（旧石器時代の原始人のように、穀物は食べず、肉や魚、野菜、果物など自然な食べ物の摂取をすすめる）を信奉する人は、人間の体は元来、食事量の二割から四割の肉を食べるようにできている、といいます。(9)

太古の人々がどれだけ肉を食べていたかはともかく、現代を生きるわたしたちは、がんという問題に直面しています。日常的に肉を食べること、とりわけ赤身の肉（牛、豚、羊など）の摂取とさまざまながんとの関連については、信頼性の高い研究が重ねられてきました。なかには、一日二食、肉料理を食べてきた女性は乳がんの再発リスクが四倍も高かったという研究もあります。(10)

また、畜産や養鶏、漁業の業界は、酪農業と同じ問題を抱えています。合成成長ホルモンや抗生物質、農薬、そしてオメガ六脂肪酸の多い飼料の使用です。

乳製品と同じく、人の身体に必要な栄養素に、肉からしか摂取できないものはありません。ベジタリアンの人々はタンパク質を豆類や未精製の穀類から、鉄分は豆類や海草類から取っています。肉食についてのわたしの結論は、乳製品と同じです。がんが完全に消滅するまでは、肉は極力避けるか、取らないようにしてください。どうしても食べるなら、放牧されていて、有機飼料と牧草だけで育てた、抗生物質とホルモン剤不使用の肉を、少量だけにしてください。

最後に穀類について説明します。がんから劇的に生還した人々は、精製食品、なかでも精製した穀類は、極力減らすか完全に避けていました。

たとえばパンです。パンとは、小麦の実を脱穀し、砕いて精製して粉にし、それにイースト菌や砂糖を混ぜて焼いた食品です。精製した小麦粉が含む炭水化物は、体内ですぐにブドウ糖へと変化します。パンのＧＩ値（食品が体内で糖に変化して、血糖値を上げる速さを示す値）はとても高く、がん細胞の格好の餌になります。

パンにかぎらずパスタ、粉製品、（パンケーキミックスなど）手軽な粉もの食品の摂取は、がん細胞にブドウ糖を大量に与えるだけでなく、血中のインシュリン値を急上昇させます。これまた、がん細胞を大よろこびさせる状態です[11]。

血糖値とインシュリン値を低く抑えるために、がん生還者が食べていたのは、未精製の穀類でした。未精製の穀類は、精製したものより消化に時間がかかります。だから血糖値とインシュリン値を急上昇させず、低めに抑えられるのです。未精製の穀類は、精製した穀類よりビタミン類と繊維を多く含んでいるのもよい点です。[12] さらに重視したいのは、未精製穀物の摂取にはがん抑制効果があるという報告が、数多くあることです。[13]

未精製の穀類とは、玄米やキノア豆、全粒粉のオーツ麦や大麦、小麦粒などのことです。パンなら、発芽全粒粉を使ったパンを試してみてください。味が濃厚で、一切れ当たりの糖分は、普通のパンどころか全粒粉パンとくらべても少量です。

わたしはタイで、ある代替療法の治療者にインタビューをしました。その治療者が主宰する三日から七日間の断食と体内洗浄プログラムには、世界中から人が集まっていました。この治療者は、精製した食品は体によくないから一切取らないようにしていると言っていました。

ファストフードや工場で加工された食品、そして乳製品は食べません。食べるのは、自然が生んだ食べ物（土から育った食べ物）だけ。それを習慣にしています。缶詰には命が宿っていません。工場生産の食品には、賞味期限が記されていますよね。どうして食べ物が四年ももつのでしょう。もいで切り落とした果物には、命は宿っていません。もって三、四日、ものによっては一日でしょう。わたしが食べるのは生きた食べ物だけ、自然から生まれたものだけです。

アメリカ人は工業生産された食品が大好きです。肉や砂糖がたっぷり。それがアメリカ人のふつうの食事です。

　でも、おぼえておいてください。わたしたちの舌は、必ずしも身体にいいものを「おいしい」と感じるわけではないのです。それどころか、巨大な市場を誇る食品業界が開発した人工調味料のせいで、わたしたちは不健康な食べ物や精製食品を「おいしい」と思い、買わずにいられなくなっているのです。

「天然」と称する調味料のなかにも、疑わしいものがあります。一例をあげましょう。ラズベリー味を出すのに使われる調味料、カストリアム（海狸香《かいりこう》）の正体は、ビーバーの肛門腺から採った液体です。[14] ＦＤＡ（米国食品医薬品局）は、原料が非化学成分だからという理由で、「天然ラズベリー味」と表記してよい、と許可しているのです。[15] こういった「天然」調味料の問題だけではありません。加工食品メーカーは、塩分や脂肪分、糖分を過剰に加えれば、わたしたちの食欲が刺激されることを知っています。というのも、わたしたちの味覚には狩猟採集時代の記憶が刷り込まれていて、当時なかなかありつけなかった塩や油、糖分を渇望する癖がついているのです。農耕技術が発達したので、いまでは塩や油、砂糖は難なく手に入ります。けれども人間の身体の進化は社会の発展に追いついていません。わたしたちは相変わらず、塩や油、砂糖の匂いを嗅ぐと、たまらなくなってしまいます。

　ファストフード会社はこのギャップを、巧みに活用しています。できたてのフライドポテトがあれほどおいしく感じられるのは、わたしたちのこの身体の仕組みのせいなのです。

ですから、がん患者やがんを予防したい人は、食べ物を選ぶとき、自分の味覚に頼らないほうがよいでしょう。実際、がんから寛解した人々は、生活習慣をわたしたちの曽祖父の時代のものにもどそうとしていました。

食べるのは、家で育てた野菜や未精製の穀物。肉や砂糖といった高価なごちそうは滅多に口にしない。わたしたちの曽祖父の生きた時代のがん発生率は、いまよりずっと低かったのです[16]。

野菜と果物の持つ治癒力

野菜と果物は身体にとってとても有益です。野菜と果物から、必要な栄養素はすべて得ることができます。ビタミン、ミネラル、タンパク質、炭水化物、繊維、ブドウ糖、そして良質な脂肪分。すべてです。

野菜と果物の摂取ががん防止に役立つという研究は、数えきれないほど存在します[17]。がん患者については、野菜と果物をよく食べる人は、そうでない人より生存期間が長いという報告がいくつも出ています[18]。

一例をあげましょう。乳がん患者一五〇〇人の追跡調査によると、野菜か果物（または両方）を毎日五皿食べて、かつ一日少なくとも三〇分の運動を週六日続けた女性は、そうでない女性よりも、死亡率が五〇パーセント低かったのです[19]。要するに、野菜や果物をたくさん取り、毎日運動をした乳がん患者は、そうでない患者より二倍長生きしたということです。

野菜や果物に抗がん成分を含むものがあることも、科学的に証明されています。キャベツ、ブロッコリー、カリフラワーなどのアブラナ科の野菜。タマネギ、ニンニク、青ネギ類などのネギ属の野菜。ブルーベリー、ブラックベリーなどダークベリー系の果物などです。アブラナ科の野菜をとってみると、がん細胞の成長を防ぐ作用があり[20]、がんの遠隔転移を抑止し[21]、さらにはがん細胞を破壊して死に至らせる作用がある[22]という調査も存在します。

もちろんほかの野菜や果物も、別の抗がん成分を含んでいます。さまざまな栄養素の恩恵をこうむるためには、七色すべての色の野菜や果物をまんべんなく食べるべきでしょう。色は栄養素の象徴だからです。

がんから劇的に生還した女性、デイル・フィグトゥリーは、野菜と果物の持つ治癒力の大きさに気づいた、と話してくれました。デイルは二七歳にして悪性リンパ腫の一種、非ホジキンリンパ腫を発症しました。腫瘍はグレープフルーツ大で、肺、心臓と大動脈に接しており、手術不能な状態でした。医師のすすめにしたがって、放射線と抗がん剤治療にかかりましたが、抗がん剤は副作用がひどく二カ月で中止。放射線照射をさらに三カ月続けたところ、言語障害が出たのでそれも中断しました。打つ手がなくなり、デイルはさまざまな代替治療を試してみることにしました。そのうちの一つが、食事療法でした。

わたしは、あるベテラン栄養士が主導する、高栄養で消化のよい食べ物を大量に取る食事プログ

ラムに挑戦することにしました。あまりの量に、慣れるのに何週間もかかりましたが、いったん慣れると、わたしの胃は乾いたスポンジのごとく食べ物を吸収しはじめました。この食事プログラムでは、全体の八〇パーセントは生で、二〇パーセントは加熱して食べます。わたしは毎日三回、生の野菜ジュースをつくり、大量のサラダ、果物、ナッツと一緒に取りました。夕食には、さらに調理した野菜一ポンド（約四五〇グラム）と、同量の玄米かサツマイモ、または豆類を加えました。しばらくすると、わたしの身体から、長く蓄積されてきた残留物のようなもの——発がん物質か、抗がん剤や放射線治療でため込んだ排泄物でしょうか——が排出されました。この体内洗浄と解毒作用は、痛みや痰、便秘といった症状を身体のあちこちにともないながら、数週間サイクルで起きました。

このプログラムは、身体と心、そして精神面にも影響しました。これを三年間続けた後、デイルはCTスキャンを撮りました。がんは写っていませんでした。

これは一九八〇年の話です。もう三〇年以上も、彼女はがんを再発せずにすごしています。デイルは栄養士となり、いまはがん患者のために心身統合的な治療プランをつくる仕事をしています。

有機食品で体内をきれいにする

がんから劇的に生還した人々は、それまで体内に蓄積してきた化学物質や有害物質を排出する必要があったと話していました。

細胞のがん化は、細菌やウイルス、遺伝子異常、そして有毒物質などさまざまな要因によって引き起こされることが科学的に明らかにされています。ある種の化学物質、たとえばニコチンやアスベスト、ホルムアルデヒド（消毒剤）には、発がん性があるとわかっています。

身近な物質の中にも、科学的に断定はできないまでも、疑わしいものがあります。たとえば殺虫剤や遺伝子組み替え食品です。これらの安全性が立証されるには、今後五〇年、またはそれ以上かかるかもしれません。ニコチンが肺がんを誘発するとの証明には、五〇年もかかったのです。

最近、農薬について気になる調査が発表されました。一部の小児がんについて、妊娠中の母親による家庭用農薬の使用との関連が示唆されたのです。[23] また、乳がん患者の乳房組織からは、非乳がん患者の良性の腫瘍組織よりも、有意に高濃度の農薬成分が検出されました。[24] こういった農薬成分と発がん作用との関連を科学的に証明するには、さらに五〇年といった歳月が必要でしょう。

その点、劇的な寛解を遂げた人たちは賢明でした。あえて危険を冒さず、有機栽培の野菜や果物を食べてきたのです。

最近の研究で、有機食品二四〇種類を調べたところ、農薬含有量は一般の食品より平均三割低かったことがわかりました。[25] 彼らの選択は正しかったのです。

有機食品を選び、毒性物質を避ける。それに加えて、すぐに体内から農薬や重金属などを排出するのに効果があるのは、短期間の断食や体内洗浄です。

断食は、世界各地に伝わる伝統的な治療法の一つです。三〇〇〇年もの昔から、ほとんどの宗教や伝統的治療法が、断食についての何らかの記録を残しています。いまも多くの治療者が、伝染菌を除去したり解毒したりするためには、断食は格好の手段だと考えています。安全に実施した場合の断食には、ドミノ倒しのように、身体を大変革する力があるからです。

短期間の断食には、病原菌を排出し、コレステロール値を下げ、老化を遅らせる効果がある、という報告があります[26]。二四時間断食するだけでも、内臓全体の浄化や免疫細胞の活性化といった身体の解毒作用が働きはじめる、という報告もありました[27]。

抗がん剤治療と並行して短期間の断食をすると、抗がん剤治療の効果を有意に上げ、かつ副作用も減らした、とする予備的研究もありました[28]。断食でブドウ糖摂取を断つことが、がん細胞の「餓死」につながるという仮説を立てている研究者もいます[29]。

世界各地の代替治療者が、がん治療の一環として断食を取り入れています。ある治療者は、断食の利点を、次のように語っていました。

断食は、身体に溜まった毒を出し、排泄機能を改善してくれる優れた手段です。断食をすると、わたしたちの身体は悪い物質を溜め込まなくなります。もしわたしががんだと診断されたら、長期間の断食に取り組むでしょう。まず身体を浄化し、それから毒を含まない食物（有機食品）だけを

食べるようにします。

断食の目的は、体の細胞を浄化し、そして増殖の活発ながん細胞を飢餓状態に追い込むことにあります。目指すところは、抗がん剤治療など一般の西洋医学と同じです。それを自然にやるのが断食なのです。

動物や有機生命体のほとんどは、病気になるとものを食べなくなります。それが体を治すための自然なやり方だからです。

この断食指導者の言うとおり、動物はみな病気になると安全な場所に横たわり、水と薬草を少しだけ口にします。こうして体から毒を出します。回復するまで普通の食物は食べません。病気になっても無理矢理食べようとするのは人間だけです。そもそもわたしたち人間も、体調が悪くなるとすぐ食欲を失います。わたしたちの身体にも、本能的に解毒機能を作動させ、自己治癒しようとする力が備わっているのです。

いくつかのがんは、ウイルスや細菌と関連することが明らかになっています（ＨＰＶウイルスと子宮頸がん、ピロリ菌と胃がんとの関連はその例）。体内に溜め込んだウイルスや細菌を排出するため、がん患者は、医療従事者の監督下で短期間の断食に取り組んでみるとよいでしょう。

タイを訪ねたとき、わたしも一週間の断食に挑戦してみました。食べてよいのはわずかな量のスイカ、飲み物は人参ジュースと繊維質たっぷりのシェイク、そして夜は野菜を煮出したスープ。それにハーブとビタミン剤のサプリメント。日中は腸洗浄もしました。

わたしは空腹になるとイライラする方なので、がまんできる限界は六時間だろうと思っていました。でもいざやってみると、うれしい驚きの連続でした。空腹がピークになるタイミングでスムージーが出てくるし、野菜スープや人参ジュース、ビタミン剤が体内で欠乏しそうになる栄養素をうまく補ってくれました。いわゆる「宿便」がどんなしろものだったかはさておき（興味があればグーグルで検索を）、その一週間の断食でわたしは自分の身体のすさまじい排泄力を目の当たりにし、畏敬の念さえ覚えました。いまも毎年一度は、「春の洗浄」と称して、内臓の大掃除を自分でおこなっています。

体内洗浄はしたい、でも断食には気乗りしないという人は、一日だけ、野菜ジュース断食を試してみるといいでしょう。オオバコ繊維のサプリメント（アメリカでの商品名はメタムシル）を四時間から六時間に一回、補給すると、飢餓感が和らぎます。こういった形で月に一日断食すれば、体内洗浄ができます。

断食を試す前には医師に相談して、医療従事者による監督が必要かどうか、確認してください。

浄水器の水を飲む

最後は、飲み物についてです。ソーダやジュース、牛乳はやめて、できるだけきれいな水を一日コップ八杯程度飲む。がんから生還した人々は、これを実践していました。

身体にとって水は重要です。水は人間の体の七〇パーセントを占めていて、水を飲まないと人間は四日程度しか持ちません。

多くの治療者が「水は最強の治療者だ」と言っていました。水は有毒物質やウイルスや細菌を身体から排出し、酸素を細胞に供給してくれるのです。

治療者たちは、こう言っていました。最良の水は、ミネラル分を多く含む天然の湧き水。水道水は、がんとの関連が疑われる塩素やフッ素化合物、重金属を含むため、飲むべきではない、と[30]。

これらの物質と発がん性との関連も、科学的な決着にはまだまだ時間がかかるでしょう。がんから寛解した人々は、ここでも危険を避ける道を選んでいました。彼らの多くが飲んでいたのは、ビスフェノールA（樹脂に含まれる環境ホルモンの一種）を含まないウォータークーラーに入ったミネラルウォーターか、逆浸透膜フィルターか炭素フィルターを使った浄水装置でつくった水でした。

もっとも、浄水装置は体にいい鉱物成分も水から除去してしまいますから、できた水には少しだけ、ミネラル補給サプリメントを加えるといいでしょう。わたしも自宅には、このような浄水装置を設置して、料理と飲料用に使っています。

ここまで、がんから劇的に寛解した人々が行ってきた食生活の改革四項目を検討してきました。

- 砂糖、肉、乳製品、精製食品は減らすか、やめる
- 野菜と果物の摂取を増やす

- 有機食品を食べる
- 浄水器の水を飲む

これから紹介するのは、二人のがん患者、ジニとジョンの体験談です。ジニは乳がん、ジョンは前立腺がんを患っていたのですが、この二人は四つの戦略をうまく取り入れて、がんを撃退しました。二人は都市部に住んでいなかったこともあり、近くに統合医療に詳しい医師や栄養士はいませんでした。相談相手がいなかったので、二人は自分で本を読みあさり、図書館に通いつめ、インターネットで文献を探しました。

二人の体験談に違和感を覚える人もいるかもしれません。わたしがお伝えしたいのは、彼らは自分の体にあった方法を、自分のやり方で探し出したということです。

ジニの物語

ジニが乳房にしこりを見つけたのは、六〇歳のときでした。二〇〇七年、ジニは公私ともにおだやかに生活していました。愛着のある仕事と、やさしい夫。けれどもがんの診断が、ジニの生活を一変させました。画像診断では腫瘍が悪性かどうかわからなかったのですが、針生検で悪性だと判定されました。

医師のすすめで、ジニはすぐに乳房温存手術を受けました。ところが医師は手術で腫瘍を取りきれず、また悪いことに、リンパ節転移が数カ所に見つかりました。ジニの乳がんはステージ3と診断されました。

医師は再手術をすすめました。手術で腫瘍を完全に切除し、リンパ節のほとんどを除去、それから放射線と抗がん剤治療をするべきだ、と医師は言いました。さらに彼は、予後について告知をしました。ジニにとっては人生最悪の事態でした。

ジニはその運命の瞬間について、おだやかな口調で、こう語ってくれました。

医師はこう言ったのです。「再手術と放射線、抗がん剤治療をしたなら、あと五年生きられるでしょう」。五年なんて、とんでもない。わたしは怒りが収まりませんでした。そんな治療、するもんですか。即座に決めました。代替療法という選択肢もあると、すでに友だちのロンが教えてくれていました。「わたしは負けないわ」と心で思いながら、毅然として診察室を後にしました。

がんが乳房とリンパ節に残っていたにもかかわらず、ジニは勇気を振り絞り、再手術と放射線、抗がん剤治療を拒否しました。がん患者はふつう、ジニのように医師のすすめを拒むという決断はできないものです。

ジニは、リンパ節切除はリンパ浮腫につながる危険があり、いったんリンパ浮腫になると不快な手や腕の腫れが一生続く可能性があることを知っていました。だから、どうしても再手術はしたくなかった。それに友人のロンが、徹底的な食事改革によって三大療法を受けずに前立腺がんから回復していました。身近にお手本があったのです。

ジニは自分でリサーチをはじめました。最初はあふれんばかりの情報量に、圧倒されました。いったい何を食べるべきで、何を食べないでおくべきなのか。困惑の末、ジニが選んだのは、ただ「食べるのをしばらくやめる」という方法でした。

二カ月間に一二キロも痩せたんです。本を何冊も読んで知ったのは、わたしたちの食事は毎日がん細胞に餌をまいているようなものだということ。それならいっそ、しばらく食べるのをやめようと思って、実行してみたんです。しばらく食べるのをやめてから、少しずつ、「正しい」食べ物を取りはじめました。身体にとっては環境の激変だったでしょうね。身体が慣れるのに時間がかかり、しばらくは具合が悪くなりました。でもいったん慣れると、新しく食べはじめたものがおいしく感じられて、以前食べていた加工食品はまずいと感じるようになりました。

ジニの言う「正しい」食べ物とは何なのか。それを聞く前に、わたしは彼女がなぜ、どうやって、食べるのをやめたのかに興味を持ちました。

がんから劇的に寛解した人々、そして治療者は、断食をがん治療に取り入れています。けれどもジニの話からすると、彼女は特別な意図をもって断食をはじめたのではなく、たんに、食べるのをやめたように聞こえたからです。「それは断食だったのですか」と聞くと、彼女はこう答えました。

まあ、そうとも言えるでしょう。誤った食べ物を食べてしまうのが怖い、という気持ちがあったんです。だから食べることを再開したときは、まずはレタスを少しずつ、それからレタスにほかの物を加えていきました。何を食べるべきなのか、まったく未知の状況で最初はどうしていいのかわからなかったから、ロンにやり方を聞きました。食べるのをまずやめて、食習慣を仕切り直したのはよかったと思います。でもずいぶん痩せてしまったから、体重がもどるのに三年かかりましたね。

断食期間中に体重が大きく落ちる人は多いのですが、極端な低体重にならないかぎり（ジニもそうでした）、多少の減量はむしろ健康的で、危険なものではありません。

一般的に、断食をやめて食べはじめるときには、ジニがレタスを選んだように、消化しやすい物からはじめます。ジニはそれからほかの「正しい」食べ物や飲み物を加えていきました。「正しい」食べ物を選ぶために彼女が参考にしたのは、『ガンは栄養療法で治る』（パトリック・クイリン著、中央アート出版社、一九九六年）、*Cooking the Whole Foods Way*（健康な食事の料理法、未訳）といった本でした。彼女の住む地域は田舎で、食事療法について相談できる専門家はいなかったので、すべて自分で調べて実行しなければなりませんでした。

最初に、砂糖と小麦粉と乳製品の摂取をやめました。食べるのはおもに野菜と果物。赤身の肉類はやめました。ときおり鶏肉と魚も食べましたが、それはわずかです。食事の中心は緑の野菜です。なかでもキャベツのジュースが重要なので、これは取るようにしました。

そのほか、ジニは水道水を飲むのをやめ、ウォータークーラーにボトル入りの水を貯めておいて飲むようにしました。水道水の塩素も気になったのですが、そもそもジニの地域の水道水は硬質ぎみで、ボトル入りの水のほうがおいしかったのです。またソーダ水や牛乳、酒類は一切やめて、水以外の飲料は自分でつくったジュースだけにしました。

また、食品はできるだけ有機のものにして、新鮮なものが入手できないときだけ冷凍食品を使うと決めました。ジニは、自分の乳がんの原因は化学物質や農薬の蓄積のせいかもしれない、と考えるようになりました。有機食品の選択は自然なことでした。

またパンは、普通の精製小麦粉を使ったものから、発芽穀類入りのものに替えました。それから地元の自然食品店で乳房の健康維持のためのサプリメントを見つけ、取りはじめました。

がんから生還したほかの人々と同様に、ジニも、食生活の改善を含む九項目をすべて実行していました。ストレスを発散するために、毎日三、四〇分のウォーキングをはじめました。またがん発症をきっかけに、ジニは妹との関係を深めていきました。妹はジニをよく支えてくれました。

さらにわたしはジニに、なにか宗教的、精神的な拠り所があるか、そうした面で何か実践していることがあるかをたずねてみました。

神さまは、病を取り除く免疫システムをわたしたちに与えてくださっていると思うんです。免疫システムがちゃんと機能するようになれば、身体のためにできることを何でもしてくれるでしょう。もし免疫システムが弱ければ、身体は病に負けてしまいます。わたしはそう思っています。毎週日曜日には教会に行きます。がんにかかってから、信仰心は強くなったように感じています。信仰について、頻繁に考えるようになりました。

ジニが一連の食生活改善——野菜中心の食事、ボトル入りの水、ビタミン摂取——と、ウォーキングを徹底して一年ほどたった、ある日のことでした。もう胸にしこりはないことに気づきました。医師も触診して、腫瘍はなくなっているようだと言いました。ジニの場合、以前もマンモグラフィーでは腫瘍が検出できなかったので、医師は「今回もマンモ撮影はせず、しばらくは月一回自分で触診して様子をみましょう」と言いました。

診断から五年がたちました。ジニは元気で、新たなしこりもありません。

もっとも再発の恐れが消えたわけではないので、ジニはいまもまじめに食事療法を続けています。以前のような苦しさは感じなくなり、逆に、昔食べていたようなパスタや揚げ物を食べると胃が痛むようになりました。

ジニの味覚は完全に変わりました。いまや好物は野菜や果物。昔食べていた食べ物は、見たくもなくなりました。野菜中心の食生活が当たり前になりました。

すばらしい体験について聞かせてくれてありがとう、とわたしが言うと、こんな答えが返ってきました。

わたしもお話しできてうれしかったです。もっと多くの人が、病院で示される選択肢以外の方法もあることに気づいてほしいんです。抗がん剤と放射線しか選択肢はない、と患者は思っています。食生活の改善が効果をもたらすことがあるなんて、考えてもみないのです。

ジニはいま、こう考えています。がんを克服できたのは、化学物質を含まない食べ物と、水と、最上の食べ物を取ることで、自分の免疫システムを最高の状態にしたからだ、と。

ジニとは別の州に住む男性ジョンは、前立腺がんと診断され、医師のすすめるとおりにすべての治療を受けました。

しかしまもなくがんは再発。その段階になってから、ジョンは、ほかの方法がないかと探しはじめました。

ジョンの物語

一九九九年、五〇歳だったジョンは、ドロ沼の離婚協議を終え、経済的に危機に陥っていました。そこにさらに深刻な問題が襲いかかりました。健康診断でＰＳＡが上昇していたのです。

針生検をしたところ、前立腺がんの診断が下りました。ジョンは震え上がりました。グリーソン・スコアは５（３＋２）でした。医師がすすめるとおり、ジョンは前立腺の全摘手術をすぐに受けることにしました。「いますぐにでも切ってくれ！　という気持ちだった。死ぬほど怖かった」と彼は当時を振り返ります。

手術は無事成功。ＰＳＡは正常にもどったため、術後のホルモン治療や放射線照射は不要でした。排尿や性機能へのいやな副作用は残ったものの、その後の六年間は再発もなく、おだやかにすごしました。ＰＳＡは毎年低位に安定していました。医師いわく、がんは前立腺にかぎられていて、その前立腺を取ったからだろうとのことでした（前立腺を全摘しても、その細胞は一部が体内に残っているため、少量ではあるものの血中にＰＳＡは存在します）。副作用を除けば、すべては順調でした。

ところが二〇〇五年、ジョンのＰＳＡは急上昇しました。前立腺のがん細胞は体内に散らばっていて、それが活動をはじめたようです。

ジョンは重い副作用をともなう二つの治療――放射線照射とホルモン療法を受けざるをえませんでした。ところが治療中にはＰＳＡは正常値内まで下がっていたものの、治療を終えるとすぐ正常値を超えました。「まずはホルモン療法を再開して、もし腫瘍が体内の他の臓器に転移していたら抗がん剤治療をしましょう」と医師は言いました。ジョンにとっては、緩慢な死刑宣告のようなものでした。

副作用の重いホルモン療法に耐えて再治療をしたのに、結局は効果がなかったという事実。自分は不治の病にかかったのだ、という思いがジョンの脳裏を離れなくなりました。

書店に行って、前にちらっと見た、「いかにして人は死ぬか」について書かれた本を探した。前立腺がんはどう進行して、どんな状態になると死ぬのかを知っておきたかったんだ。けれども書店にいって目に入ったのは、パトリック・クイリンの『ガンは栄養療法で治る』だった。それで、これを試してみようじゃないか、と思った。本には、がん細胞はブドウ糖を代謝しないと生きられない、砂糖を餌に生息しているのだ、と書いてありました。だから僕は砂糖は一切口にしないことにした。苦しかったよ。甘いものがほしくなくなるまでに二週間かかったけれども、二週間後に血液検査をすると、PSAが下がっていたんだ。

こうしてジョンは、自分で身体実験をくり返しながら、がんを治癒に導いたのです。

先ほどのジニと同様、ジョンの住む地域にも、相談できる栄養士や統合腫瘍内科医はいませんでした。ジョンはホルモン治療を延期し、六カ月間かけて食事改革に取り組みました。

できるかぎり本や記事を読み、『ガンは栄養療法で治る』のアドバイスどおりに、その日食べたものを詳細に日記に書き出しました。三カ月に一度、ＰＳＡ検査を受けることにしました。この三カ月という間隔は標準的です。

結果は、驚くべきものでした。検査値は、前の三カ月にジョンが何を食べたかによって、大きく上下動していたのです。ジョンはこう説明してくれました。

男性ホルモンのテストステロンはがんを勢いづけるもので、砂糖はそのテストステロンの栄養源になる。だから僕は、がん細胞を飢餓に追い込んで、体内の免疫システムに殺してもらえばいいと考えた。しんどかったけれど、それを地道に実践した。それによってわかったのは、ある食品はＰＳＡを上昇させて、ある食品は下げるということだった。たとえば本には、枝豆はがん退治にいいと書いてあったから、僕は枝豆をよく食べた。けれどもＰＳＡ値は急上昇してしまった。そして枝豆を食べるのをやめると、ＰＳＡ値はまた下がったんだ。

ジョンは、がんの研究者が最近ようやく発見したことに気づいていたのです。前立腺がんや乳がんには幾多のサブタイプがあり、治療に対してそれぞれが異なる反応をする、ということです(31)。

枝豆についてはある研究で、有機栽培した非遺伝子組み替えの枝豆は、ある種の乳がんや前立腺がんに対しては抑制的に働く一方で、別のタイプの乳がん、前立腺がんには促進的に働く、と明らかにされています。[32]

ジョンは、亜麻仁油からリグナン（植物に含まれる化合物。女性ホルモンのエストロゲンと同様に作用するといわれる）を漉《こ》し取って、油の上澄みの部分だけを使ってみました。するとこのときも、ＰＳＡは下がりました。

こういった試行錯誤を重ねて、結果を血液検査で丹念にチェックしながら、ジョンは自分だけの特別な食事療法メニューをつくり上げたのです。

甘味を取るために使ったのは、粉砕したブルーベリーとステビア（キク科ステビアの葉から取った甘味料）のみです。本には、アガベシロップ（メキシコ産リュウゼツランの葉由来の甘味料）もがん患者には安全だと書いてあったので、ジョンも試してみました。がＰＳＡは上昇、すぐやめました。

数カ月後、ジョンは食事日記とＰＳＡ値をグラフに書き出してみました。

> できあがったグラフには驚いた。ＰＳＡ値が上がったり下がったりしているんだ。この作業は、三カ月ごとにもう何年も続けているよ。ＰＳＡ値を上昇させるとわかったから、（牛、豚など）赤身の肉は極力避けることにした。かわりに、サケと鶏肉を少しだけ食べている。本によると、赤身の肉と乳製品が問題なのは、免疫システムの働きを抑えるから。実際、僕もそのとおりだと思う。毎年一回出席する大きな会議のときだけは、赤身の肉と赤ワインを解禁しているんだけど、帰ってきて血液検査をすると、ＰＳＡ値は急上昇しているよ。

ジョンは乳製品に加えて、パスタやパンなど炭水化物を多く含む食べ物も避けています。さらに興味深い発見もありました。リンゴやビーツ、サクランボ、ブドウの甘味は、ジョンのＰＳＡ値には悪影響を与えるのですが、バナナと絞りたてのオレンジジュースは大丈夫なのです。

飲み物については、砂糖を含む飲料はすべてやめ、逆浸透膜を使う浄水器でつくった水か炭酸水を飲むことにしました。そしてアルコールは、少量の赤ワインだけにしました。食事療法は苦痛なので、年に一回出席する会議の席だけは、ステーキと赤ワインを楽しんでいいことに決めました。がんから劇的に生還したほかの人々と同じく、ジョンが取り組んだのも食事療法だけではありません。たとえば運動。それまでは週二、三回は体を動かしていたのですが、さらに毎日へと増やしました。体重は五キロ以上減りました。ヨガとハイキング、ウォーキングの組み合わせで、ジョンはかつてないほどいい体形を保っています。

また免疫機能を上げるために「イムノパワー（ImmunoPower）」という名のサプリメント、そして「エイジアック」というハーブティーを飲んでいます。鍼の治療にもときどき通っています。もっとも気をつけているのは、日々ストレスの軽減に努め、気持ちを明るく保つことです。ジョンはこう言います。

前向きな気持ちでいることは、とても大切だと思う。それは生きる姿勢につながることだ。僕は、

がんに支配されたりしない、僕ががんを支配すると決意した。がんが体にあるのはわかってる、でももう恐れないことにしたんだ。この現実にイライラすることもあるけどね（笑）。ストレスがたまったら、瞑想するか、深呼吸をすることにしている。深呼吸すると、いやなものを吐き出してしまえるように感じるから。そして気分を変えられるから。

わたしの調査の目的は、何が彼らのがんを治したかを知ることです。でも同時に、なぜ人はがんになるのか、あるいはなぜ自分ががんになったと思うかについても、調査対象者にたずねてきました。ジョンは即座に答えて言いました。

がんは誰の体にもあるものだ。そしてどの人の免疫システムも、それぞれのかたちでがんを攻撃している。がんになるのは、日々、免疫システムを弱めるような食事をしている人だと思う。免疫システムはつねにがんと闘ってくれているけれど、がんの方が優勢になってしまうときもある。勝負はその人の免疫システムの強さにかかっている。がんより弱ければ、勝ち目はないということだ。僕らが食べるもの、そして運動の習慣は、免疫システムを強くもするし、弱くもする。

アメリカの食べ物は、何にでも砂糖がふんだんに使われていて問題だ。僕らはつねに、がんに餌やりをしているってことになる。こうして免疫システムががんの増殖に追いつかなくなると、早晩、体はがんにやられてしまうんだ。

さらにジョンは、こう言いました。自分ががんになったのは、ずっと大量の砂糖を取り続けてきたこと、そして大きなストレスをかかえて一〇年もの時間をすごしたせいだろう、と。この二つの要因のせいでジョンの免疫システムは弱体化し、最後はがんの増殖に「追いつけなくなった」。これがジョンの考えるがん発症の原因でした。「もしがんだとわかった時点で今の知識があれば、もっと違った治療方法を選んでいただろうね」。

まず診断時の検査。針生検ではなく、超音波とPSA値など血液検査の組み合わせで受けるべきだった、とジョンは言います。それから手術は受けるべきではなかったと考えています。というのも前立腺の全摘は、排尿機能障害（たびたびの失禁）、そして薬か注射なしでは勃起しなくなる性機能不全という、深刻な、取り返しのつかない副作用をもたらしたからです。

術後の放射線と抗がん剤治療も、「受けるべきではなかった」と言います。免疫システムへの打撃が大きすぎたからです。そういった治療を受けるよりも、最初から食事の改善と免疫向上サプリメントの摂取、日々の運動、そしてストレスの軽減を実践することで、PSA値をコントロールする方法を選びたかった――。これがいまの彼の考えです。

実にかんたんな話なんだ。**砂糖はがんの栄養になる。**テストステロンを勢いづける。そして免疫システムは**がんを抑制するし、殺してもくれる。**だから免疫システムを元気にするために、**砂糖の**

摂取を減らすんだ。かんたんな話だよ。

もっとも、こういった話をしてくるジョンの口調から、わたしは何か諦念のようなものを感じました。「いまの食生活は好き？」と聞いてみました。するとジョンは、すかさず言いました。

嫌いだよ。食べたいものを食べられないなんて。昔は友だちとよくパーティーをしていたのに、もうできないんだ。毎日、毎日、こんなものを食べるなんて、つまらないよ。ただね、僕はいつもドクロの指輪をしているんだ。もしこの規律を破れば、いつ死んでもおかしくないことを忘れないためにね。僕の恋人は旅好きで、二人でよく旅をするんだ。僕はもっと彼女と一緒にいたい。人は何か、生きていくために大切なものを持っていたほうがいいと思うからね。

ジョンが最初の診断を受けてから一三年、そして再発と食事療法への取り組みをはじめてから七年がたちました。彼はときどき、メールで最新のＰＳＡ値をわたしに知らせてくれます。かけがえのない自分の命を守るために、いやいやながらも食事療法を続けていると言うジョン。彼のことを思うと、わたしはつい微笑んでしまいます。

実践のステップ

ジニとジョンの物語から、健康を取りもどしたいなら食べるものに注意を払うべきだというメッセージを読み取ってもらえたでしょうか。

食生活の変化には、精神的な負担がともないます。読者のなかには、もう一週間の断食プログラムに申し込んだ人がいるかもしれません。台所にある砂糖や精製食品を捨てて、有機栽培の果物や野菜を買ってきた人もいるでしょう。そんな人には拍手を送ります。

けれどもみなさんが、わたしのように、がんは予防したいけれどいきなりここまではできそうにない、と考えるなら、もっと小さく、ささやかなことからはじめればよいと思います。

わたしの場合は一〇年かけて、これから述べる四つの食事改善に取り組んできました。食べる楽しみを失いたくはなかったので、調理方法を工夫したりしながら、徐々に実践してきました。それが次にあげる、四つのステップです。

• 少しずつ減らす

まずは一日の食事から、少し砂糖を減らし、少し肉の量を減らし、乳製品や精製食品を少し減らします。そして減らしたもののかわりに、もっと体にいい食べ物を探しましょう。たとえばココナッツ・アイスクリーム、ピント豆、ヘンプ（麻の実）ミルク、キノア豆など。

・毎食、野菜か果物を何か一つは食べる

徐々に野菜と果物の割合を増やし、いずれは毎回の食事の半分は野菜か果物で取るようにしましょう。

・有機食品に変える食材の優先順位を決める

まずは肉と乳製品が優先です。野菜や果物で優先させてほしいのは、リンゴ、セロリ、トマト、マッシュルームなど。これらは多くの農薬を含有しているからです。有機野菜は高くつきます。でも総じていうと、値段が高い肉の購入をやめれば、有機野菜を買っても食料品支出の総額は変わらないはずです。

・朝起きたらまず一杯、浄水器の水にレモン果汁を入れて飲む

身体の浄化作用があります。まずはピッチャー型の浄水器を買って、余裕ができたら家庭用浄水システムの導入に踏み切ってみてはいかがでしょう。

この四つに慣れたら、次の段階へ進みましょう。まずはジューサーを買ってジュースをつくってみてください。ジュースを週に一回、そしていずれは一日一回つくって飲むようにしてください。

それから二週間の期間限定で、次にあげる食べ物を食事から排除してみましょう。果物以外の甘

い食べ物、肉、卵、乳製品、グルテン（小麦粉が含むタンパク質）、大豆、アルコール類、そしてカフェイン。

二週間たったら、今度は三日おきに一つずつを復活させて、食べてみてください。そうすると、食べ物によって、復活させた時にまずく感じるもの、そうでないものがあることに気づくはずです。

最後に、必要性を感じる人は、一日、三日、あるいは七日間の体内浄化プログラム・断食に挑戦してみましょう。健康状態をみながら、必要に応じて医師の指導を求めて実行してください。

ジニやジョンのように食事改善をしたからといって、がんが完治する保証はありません。けれどもわたしは一〇年がかりで一〇〇〇件を超える劇的な寛解例を研究した結果、ヒポクラテスの言葉は完全に正しかったと断言します。食べ物は薬なのです。

有機野菜と果物を食べ、砂糖と肉と乳製品と精製食品を減らすこと。それだけがわたしたちの体を救う食事であり、結局のところ、それがわたしたちにとっての「薬」なのです。

ヒポクラテスは、病人にはまず体にいい食べ物と水を与えよと言い、手術と薬は最後の手段だと信じていました。

ヒポクラテスの時代から二〇〇〇年以上たったいま、なぜかわたしたちはその順を逆にしてしまっています。病気になったら、まず薬をもらい、手術を受ける。なぜでしょう。わたしたちは、食事という強力な「薬」を毎日三回取っているにもかかわらず。

第2章

治療法は自分で決める

行動は成功の母である

パブロ・ピカソ

Action is the foundational
key to all success.

Pablo Picasso

患者（patient）という単語の語源は「がまんする」「まかせる」または「服従する」という意味のラテン語、patiです。

現代でも、「がまん」とまではいかなくても、患者は通常、「おまかせします」と言って医師にしたがいます。病院では、医師に従順な人は「よい患者」、医師に質問をしたり資料を持ち込んだり、自分の意見を言ったりする人は「面倒な患者」とみなされるものです。いくつもの病院や腫瘍内科クリニックで働いて、わたしはその現状を見てきました。

物理学にたとえれば、医学界はいまも、ニュートンの古典力学の理論で動いています。量子論の時代はまだ到来していないのです。機械の修理ができるのは機械工だけ、それと同じく身体の修理ができるのは医師だけ。そんな価値観の世界ですから、素人がプロに意見するとは何ごとか、と煩わしがられるのです。

けれども、がんから劇的な寛解を遂げた人々は医師の言いなりにはなりませんでした。治療法は自分で決める――それが何より重要だと考えていたからです。

彼らの話を総合すると、治療法を自分で決めるために必要なのは、次の三原則です。

1　受け身にならず、自分で行動する
2　自分の意志で人生を変える
3　他人の批判に屈しない

この章では、まずこの三原則からお話しします。次に、ある劇的な寛解の経験者の話を紹介します。最初は医師に言われるまま治療を受けていたものの、土壇場になって自分の意志を貫こうと決め、健康を取りもどした日本人男性の話です。

最後に、自分が納得したうえで治療をしたいと思う人のために、まず何からはじめたらいいのか、実践的な方法を説明します。

原則1　受け身にならず、自分で行動する

人間の身体は機械のようなもの。いわば部品の集合体だから、故障したら部品を修理すればよい――現代医療の身体観はこれに近いものです。

代替治療の身体観は、これとまったく視点が異なります。

身体とは、目に見える物質である肉体と、目には見えない心と魂とが、見事に統合された有機体である。そして、肉体と心と魂を大切にあつかっていれば、人の身体は健康な状態を保つものである。代替治療では身体をこうとらえています。

自動車にたとえてみましょう。不注意運転で車を傷だらけにして、オイル交換もしない人がいたとします。一方、安全運転を心がけ、上質なガソリンやオイルを使い、定期的に車を洗浄する人がいたとします。

車のコンディションは、何で決まるでしょう。車種ではないし、修理工の腕前でもありません。ドライバーの姿勢です。

わたしたちは「よい患者」であろうとしすぎるあまり、誰が車（＝身体）のドライバーなのかを、忘れてしまっています。身体の扱い方を知らないので、いざ体調が悪くなったら、すぐに医師にすべてをまかせてしまいます。じつは体調不良のほとんどは、日ごろからもっと身体に気を使っていれば防げるものなのですが。

医者が薬を処方してくれますが、ほとんどの薬では、病気は根本からは治りません。たとえ病気が治っても、副作用をともないます。

がんから劇的に回復した人々は、「面倒な患者」です。医師の言いなりにはなりません。ドライバーのタイプでいえば、熱狂的な愛好家です。定期的に車を洗い、ワックスをかけ、どのオイル、ガソリンがいいかを調べあげる。オイル交換を欠かすなんてありえません。つまり、治療の主役は自分だと考える人たちなのです。

韓国出身、二児の母であるスンヒ・リーの話をしましょう。最初は医師に対して受け身でしたが、意を決して積極的に自分で治療法を選んだ結果、劇的な寛解に至った人です。

ある日、スンヒは、ステージ4の卵巣がんだと診断されました。肺腔にたまった悪性の水による圧迫で、肺の右中葉の一部がつぶれ、右下葉は全壊の一歩手前でした。医師の宣告は、余命六カ月でした。

英語を母国語としない彼女のかわりに、夫のサート・シッケルが、夫婦二人で治療法を決めたときの様子を説明してくれました。

あの診断から五年余りがたちました。いま、妻は元気に日常生活を送っています。ステージ4の卵巣がんの患者の予後としては希有なことです。妻は手術と抗がん剤治療に加えて、ゲルソン療法やマクロビオティクスなど、食事による代替療法に取り組みました。もし僕らが医師の言うとおりにするだけで、通常の医療に代替療法を組み合わせる方法に踏み切っていなければ、妻はいまこの世にいなかったと思います。医師も患者も発想を変えて、三大療法に食事や排毒療法といった代替療法を組み合わせた統合医療にもっと取り組めば、奇跡的な回復を遂げる患者はもっと増えると思うんです。

スンヒの主治医は、彼女が治療について自分の意思を表したことに、驚きました。もっとも代替療法の発想では、治療の主人公はあくまで患者です。患者自身が心の底から納得した方法でなければ、真の治癒は起こりえないと考えます。

ハワイの祈祷師、サージ・カヒリ・キングもそう考える一人です。治療者にできるのは手助けだけ、患者を治癒に導くのは本人の内側から湧いてくる力だ、と彼は言います。

治癒の力は、すべてその人のなかにあります。身体は自らの力で治るのです。治療者とはいえ、自律している他者の身体システムを、動かすことはできません。治療者にできるのは、あなたはすでに治癒の力を持っているのだと患者に気づかせることだけです。治療の手助けをするだけです。病人の身体にも治癒の力は宿っていますが、身体が緊張状態にあるため、その力が発揮できなくなっています。治療者の役目は、患者の無意識や心身のあり方に働きかけて、緊張をほぐし、患者が本来持つ治癒の力を解き放つことです。治療者のもつエネルギーを使えば、患者の自己治癒力を増幅させられるかもしれません。けれども治癒の力はあくまで、患者の内側から生じるものです。神秘的な術など一切必要ないのです。

サージの話をまとめてみましょう。がん患者は自分の治療において、医師や治療者という「外部の力」を、アシスタントとして選び、利用することができます。けれども真の治癒は、患者自らが治療の主体にならなければ起こりえないということです。

原則2　自分の意志で人生を変える

自分を治療の主体にするための第二の原則は、自分の生き方を徹底的に見つめ直し、人生を変えるということです。

変化はときに時間がかかり、精神的な負担もともないます。けれども真の治癒力を導き出すためには、絶対に必要です。
患者一人一人の生き方を鑑《かんが》みながら治療法を考える。現代医学には、こういう発想はありません。即効性のある薬を処方するか、手術という方法で対応するのが、いまの医学の標準的なやり方です。治りたいなら生き方を変えなくてはならない――そう気づいて乳がんを克服した女性の話を紹介しましょう。
エリン・ジェイコブスは四四歳の時、ステージ1の乳がんと診断されました。彼女には三歳と四歳になる子どもがいました。手術を終えるとエリンは、二度と再発しないよう何ができるか、全力で調べました。というのもエリンは母を乳がんで亡くしていたのです。抗がん剤治療の末に死んでいった母。同じ道を歩みたくはない、とエリンは思いました。

ずっと前から、免疫力不足だとの自覚があったんです。よく風邪をひき、なかなか治りませんでした。予兆は他にもありました。だからがん診断を機に、健康を取りもどすためには生き方を変えなければと思いました。手当たりしだいに資料を読みました。食事を変え、ストレス解消に努め、免疫力を高めるサプリメントを取りはじめました。七年たったいまもがんの再発はありません。免疫力もかなり上がったようで、元気にすごしています。

エリンにとって大きな決断だったのは、健康を取りもどすため、債券トレーダーの仕事をやめたことでした。仕事は大きなストレスの源でした。

決意にはためらいもありましたが、おかげで夫と二人の息子とゆっくりすごせるようになりました。がんからすっかり回復したエリンはいま、がん患者のコーチをしています。通常の治療に代替療法を組み合わせる方法を提案しています。

わたしが話を聞いた治療者たちも、健康の回復のためには、患者が自分の内面に向き合い、生き方を変えていくべきだと考えていました。

ブライアン・マクマホンは、上海で、中国伝統医学の治療家として活躍するアメリカ人です。ブライアンは、がん患者は生体エネルギー、つまり「気」のバランスを整えるために、自分を内側から変えていく必要があると言います。


がんの寛解や、難病が急に好転するといった現象は、医師に引き起こせるものではありません。患者が自分の力で起こすしかないのです。病にかかっている人は、自分の内面を探究する方法を身につけるべきです。自分の心の状態をはっきりと認識する、それが自分を変えるための第一歩だからです。それがあってこそ、「自分はこんなに自分の生き方から目を背けていたんだ。こんなに頑張りすぎていたんだ。こんなに自己抑制していたんだ」といった気づきに至るのです。体内の気の流れをつねによくしておくためには、まず自分の内側に意識を向ける訓練が欠かせません。気を外に流しっぱなしにしてはいけません。気が身体の中の必要な場所にきちんと行きわたるよう、その

流れを取りもどすのです。

ブライアンをはじめとする治療者たちは、その人の癖や生活習慣を見直し、変えていくことによって、よい気の流れを身体に取り込めると考えています。

彼らは、身体に多くの気を取り込むことを重視します。人の健康と生命の維持のためには、いつも、何にも阻まれずに気が流れ込んでいる状態が不可欠だからです（中国伝統医学では、気の流れが身体から消えた時に、人は死ぬと考えています）。だから病を治すには、生き方を変え、気の流れをよくする作業がとても重要なのです。

原則3　他人の批判に屈しない

三つ目の原則は、「他人の批判に屈しない」。そのために必要なのは、理論武装です。先にみたとおり、自分で治療法を決めようとする人は病院では「面倒な患者」とみなされ、医師をはじめ、医療スタッフからぞんざいにあつかわれることさえあるからです。

劇的な寛解を遂げた女性、ジャニスもそうでした。ジャニスは子宮頸がんのステージ4と診断され、子宮全摘手術と放射線治療を受けました。一九八五年のことでした。

ところが放射線治療から一年もしないうちにがんは再発。余命わずかだと医師は告げました。ジャニスは怒り、自分にできそうな代替療法について調べはじめました。

病院では、医師と看護師が二カ月間、毎日やってきて、「あなたはもう長くない。この現実を受け入れなさい」と二時間もかけて説得しようとしていたんです。絶対に信じない、とわたしは言い続けました。もちろんわかっていましたよ。統計的には、彼らの言うことは正しいのでしょう。一般的にいって予後は悪いと。でもわたしは、回復の可能性に賭けると決めました。自分が熟考したうえで治療法を決めれば、それが結果に影響すると信じることにしました。医師も看護師も、「代替治療に効果なんかない。そんな努力は無駄だから、諦めて運命を受け入れなさい」と言いましたよ。でも、もしあのとき「わたしは死なない」と直感していなければ、そしてもしわたしがもっと従順で、医者の話を素直に聞くような人間だったら？　今日、こうして生きて体験をお話しすることはなかったでしょうね。

放射線治療が無効だったとわかると、医師はジャニスに自宅へもどるよう告げました。ジャニスはようやくしつこい医師から解放されました。ついに、代替治療に専念できる環境が整ったのです。

ジャニスは食事療法、腸の洗浄、そしてサプリメントとして精油を使いはじめました。数年後にはジャニスの身体からがんが消え、それから三〇年近く元気にすごしています。

もっとも自分で治療法を決めようと決意しても、実際にはなかなか踏み切りにくいものです。劇的な寛解を遂げた人たちも、本当にこれでいいのかといった疑いや恐怖心と闘ってきました。

ニュージーランドの女性気功師、ヴァネッサ・ルークスもそんな一人です。ヴァネッサは三〇歳のとき、進行性大腸がんと診断されました。

気功をはじめたのはそれからでした。

気功は瞑想とゆっくりとした動きによる自己鍛錬法で、多くの健康増進効果が認められています。太極拳はその一種です。


わたしが最初にしたのは、身体や栄養についての調査でした。でもある時点でやめました。というのも、わたしはもともと、健康にはかなり気をつけていたほうでした。体調はよかったし、運動もしていたし、食生活もきちんとしていました。だから、いまわたしに必要なのは何かもっと別のものだと思ったんです。自分の内面を直視するのはつらいものです。でも自分に向き合えるのは、自分だけ。誰かがかわりにやってくれるわけじゃない。怖くても、自分でやるしかないんです。治療のために何をすべきかは、簡単にわかるものではありません。でも治りたいなら、試行錯誤をして、納得のいく治療法を見つけ出すしかありません。やってみて効果がなければ、また別のものを試せばいいんです。

ヴァネッサは恐怖や猜疑心を乗り越えて、納得のいく治療方法を探し続けました。そうして出合ったのが、気功でした。がまん強い彼女には、内面の鍛錬を要する気功はとても相性がよかったのです。

ニュージーランドの有名な気功師、ユアン・ツェ師に何年も指導を仰ぎました。そしていま、ヴァネッサは、ニュージーランド各地を気功の指導のため飛び回っています。がんは消え、すっかり元気です。

なぜ自分で決めることがいいのか

「患者による自己決定」は、なぜよい結果をもたらしたのでしょう。そこに科学的根拠はあるのでしょうか。

治療法の自己決定。このテーマを語るうえで欠かせないのは、「C型性格」についての研究です。まず「A型性格」「B型性格」について説明しましょう。

「A型性格」とは、神経質で、競争好きで、怒りっぽい性格傾向を指します。これに対して「B型性格」は、くだけていて、リラックスした性格傾向です。この性格分類の研究は一九五〇年に始まり、八〇年代に入ると「C型性格」という新しい分類が登場したことから、議論が再び活発になりました。

「C型性格」とは、基本的には「A型性格」の反対です。過剰に受け身で、主張をせず、いつも他人の顔色をうかがう八方美人。そしてそういったC型性格の人には、がんにかかりやすく、免疫力が弱い傾向がある、という報告が登場したのです。[1]

果たせるかな、議論は沸騰し、多くの研究が実施されました。反論もあれば結果を支持する研究もあり、いまだに決着はついていません。

一方、「C型性格」よりさらにがんとの関連が強い性格があるという新たな研究報告も出てきています。それは「無力感を抱く」という性格傾向です。「無力感」は人の免疫力を弱め、がん患者の余命を縮める作用があるというのです。[2]

もし「無力感」ががん患者の余命を短くするなら、その対極ともいえる「自分の意思で治療を進める」行為には、どんな効果があるのでしょうか。

末期がん、進行がんを克服した人々についての数々の研究から、彼らに共通していたのが「治療法の自己決定」であることがわかっています。わたしの研究からも、同じ結果が出ました。これは、本書でこうして丸一章を割くほど、重要なことなのです。

いくつかの研究を紹介しましょう。

ある研究によると、がんから劇的な寛解を達成した人々は、治療にかぎらず人生におけるあらゆる場面で、自己責任の意識が強い傾向がありました。彼らは医師さえ、治療のための「コンサルタント」とみなしていたのです。[3]

劇的な寛解をした人々は、治療を自分で選ぶため医師のやり方に楯突くことも厭《いと》わなかったと指摘する研究報告もあります。[4] 劇的に寛解を遂げた人々の、性格の変化についての研究もありました。

彼らは治癒の過程で、自律感をより強く持つようになり、無力感を克服する傾向にあったことが明らかになりました(5)。

こうした研究からわかったのは、がんを寛解させた人々は、自ら積極的に動いて治療法を選び取ってきたということでした。

さてこれらの研究は、ある一時点から見た患者の行動観察にもとづいた「後ろ向き研究」と呼ばれるものでした。これとは別に、ある時点から一定期間の経過を追いかける「前向き研究」と呼ばれる手法があります。それによっても、治療法を自分で決める患者は生存期間が長いことが明らかになっています。

たとえば、ステージ4のがん患者に集団で心理療法をおこない、それが生存期間にどう影響したかを調べた研究があります。心理療法に積極的に参加し、自ら幸福感を高めようとした（毎回セラピーに出席する、課された宿題をする、アドバイスに従って自分を変えるなど）人々は、もっとも生存期間が長かったという結果が出ました(6)。

ステージ4のがん診断を受けてから、劇的な寛解を達成した人と亡くなってしまった人の性格傾向を比較した前向き研究もありました。その結果、寛解経験者の一群は、人生における出来事を自分でコントロールして自律的に人生を生きようとする傾向が高く、亡くなった人の一群はそれが低い傾向にあったことがわかりました(7)。

最後にもう一つ、興味深い性格傾向についての調査を紹介しましょう。劇的に寛解した患者群と、統計的にみて命に別状のない状態から寛解したがん患者群との比較です。意外なことに、最初の診断時には、劇的寛解のグループの性格は、命に別状のなかったグループよりも、「受け身」の傾向がありました。しかしがんが寛解した時点でくらべると、劇的寛解の人々の方が、より「受け身ではない」性格になっていたのです[8]。つまり「受け身」であることをやめ、自分を大きく変化させた人々が、自分を劇的な寛解にもっていくことのできた人々だったと言っていいでしょう。

さてここで、がんから劇的寛解を遂げた日本人、寺山心一翁さん（通称シン）の体験を紹介します。シンは自分で治療法を選択することの重要性を、身をもって体験した人です。もっとも彼も、最初からそれができていたわけではありませんでした。シンは病院を追い出され、やむをえず自宅へもどりました。彼が変わりはじめたのはそこからでした。

自分で治療方針を決める意志を持てば、どんな状況になっても手遅れではなくなるかもしれない――進行性腎臓がんから奇跡的に回復を遂げたシンの体験は、治療を自己決定することがもたらす潜在力の証拠だといえます。

シンの物語

一九五〇年代、戦後の日本社会は、学生は勉強するべし、規範を守るべし、年輩者の言うことにしたがうべし、といった価値観に支配されていました。一〇代だったシンがチェロに出合ったのはそのころでした。シンはチェロにすっかり魅了され、大学卒業まで毎日欠かさず練習を続けました。シンは早稲田大学第一理工学部を卒業すると、東芝に就職し、半導体素子の研究開発や製造に携わりました。待っていたのは一日一二時間から一五時間もの長時間労働。生活は一変し、チェロどころではなくなりました。

それでも就職から二〇年あまりのシンの人生は順調でした。職場では昇進し、私生活では愛する女性と結婚、三人の子どもにも恵まれました。

四〇代に入ると、自分でコンサルティング会社を起業しました。社長業は激務で、ほぼ毎日が二四時間稼働の状態でした。シンは当時を振り返ってこう言います。

たとえば僕が四六歳だったころ、一日はこんな感じでした。朝五時から八時まで、僕が社員に経営計画などの説明のプレゼンをします。九時から一二時のあいだは外出して取引先を訪問します。会社にもどると、午後は幹部との打ち合わせ、夕方六時から九時までは社員と話をする時間に充てていました。夜九時には自分のオフィスにもどり、二時まで明日の準備です。そんな毎日でした。

こういった働き方は、当時の日本の男性のあいだではめずらしくありませんでした。仕事も家庭生活も順調で、僕は十分幸せだとシンも思っていました。

けれども頭ではそう思っていても、身体の反応は違いました。検査では異常なし。でも尋常ではない疲れがあったのです。四六歳になったころのことでした。

シンは疑問に思い、それから一年半ものあいだ、何カ所もの大病院を訪ねました。血液検査には異常は出ない。でも身体の異変は止まりません。ますます疲れやすくなり、月に一度は血尿が出るようになりました。

ある日、初めて訪ねた病院で、シンがその日最後の患者だったため、医師がゆっくり時間をとって診てくれました。これまでの医師はただ検査結果を眺めてコメントするだけでしたが、その医師はシンの身体を触診してくれました。

胃、胸部、背中。医師の手は、腎臓のあたりで止まりました。右の腎臓は肥大していて、医師が触ると激痛が走りました。

すぐに泌尿器科の医師を紹介され、そこで超音波検査をしました。右の腎臓に大きな腫瘍が見つかったのです。

「悪性の可能性もある、すぐ手術するべきだ」と医師は言いました。けれども当時のシンは、立場上一カ月はとても休めないと思い、手術を先延ばしにしました。

五カ月が過ぎました。シンの身体は、熱が下がらず、もう一人では歩けないところまで悪化しました。ようやく妻と医師にしたがって、シンは手術に同意しました。

いざ開腹してみると腫瘍は大きなものでした。右の腎臓は全摘でした。病理検査で、腫瘍は進行した腎臓がんだったと判明しました。当時の日本では、本人へのがん告知は一般的でありませんでした。シンのように予後の悪いがんの場合はなおさらでした。

麻酔から覚めたシンは、医師にたずねました。「先生、わたしの腫瘍は悪性だったのですか、良性だったのですか?」。「悪性と良性の中間でした」。医師は曖昧に答えました。しかし妻は、こう聞かされていました。もし抗がん剤と放射線治療が効かなければ、ご主人は一年ももたないでしょう、と。

シンが手術から回復すると、医師は「腫瘍の細胞が広がらないよう、特別な注射をします」と言いました。シンは疑いもせず、その注射を受けました。じつはその注射は強力な副作用をもたらす抗がん剤「シスプラチン」でした。

手術から二週間後に、抗がん剤が、いや「注射」がはじまりました。月曜から金曜まで毎日、二週間のあいだ続きました。僕は髪が抜け落ちても、まだ、それが抗がん剤だとは思わなかった。医者に「強烈な薬ですね。先生、この薬の名前は何というんですか?」と何度も聞きました。でも医者は「君は神経質だね。そんなこと知らなくていいんだよ。悪いようにはしないから」と言うばかりでした。

「強い注射」が終わると、医師はシンに「今度は高エネルギーのベータ線治療をします」と言いました。なんのことはない、がんの放射線治療です。シンは入院したまま、副作用がつらいときには休憩も挟みながら、計三〇回ほど放射線照射を受けました。

しかしその後、全身の画像撮影で、がんは右肺と直腸に転移していると判明したのです。医師は妻に「あと数カ月の命です」と告げました。

五カ月間の入院中に、五〇〇人もの友人や同僚たちがお見舞いにやってきました。シン本人は蚊帳の外でしたが、彼らはみな実状を知らされ、最後の別れを告げに来たのでした。

そんなある夜、シンは夢を見ました。


三月初旬、とても奇妙な夢を見たんです。僕は自分の葬式で、棺桶の中に横たわっている自分を上から眺めていたのです。棺桶のふたが閉められようとしたとき、僕は急いで自分の身体にもどって、叫びました。「まだ生きてるよ！」。そのおかしな夢を見てからです。僕のなかで、何かが変わりました。たとえば嗅覚が突然、とても敏感になったのです。


その夢を見てから、シンは強く「生きたい」と思うようになりました。そして、なぜか嗅覚が異様に敏感になり、院内の臭いに耐えられなくなりました。院内には消毒剤の臭いが充満しています。それにカーテンで区切られた六人部屋の病室には、患者固有の臭いが混じりあっています。シンの鋭敏な嗅覚には、それは耐えがたいものでした。

夢からしばらくたったある夜のこと。シンは病室の臭いがいやで、新鮮な空気を吸いにこっそり屋上へいきました。毛布を敷いて床に横たわり、肺と鼻を清浄な空気で洗い流すようにして、ゆっくり何時間かすごしていました。

そこへ突如、叫び声がしました。

「飛び降りないで！」

慌てふためいた看護師たちです。屋上へやってきて、シンに向かって声をあげていたのです。シンは、自殺をしようとしたわけではないと懸命に説明したのですが、信じてもらえませんでした。翌朝、事件を知った医師は怒りをあらわにしました。

看護師たちが医師に、僕が飛び降り自殺しようとしたと伝えたんですね。もちろんそんなつもりはなく、ただあの臭いから逃れたかっただけなのですが。医師は血相を変えて、朝早く僕の所にやってきました。「退院したいならどうぞご自由に」と彼は言いました。僕に対する責任を負いたくなかったんでしょう。僕はそのころ、少しは名前が知られた人間で、もし病院で自殺でもされたらマスコミに書きたてられたでしょうから。

この屋上事件で病院を追い出されたおかげで、結果的に、シンは命拾いしました。自宅にもどり、自分の力でがんを治癒しようと取り組みはじめたからです。

妻はついに、シンに病名を告げました。シンはそれほど驚きませんでした。じつは何カ月か前から、薄々勘づいていました。そしていやな臭いのする病院で死ぬよりも、家で妻と子どもに囲まれて逝きたいと思っていました。

医師は治療をやめて、終末期にあるシンを自宅へ帰しました。右肺と直腸へ転移がある以上、よくて三カ月、悪ければ一カ月の命だろうと考えていたのです。

家にもどったシンは、衰弱しきっていました。歩行器なしには歩けません。幸い、口から水分だけは取れました。

自宅にもどると、僕は水道水を飲めなくなりました。臭いんです。水道水をきれいな水に変えようと思って、家にあった冷蔵庫用の脱臭剤、要は炭素フィルターを使って、一晩かけて水を濾してみました。水はおいしくなっていました。水は身体にとってとても重要だと思ったので、僕は息子にミネラルウォーターを買ってこさせました。そして僕は水だけを飲みました。断食はこれまで三回体験したことがあったので、ためらわずに取り組めました。もっとも実際には口から物を食べられず、水だけを毎日飲んでいたので、結果的に断食になっていたのです。僕の身体は、治療を受けなくなってから少しずつ力を取りもどしていきました。水だけを取る。それが治癒への最初のステップでした。

断食中、シンは消化器官を働かせずにすみました。肝臓、膵臓、胃や胆嚢や大腸、小腸をこの間、効果的に休ませることができたのです。

実質的には水断食でした。第1章で述べたとおり、ほ乳類は具合が悪くなると水だけを飲み、断食します。水断食で二、三日すごすと、わたしたちの臓器はどんなウイルスや細菌、死んだ細胞をも排出することが、研究で明らかになっています。(9) 一日三回、食べ物を消化する作業から臓器を解放してやれば、臓器は自分を洗浄できるのです。

帰宅した翌朝のことを、シンははっきりと覚えています。日の出前に目覚めました。新たな一日を迎えられたよろこびが、胸にあふれてきました。いつ命が絶えてもおかしくないほど自分の病は重い。その事実をシンは受け入れていました。

朝、目が覚めて、空が明るくなり出すと、思わずこう言いました。「僕はまだ生きている。今日は新しい一日だ」。当時は妻と三人の子どもたちと一緒に、マンションの二階に住んでいました。日の出を見たかったので、八階の上にある屋上までエレベーターで上がってみました。そのときの、日の出の美しさといったら。それからは、次の日も次の日も、屋上へ上がるのを日課にしました。毎日、太陽に向かって「僕はまだ生きている！」と口に出すのです。そうするうちに、この広い宇宙で僕らが受け取っているエネルギーは太陽光だけだ、ということに気がつきました。これまで、考えようともしなかったことでした。

シンは驚きに満ちた表情で、来る日も来る日も、朝日を見に屋上に上がっていたときの話をわたしにしてくれました。死が迫りくるという現実を受け入れていた彼にとって、毎朝の訪れは、天からの贈り物でした。一息、また一息。生を実感するよろこびに満たされていくうちに、シンの心と身体に巣くっていた死への恐怖は、消え失せていきました。

こうして毎朝、屋上で陽光を浴びてそのエネルギーを身体で受け取りながら、シンは、呼吸の微かな変化を意識するようになりました。

息を吐くたびに、身体が元気になっていくと感じました。吐いて、そして自然に吸って。ある日、僕は吐く息に音色をつけてみました。こんな風に（吐きながら、音程をつけて声を出す）。そういえば、病気になる前に、ヨガの先生に言われたことがあったんです。「あなたはチャクラが閉じていて、オーラが汚れています」って。試しに、音を乗せて息を吐きながら、身体の一部を触ってみました。すると、そっと触れると声が大きくなる場所があったんです。これがチャクラだったんですね。僕は毎朝実験をし続けて、七カ所のチャクラの位置を探し出しました。音楽を学んだ者にとって、七つのチャクラは、一オクターブの七つの音と同じだったのです（長調の一オクターブを歌う）。こうやって僕は、上半身にある七つのチャクラを、下から一つずつつなげていきました。

シンは自分が得意だった「音楽」と、治癒のための二つの手段、「呼吸すること」と「朝日を拝むこと」を、結びつけたのです。息を吐いて、ある音の高さで歌うと、身体のある部分がとりわけ強く振動することがわかりました。たとえば、ある低音では胸の中央部がよく反響し、もう少し音を上げると喉の中央部が強く振動するのです。シンはいつの間にか、ヨガでいうチャクラ（七ヵ所ある身体のエネルギーの中心点）を自分で探り当てていたのでした。それから、シンはチャクラの理論について造詣を深めていきました。

エネルギーの中心点は背骨の下部から頭頂部のあいだに分布していて、身体全体のエネルギーの流れを支配しています。チャクラの理論では、もしチャクラが一つでも閉じていたり、遮られていたりすると、その人の身体は病気になるか何らかの機能不全に陥ると考えています。

シンは朝日の下で息を吐き、歌って、身体を響かせていました。意識していたわけではありませんが、実際に彼のしていたことは、七つのチャクラを浄化して、エネルギーを満たす作業そのものでした。

ある朝、いつもどおり日の出前に目を覚ましたシンは、鳥がもう鳴きはじめていることに気づきました。一体、鳥はいつ鳴き出すのだろう。シンは好奇心をそそられました。

どうして朝、鳥は鳴いているんだろう。何時から鳴きはじめるんだろう。不思議に思った僕は、一〇分、そして二〇分、日の出より早く起きてみました。でももう鳥は鳴いていた。三〇分前に起きても。日の出の一時間前に起きてみると、外はまったくの静寂でした。結局、鳥たちは日の出の

ぴったり四二分前に鳴きはじめていたのです。毎日、毎日。鳥が鳴き出す時間がわかったら、その後は、日の出まで手持ち無沙汰なので、四十分間息を吐いて歌ってみたんです。

シンは一カ月のあいだ、毎日時間を計りました。日の出の瞬間は毎日少しずつずれるにもかかわらず、鳥たちが鳴き出すのはきっちり日の出の四二分前だと突き止めました。

科学への造詣の深いシンは、次に、なぜ四二分前なのか、その理由を調べようとしました。息子に、薬局で酸素ボンベを買ってきてもらいました。シンの家にはインコが三羽いました。夜はインコを寝かせるため、鳥かごにはカバーがかかっていました。シンはこのインコたちを使って、深夜の実験に乗り出したのです。

夜の一二時ごろ、シンは鳥かごに酸素を流し入れてみました。すると数分後、インコは鳴きはじめたのです。何分かして酸素が消散したころ、インコは鳴きやみました。これは面白い。興奮したシンは、午前二時半まで待って、もう一度鳥かごに酸素を流しました。案の定、インコたちは鳴きはじめ、数分後にまた鳴きやんだのです。その後、また日の出のきっかり四二分前にインコは鳴きはじめ、日の出まで鳴き続けました。

シンは仮説を立てました。鳥たちが日の出の四二分間に鳴きはじめるのは、木々が光合成をはじめ、放出する酸素に反応しているのだと。

植物は太陽光があるときにだけ、光合成をします。二酸化炭素を吸って、酸素を排出します。植物は夜のあいだは光合成ができませんが、朝、光を感受するとすぐに光合成をはじめ、空気中に酸素を排出します。それが日の出のほぼ四二分前なのではないか。

鳥がいちばんよく鳴くのが朝である理由は、まだ科学的に解明されていません。[10] けれどもシンは、鳥が鳴くにはたくさんの酸素が必要なので、朝、植物が光合成をして酸素を出しはじめたころに鳴くのだろうと推測しました。

この小さな実験で、シンは確信しました。鳥が鳴きはじめ、日が上るまでの四二分間の空気は、特別に新鮮である。そしてがんが転移した右肺にとって、その空気はとてもいいものだろう、と。

そしてこのときもう一つ、あることにシンは気づきました。がんを愛することです。

僕ががんになったのは、仕事を通じて身体を痛めつけてきたからなのだ——そう思うようになって、シンはがんについての考えを改めたのです。

家に帰ってから僕は、なぜがんになったのか考えはじめました。そして思い至ったんです。がんを生み出したのは、睡眠もとらずに働き続けたこの僕なんだと。気がついたんです。自分が生んだということは、がんは僕の子どもみたいなものじゃないか。だったら僕は、がんに愛を送ろう。そう思いました。すると痛みが軽くなって、その夜はよく眠れたんです。翌朝、目が覚めると、気持ちも頭もすっきりして、いつも使っていた鎮痛剤がいらなくなりました。それからは、鎮痛剤は使わずに、もし痛くなったら話しかけることにしました。「そうか、痛いんだね。ありがとう、教え

てくれて。君は僕の子だ。愛してるよ」。

僕が右の腎臓のあたりを触って「愛してるよ」とがんに話しかけると、痛くなくなるんです。だから僕は朝から晩まで、がんに語りかけて、愛を送りました。無条件の愛ですよ。「そこにいてくれて、心からありがとう」と僕は話しかけたんです。

シンのように、がんを「病んだ子ども」だと思って愛を送ることにした、と考える人は私が実際に話をしたがん患者のなかに、ほかにはいませんでした。彼以外の人はみな、がん細胞は体内に侵入した敵で、退治すべき存在だと考えていました。それとは対照的に、シンは、がんは身体と心・魂を顧みずに働き続けた自分がつくり出したものだと考えていました。シンのがんへの気持ちには、愛情と、「ごめんね」と語りかけるようなやさしさがあふれています。病床の子どもの世話でもやくように、一日何度も愛をもって、がんの存在を確かめるというのです。

わたしが会ったがんの生還者の人々は、「がんに愛を送るとがんが大きく早く育ってしまうかもしれない」と怖がっていました。そのことをシンに言うと、彼は、現実に起きたのはその逆のことだったと言いました。愛を送ると、がんはかつての自分の姿、正常細胞にもどっていったというのです。

現代医学は、狩猟民族であるアングロサクソン人が発展させたものです。医学の歴史において、

医師は細菌やウイルスを発見しては殺す作業をくり返してきました。あたかも兵器を開発するかのように、細菌やウイルスを殺す薬を開発してきたのです。西洋医学では、がん細胞は殺すべき対象だと考えます。僕はかつて、ナチュラルキラー細胞（免疫細胞の一種）を発見した医師に会ったとき、言ったんです。「細胞の役割を考えると、本当はナチュラル『キラー』細胞じゃなくて、ナチュラル『ヒーリング』細胞と呼ぶべきですよね」って。現代医療はいつも、殺す、殺す、ですよ。でも僕は自分のがん細胞を殺そうとは思わなかった。僕が体得したいちばん大切なことは、がんも僕の身体の一部だということ。敵じゃない。自分の一部なんですよ。

朝、目覚めたら感謝する。ミネラルウォーターを飲んで、日の出前に鳥の鳴き声とともに深呼吸して歌う。一日に何度も、がんに愛の気持ちを送る。こうやって、シンはしばらくすごしました。そして二カ月がたったある日、朝日を眺めていたシンに、予期せぬ出来事が起きました。驚くほどの快感をともなうエネルギーが、尾てい骨のあたりから湧き上がり、ゆっくりと脊椎を上昇して頭頂部に達していったのです。

これはヨガでいう「クンダリーニの覚醒」という現象でした。ヨガでは、背骨の底のあたりにいつもは眠っているとぐろ状のエネルギーの塊が、何らかのきっかけで目を覚まして、放出されることがあると考えます。この経験をするまで、シンはそんな知識は一切持ち合わせていませんでした。

朝の深呼吸をはじめて二カ月たったころ、クンダリーニの覚醒を体験したんです。それまで誰からも、そんな話は聞いたことがありませんでした。クンダリーニの覚醒は、いったんはじまると、止まりませんでした。そしてこのクンダリーニの覚醒を経験してから、僕は「オーラ」が見えるようになったんです。クンダリーニが目覚めてからは、目で感知できる光の周波数の範囲が広くなりました。暗い場所でも、ライトなしで、ものがずいぶんはっきりと見えるんです。僕の身体は空洞のよう、特に頭の中は空っぽだと感じるようになりました。このとき僕の体験したことは、白隠禅《はくいん》師が「夜船閑話《やせんかんな》」などに記していた「軟酥《なんそ》の法」そのものだったとあとで知りました。

ヨガの理論では、オーラとは、すべての人を包む色彩豊かな光のエネルギーの場のことを指します。地球に作用する磁力のおかげで生じるものだと考えています。たとえばわたしたちの心臓も、鼓動を打つたびに電気刺激を発しています。わたしたちの体内でも、電気が発生しているのです。オーラは電子レンジの電磁波が目に見えないのと同じく、普通は裸眼では見えません。しかし厳しい瞑想やヨガの訓練を行った人のなかには、オーラを見ることができるようになったと言う人がいます。

シンは、瞑想のつもりで朝の儀式を続けてきたわけではありません。しかし実際に彼がしていたことは、瞑想そのものでした。心を鎮め、呼吸に集中して、チャクラを浄化するために歌う。ヨガの理論でいうと、二カ月もそれを続けた彼が、クンダリーニの覚醒を起こし、それによって視覚の能力を高めたとしても、なんら不思議ではありません。

朝日を眺めて一日をはじめ、家族と共にすごす。シンの生活は、充実していました。妻とのあいだには、一〇歳、一四歳、一七歳の三人の子どもがいました。身体は少しずつ回復しました。シンはまもなく歩けるようになり、普通の食事もできるようになりました。一日一八時間も働く生活から、シンはようやく解放されたのです。こんなに生活を楽しんだのは、少年時代以来でした。

ただ、不安もありました。もしこのまま身体が回復していけば、いずれはもとの仕事中心の生活にもどらざるをえないのではないか――。シンは妻と、仕事についてよく話し合いました。結論としては妻が大学教授の職を続け（彼女は仕事が大好きでした）、シンは療養に専念する。そのかわり、家計の支出は大幅に減らしていこうと決めました。

シンは心から安心し、治癒のためにさまざまなことをはじめました。チェロをまた弾きはじめたのもその一つでした。

僕がチェロの練習をやめたのは、二五年以上も前でした。退院して四カ月たったころ、チェロの先生の弟子仲間の一人が、うちにチェロを弾きに来ないかと誘ってくれたんです。チェロの音はすばらしかった。心が動きました。チェロの音で、僕のチャクラが開いたのがわかりました。それ以来、僕は毎日チェロを弾いています。僕にとっての薬、副作用のない薬です（笑）。

もう一つ、健康のためにシンがはじめたのは、長野県にある代替療法のセンターに行くことでした。毎月一週間、その場所へ通うことにしたのは、山のいい空気とおいしいオーガニック料理を味わうため、そして温泉に入るためでした。

日本は国土に火山帯がたくさんあるため、全国あちこちに温泉が湧いています。日本では、温泉は身体にとてもいいと考えられています。実際、温泉の健康への効果は科学的にも証明されています。健康には少なくとも「中立」または「良好」な効果が認められていて、リューマチや慢性的な痛み、皮膚病には効果があると実証されています(11)。

温泉が身体によい理由については、二つの説があります。一つは温泉水が含有する、豊富な鉄分やカルシウム等のミネラル成分による、とするもの。もう一つは、湯が身体を内側まで温めるため体温が少し上昇し、発熱したときのように細菌やウイルスを熱で殺す効果が生じるため、というものです。シンは、温泉ですごす時間についてこう語っていました。

病気だったとき、いちばん効果があったのが温泉でした。身体を温め、体内から不要なものを排出してくれました。温泉は本当にすばらしい。わたしたちの身体は、活動しているかぎり、いつも毒性物質を生んでいます。体を動かすことで毒が発生するのです。その毒を排出するには、皮膚の毛穴をしっかり開けておけばいい。ただ汗をかくのではなく、リラックスすれば毛穴は開きます。これはとても大事なことです。リラックスするには、ゆっくり息を吐いて深呼吸すればいいのです。

シンはこの山中の療養地に行っては息を吹き返し、自宅にもどると毎日自己治療を続けました。週一回、自分で浣腸をしました。食事にも気を使いました。穀物はおおむね玄米や全粒粉のもの、新鮮な魚とたくさんの野菜や果物を食べました。

けれどもシンはあえて、食事療法を神経質になるほど徹底はしませんでした。たとえば多くのがん患者が実施する厳しい食事療法に、マクロビオティックがあります。もともと、日本で生まれた食事療法です。マクロビではコーヒーを禁じていますが、シンはそれには違和感がありました。

マクロビオティックには僕も挑戦しようとしました。たしかに、食べ物についての真実をついた食事療法だと思います。でもあれをやろうとしている人たちは、「マクロ」ビオティックじゃなくて「マイクロ」ビオティックになっちゃってる（笑）。**たくさんの小さな決まり事に執着しすぎてしまうんです。あれを食べちゃだめ、塩はだめ、コーヒーはだめ、と。僕はコーヒーが好きです。脳を活性化させるすばらしい飲み物ですよ。要は、その食べ物や飲み物が自分に合うか合わないか。それがいちばん大切なことです。**

シンは、食べ物リストにがんじがらめに縛られるのではなく、身体がよろこぶ食べ物を取ることにしました。また、あえて、ビタミン剤やハーブのサプリメント類は取りませんでした。直感的に、栄養は食べ物の自然な形態から摂取した方がいいと思ったからです。それから、食べ物への感謝の気持ちを込めて、ゆっくりよく噛むことを心がけました。

シンの主治医たちは、彼が死なずに元気でいる姿に驚き、今後も経過を観察したい、毎月一回CTスキャンを撮ってほしいと言いました。が、シンは微量放射線の被曝の影響を考えて断りました。そのかわりに年四回の血液検査と半年に一度のCTスキャンに同意しました。

医師は驚きました。血液検査、CT画像の結果から、シンが回復していっていることがわかったからです。

病院から自宅にもどって三年後、シンの身体にはまだがんが残っていました。けれどもそのころには、シンが奇跡的な回復を遂げている事実が少しずつ知られるようになり、シンは講演や執筆をはじめていました。

まだがんが体内に残っていても、余命三カ月と宣告された人が三年も生きている。その事実に、人は驚きました。講演の依頼は、スコットランドにあるフィンドホーン財団からもやってきました。フィンドホーン財団は、霊的なことや意識についての教育を行う組織です。財団はシンを、研修センターに一カ月間滞在して、彼の経験をシェアさせてほしいと招待してくれたのです。

妻は、そんなに長く家を離れるのはまだ早いと反対しました。けれどもシンは直感で、「行きます」と即答しました。すぐに荷物をまとめてチェロを持ち、見知らぬ土地で、初めて会う人々とすごす一カ月の旅に出たのです。

人々は、長く音信不通になっていた叔父さんがようやく帰ってきたとでもいわんばかりに、温かくシンを歓迎してくれました。初めて会う人々が示す掛け値なしの愛情表現、そして挨拶の抱擁《ハグ》。日本の人々にはないストレートな歓待の表現に、シンは心が震えました。

フィンドホーンでは、みんなが僕にハグをしてくれるんです。朝は「おはよう、シン」と言ってハグ、午後のハグ、夕方のハグ、そしてお休みのハグ。朝から晩まで、信じられないほど強烈に、無償の愛を感じました。日本では、僕らは言葉は交わすけれど、抱きしめたりはしません。でも実は大切なことなんです。ハグによるコミュニケーションは、オーラの層を使うものだから。ハグによって僕らは、オーラの層を使ってエネルギーをお互いに交換するというコミュニケーションができるんです。

二人の人間が抱き合う瞬間に、互いのオーラが融合する。シンはハグという行為が人間相互のエネルギー交換を促すのだという仮説を立てました。この仮説は、わたしが取材した多くの代替療法の治療者の考えとも一致するものでした。

シンは三年間、自分のがんに向かって愛を送り続けていたものの、彼自身は十分な量の愛のエネルギーを他の誰かから受け取っていなかったのかもしれません。日本の文化は保守的で、人々はあまり身体を使った愛情表現をしないのです。フィンドホーンの見知らぬ人々が与えてくれた多くの抱擁と無条件の愛は、シンを支えるエネルギーの源となりました。

一カ月の滞在を終えて帰国すると、ちょうど半年に一度のＣＴスキャン撮影が待っていました。驚くべきことに、撮影画像には、もうがんの痕跡はありませんでした。

半年前の撮影時から少しずつがんは消えつつあったのでしょう。けれどもシンは、フィンドホーンに滞在した一カ月が、身体からがんを消す決め手になったと確信しています。わたしが「結局あなたのがんを消したのは何だったと思いますか」と聞くと、シンは即座に答えました。「無条件の愛です」。

一九八八年からいままで、シンはがんの再発なしに、愛に満ちた人生を送ってきました。病院から自宅にもどって二五年以上が過ぎました。「余命わずか」との宣告を覆し、シンは一歩一歩、自分の力で回復の道をたどってきたのです。いま、シンはがんに苦しむ人々に、身体と心・魂といかに向き合うかを伝える活動に力を注いでいます。そしてチェロを弾き、多くの孫に囲まれて、人生を楽しんでいます。

実践のステップ

シンこと寺山心一翁さんは、自分で治療法を選んで治癒を成し遂げた、すばらしいお手本です。もっとも彼の場合、医師にさじを投げられ退院させられたので、そうするしかなかったという事情もありました。

がん患者の中でも、シンのような人は稀です。逆に多いのは、人からあれがいい、これがいいとさまざまな助言をされて、自分がどうしたいのかわからなくなっているというケースです。

抗がん剤治療を受ける前には、腫瘍内科医は「体重を増やしておいてほしいから、アイスクリームや肉でも食べておいて」と言うかもしれません。逆に栄養士は「体内で炎症反応が起きないよう、肉や乳製品は控えてください」と言うかもしれない。鍼灸師が「ハーブを取った方がいい」と言えば、医師は「余計なサプリ類は厳禁」と言う。心の持ち方についても、カウンセラーは「これまでの人生をしっかり振り返ってください」と言い、代替療法の治療家は「過去の記憶にとらわれないで」と言う。がん患者は往々にして、矛盾をきたすアドバイスの数々にさらされてしまうのです。

もしあなたの大切な人がこのような状況に陥っていたなら、解決策はただ一つ。自分の意志で選ぶこと。それがすべてです。

医師やカウンセラー、栄養士といった人々は、主役である患者にとってのサポート役なのです。彼らの言うアドバイスの根拠は何なのか、患者は具体的に聞きましょう。思いつくかぎりの質問をしましょう。どんな治療法にも長所と短所があるということを念頭に置き、そのうえで、さらに理解を深めるために、関連する本や記事を紹介してもらいましょう。もちろん彼ら専門家の知識に、患者はかないません。でも治療を受けるのは、患者なのです。医師がどんな治療を施そうとしているのか、患者の側に知識があれば、患者が治療法を選択できるようになります。

次に、自分が納得して治療法を選ぶにあたって、必要なことをいくつかあげておきます。がん治療中の人にとっても、がんを予防したい人にとっても、役に立つはずです。

- 質問をしたり、自分で調べた資料を持ち込んでもいやがらないかかりつけ医を探しておく

治療の主体は患者である、との考えに賛同してくれる医師を見つけるのが理想的です。医師を見つけたら次は、体のケアを安心して頼める専門家——鍼灸師や自然療法家、カウンセラー、栄養士、代替治療家、マッサージ師など——を探しておきましょう。

- リサーチの方法を知っておく

知識は自分の健康を守るための重要なツールです。信頼のおけるメディアを見つけ、健康に関連する記事を週に一本は読むよう心がけましょう。アメリカ国立医療図書館が運営する医療記事検索サイトPubMed（Pubmed.gov）の使い方にも慣れておけばいいでしょう。ほぼすべての査読済み医学論文を検索できるサイトです。少なくとも「要約」部分を理解できる読解能力をつけておけば、

必要が生じたとき、医師を相手に議論することができるはずです。

・紙を用意して、次の三つの言葉を書く

「身体」「心」「魂」

この三つについて、あなたの暮らしのなかでもっと改善できそうなことがあれば、一〇分以上かけてよく考えたうえで、書き出しましょう。自分を見つめ、正直に書いてください。書き出したら、健康で幸せになるために重要だと思う項目を選んで、丸をつけます。そしてまず、それに取り組みましょう。

・伴走してくれるパートナーを見つける

治療法を自分で決めるとなると、内外で摩擦を生み、さまざまな批判をあびることになります。批判抜きに、状況打破のために一緒に歩んでくれるパートナーがいれば、他人に何を言われてもがんばれます。そして相手が同じ状況になったときには、あなたがその役目を買って出ることを約束しましょう。

シンの事例は、たとえ手遅れに見える状況にあっても、自分で主体的に治療法を選ぶことで、事態は変えられるかもしれないという希望を与えてくれます。

けれども読者のみなさんには、シンのように終末ケアに至るまで医師にまかせきりにするのではなく、もっと早く動き出してもらいたいのです。

もちろん、より大切なのは、「がまんする人」にも、「患者」にもならないということ。自分で主体的に選ぶ人生を生きることで、健康も幸せもつかんでください。

第3章

直感に従う

大きな決断をするときは、
無意識の声にしたがうべきである

ジークムント・フロイト

In vital matters,
the decision should come from the unconscious,
from somewhere within ourselves.

Sigmund Freud

狩猟採集で暮らしていたころの人は、嵐の予兆や熊の気配を感じていました。嗅覚も鋭かったので、目の前にあるものが食べても大丈夫かどうかも識別できました。病気になったら、身体の声に耳を傾けました。熱を出して数日間食べなければ、病は治ることを知っていました。

今日のわたしたちはまるで違います。信じるのは自分の感覚ではなく、天気予報。スーパーの商品をなんの疑いも持たずに食べ、医者が出す薬をありがたく飲んでいます。人類は感覚の力を失ってしまいました。自分の感覚より外部の情報を重んじる行動パターンには、二つの問題が潜んでいます。

一つは、外部の情報が間違っているかもしれないことです。一九五〇年代のテレビコマーシャルでは、白衣を着た医師が、「タバコは健康にいいものです」と、大々的に宣伝していました。いま、トランス脂肪酸の含有で大問題になっているマーガリンは、かつてはバターよりずっと健康的だと喧伝《けんでん》されていました。世の中で大々的に宣伝されているものが、つねに、本当にいいものであるとはかぎらないのです。

第二に、人間の動物としての感覚は、使わなければ鈍ってしまいます。九九の暗算力のようなものです。

わたしたちの嗅覚は、ここ数世紀で大きく衰弱しました。食料品店やレストランで安全なものがいくらでも手に入るので、わたしたちはもう、嗅覚で食べ物の安全性を判断しなくてよくなったからです。[1]

もっとも嗅覚の衰えのせいで、わたしたちは、食べ物や空気や水が含む発がん性物質といった、新たに登場した毒性物質を感知できなくなりました。

それでもまだ、わたしたちには残された武器があります。直感です。いわゆる「第六感」、または「内なる本能」とも呼ばれるものです。

もはやこの直感すらもわたしたちは失ってしまったという意見もあるでしょう。かつてわたしたちの祖先は、夢を「お告げ」ととらえて行動の指針にしてきましたし、一〇〇〇年前のヨガの文献は、人々は瞑想の訓練をして直感力を鍛えていたことを記録しています。

がんから生還した人たちが、治療のために実践していた九つの共通項目のなかにも「直感に従う」が入っていました。これにはちょっと驚きました。

寛解経験者のインタビューが一五人目くらいまで進んだころ、「またこの人も同じことを言っている」と思ったのをおぼえています。そしてしだいには驚かなくなり、「ああ、やっぱり」と思うようになりました。

直感について調べてわかったことがあります。直感とは、人を危険から遠ざけたり、病から回復へと導いたりしてくれる、じつに貴重な能力なのです。

この章では、まず劇的な寛解を遂げた人々の体験談から得た、直感についての三つの特徴を説明します。それから、直感に従って膵臓がんからの回復を遂げた女性の体験談を紹介します。最後に、この第六感ともいえる直感力をうまく活用するにはどうすればいいか、実践方法をお伝えします。

身体は何が必要かを知っている

わたしたちの身体には、病を治すためには何が必要か、本能的に感じ取る力が備わっています。身体は、なぜ病気になったのかを知らせようと、わたしたちに信号を発します。治療方針を決めるときには、まず直感的に身体の声に耳を傾けるべきだ、と劇的な寛解を経験した人々は考えていました。

この発想は病院での治療の進め方とは逆です。病院では医師が、患者の身体のどこが悪いのかを発見し、どう治療するかを決めます。患者の意向は関係ありません。

ハワイに住むマヤ・カレン・ソレンセンは「ボディトーク」という代替療法の治療者です。マヤは、人は本能的にどうすれば身体が治るかを知っている、と考えています。

「ボディトーク」はエネルギー治療の一種です。エネルギーによる身体運動学の原理と筋肉のモニタリングを活用して、身体のどこに問題が潜んでいるかを見つけ、何が原因か、どうすれば治るかを探ります。マヤは直感を使って、患者の身体を探るそうです。治療の方法について、次のように説明してくれました。

ボディトークは速効性のある治療です。身体は健康になりたいと求めていて、その方法を知っているものだからです。けれども体がもともと備えていた治癒力を見失ってしまったなら、それを再

び見つけなければなりません。わたしたちは、いったん病気になるとなかなか治らないと考えがちです。でもそれは思い込みにすぎません。治るときにはすぐ治ります。エネルギー治療は、そういった思い込みを越えて、患者の身体の深部に備わる知恵を呼び覚ますことができるのです。

代替治療の治療者、デレク・オニールは、自身ががんの劇的な寛解を経験したことから、治療の道へ転じた人物です。いま彼はがん患者の相談に乗り、いかにして自分の直感に耳を傾けるかをアドバイスしています。

心を静かに落ち着ければ、どうすれば身体が健康にもどるかは、自然にわかります。もともと身体にはその仕組みが備わっているのです。がんは、身体のメッセンジャーにすぎません。何かがおかしい、どこか調子が狂っている、とわたしたちに教えようとしているのです。がんになったらもう終わり、ということではありません。もし、どこがおかしくなっているのかがわかれば、身体の中でエネルギーが動いて、治癒の仕組みがきちんと働くように調整してくれるのです。

自分の身体のバランスが崩れていると認識したら、そのバランスの調整を治療の主眼に据えるべきであると、デレクはがん患者に伝えています。

直感にはさまざまなやり方でアクセスできる

直感の二つ目の特徴を紹介しましょう。直感にアクセスする方法は、人それぞれです。万人に当てはまる「正解」はありません。

自己認識を深めて内なる声に耳を傾ければ直感が得られるという人もいます。人によっては、内臓のうずきなど身体の声を聞くといいといいます。また夢から暗示を得る、瞑想中や日記を書いているときにひらめくという人もいます。あるいは、幸運な偶然《セレンディピティ》——ばったり遭遇した友だちが、ちょうどその時自分の求めていた問題への答えを示してくれたなど——が直感をもたらしてくれると信じている人もいます。

いずれもうまく直感にアクセスしている例です。直感は使えば使うほど冴えわたってきます。

劇的な寛解の経験者のなかには、夢から直感を得ているという人もいます。ワンダ・イースター・バーチは、四二歳のとき、自分が乳がんを発症している夢を見ました。鮮明な夢を、何度も見たのです。けれどもマンモグラフィー検査にも超音波にも、異常は出ません。彼女の希望で針生検をしたところ、ようやく、夢は正夢だったとわかりました。悪性度の高い乳がんと診断されたのです。

それ以来、ワンダは真剣に夢の解釈に取り組むようになりました。また、手術や抗がん剤といった治療を受けるかたわらで、瞑想をしたり、絵を描いたり、詩をつくったりもしました。彼女は夢から直感を得る行為について、次のように話しています。

大きな手術、そして強い抗がん剤の治療を受けているあいだ、わたしは、自分の個性や創造性がとても豊かに表れた夢を見ました。夢を見ること、そして夢から受け取ったイメージを探索していく作業によって、心と魂、そして身体が元気になりました。夢について考えていくうちに、わたしは、自分の中に存在する「内なる医師」と対話できるようになったのです。「内なる医師」とは、わたしたちと直感をつなぐ双方向の伝達役を担ってくれる存在です。いつもわたしに語りかけてくれて、誰より深くわたしを理解してくれる。現実の医療行為を超えた、真の治癒の方法を教えてくれる存在なのです。夢は境界のない、自由な空間です。だから夢のなかでわたしは、創造的になり、癒やしの力に満ちた芸術的な表現力をとめどなく発揮できるのです。(2)

ワンダは夢のイメージに従って、抗がん剤治療のあいだは何を食べたらいいか、どう気持ちを解きほぐすか、病院でどんな治療を受けるべきかといったことを決めました。その結果、もう二三年間、ワンダは再発なしにすごしています。

起こすべき変化はみなそれぞれ

直感についての第三の特徴をお話ししましょう。

がんを治すためには、どんな人も、何かを変えなければなりません。けれども何を変えるべきかは人それぞれです。それが何かを知るために、頼るべきなのが直感です。

ある女性は、直感で、がんから回復するためにはいやいや続けてきたいまの仕事を辞めた方がいいと感じました。転地療養が必要だと感じた、という男性もいましたし、「エクササイズをしたほうがいい」という心の声を聞いたという女性もいました。

代替療法の治療者たちも同じ意見でした。身体と心と魂のシステムのバランスを整えるため、何を変えるべきかは人によって異なります。自分の直感を信じるべきなのです。食生活だと思う人もいれば、結婚生活だと気づく人もいます。人それぞれなのです。

こういった発想は、現代の医学とは相いれません。ある病気は何か一つの原因で発症する、それに対処する方法を何か一つ発見すると現代医学は考えます。たとえば感染症には、この発想が適しています。病原菌を特定し、それに対応する抗生物質を創薬すればよいのです。

けれどもがんのように、推定されるだけでも複合的な原因を背景にもつ病に対しては、この発想は現実的ではありません（がんの原因には、毒性物質、ウイルス、細菌、遺伝子変異、ミトコンドリアの損傷等があげられています）。どのがんにも効く、たった一つの決定的な治療法があるとは思えません。だから、食事療法が効いてがんを治した人もいれば、効かなかった人もいるのです。

ほかならぬこのわたしが治るために、わたしの心、身体、魂が必要としている変化とは何なのだろう――この問いへの答えを探すのに役立つのが、自分の直感です。

ジェンマ・ボンドは、二〇一一年に卵巣がんと診断されました。子宮と卵巣の摘出手術に同意したジェンマは、その手術の最中に、抗がん剤治療はよそうと直感しました。術後、代替療法について調べ上げた彼女が選んだのは、ビタミンC点滴療法とオゾン療法でした。ジェンマはこう、振り返ります。

がんを克服した著者の本のなかに、こんな一節がありました。「がんと静かに向き合って、がんに聞いてみたらいい。どういう理由で君はやってきて、どうやったら去っていくのかな、と」。さっそくわたしも聞いてみたんです。「どうして来たの」って。わたしは運動もしていたし、食べ物には有機食材を選んできました。四人の子どもたちにも、身体にいいと思うものを食べさせてきたんです。返ってきた答えは、衝撃的なものでした。「だってあなたは人生を楽しんでこなかったでしょ。いつも、膨大な『仕事のリスト』に振り回されて。人生のよろこびなんて、あった?」。たしかにわたしは身体の健康については気をつけていましたが、自分の感情については一切考慮しない人間でした。がんを治すためには、心の健康を重視しよう。そう決めました。もちろん身体のケアについても、改めて気をつけるようにはしましたが。

この直感的な洞察を得てからは、ジェンマは自分の生活を楽しむようになり、心の声により耳を澄ますようになりました。診断から六カ月後、彼女の腫瘍マーカーは正常値内に下がりました。いまも彼女はがんとは無縁の暮らしを送っています。

ロンドンのエネルギー治療師ダニラ・ケルタは、がん患者への治療では、最初に、直感を感じとる方法を教えることにしている、と話してくれました。バランスを失ってしまった身体の声をどうやって聞けばいいのか、患者に理解してもらうためです。

わたしが教えているのは、患者が、自分の無意識の世界にスイッチを入れる方法です。それは電灯を点《つ》けるようなもの。エネルギー治療では、そのスイッチを「内なる医師」と名付けています。わたしはそのスイッチの入れ方を教えているのです。身体はいつもわたしたちを守ろうとしてくれます。「このあたりの調子が悪いよ」と警告を発しています。でも多くの人は「すぐよくなるだろう」と、警告を気にもとめません。わたしたちは、身体の声を聞くべきなのです。がんの治療とは、わたしたちが自分自身について学ぶ旅のようなものです。この旅では、わたしたちは自分の生き方に向き合わざるをえないのです。

身体の声に耳を傾けて、これから何を変えればいいのか直感的に感じ取れば、治癒は自ずと起きる、とダニラは考えています。

直感に関する研究

残念ながら直感をテーマにした研究は多くありませんが、直感に関連する研究からは、重要な発見が得られています。

まず、人間の脳は二つの運転システムを備えているということです[3]。

第一のシステムは、高速稼働し、直感的で、無意識的に働きます。第一システムを支配するのは、右脳と、脳の中でも太古から存在する「大脳辺縁系」と「間脳」です。

第二システムは、ゆっくり稼働し、分析に力を発揮し、意識的に動くものです。左脳と、有史以降に発達した新しい部分「前頭葉」がこのシステムを支配しています。

直感は第一システムから生じるということが、科学的に明らかになっています。直感の訪れが唐突で、合理的なものに思えないことが多いのはそのためです。要は直感的な判断とは、慎重に状況判断をして下すものではなく、本能的に沸き上がってくるものなのです。

二つ目の発見を紹介しましょう。脳には一兆個以上もの神経細胞、ニューロンが存在します。それと同じ種類の神経細胞が、わたしたちの消化管（食道、胃や腸）にも存在することが明らかになったのです。だから、わたしたちはさまざまな感情を「腹」で感じるのです。消化管はニューロンを使って脳と同じように、考えたり、感じたりしているのです[4]。

さらに興味深いのは、「第二の脳」ともいえる消化管は、脳の動きとは無関係に動くことです。

独自の判断力を持ち、わたしたちに「もうこれ以上食べ物の消化はしないぞ」と警告を発したりします。このように脳とは独立して「思考能力」をもつ臓器は、消化管だけだと考えられています。

わたしたちが大きな決断を下すとき、腹で感じた感覚を頼るという行為には、科学的根拠があったというわけです。わたしたちは不安やストレスも腹で感じています。これもまた「やめて！　この状況は身体に悪いよ」という消化管からの警告で、つまりは直感です。消化管は、わたしたちを不安やストレス状態から守ろうとしてくれるし、家探しのときには「これだ！」と教えてくれたりもする臓器なのです。

けれども腹で感じる直感が「信頼に足る」という根拠はあるのでしょうか。

脳の第一システムが「答え」を出す速度は、実は第二システムよりずっと速かったということを報告した研究があります。

「勝てば賭け金がほぼ全額手に入る」というルールのカードゲームを使った実験がありました。実はこの実験には、被験者には知らされていない仕かけがほどこされていました。

カードの山は二つ。片方の山は、勝てば大きいが負ければ大損をする山です。もう片方は、勝っても儲けは少ないが、損はほとんど出ない山です。

被験者は、五〇回ほどカードをめくったあたりで安全な山はどちらかを勘づきはじめ、八〇回目には二つの山の違いを説明できるようになりました。

興味深いことに、一〇回目の時点で、被験者の手のひらの汗腺は、危ない山のカードを触るたびに少しだけ開いていました。また被験者は一〇回目あたりから、なんとなく安全なカードの山の方を好むようになっていました[5]。つまり被験者の分析的な脳が状況を認識するずっと前に、被験者の身体は危険を感じ取り、自然と安全なほうへと向かっていたのです。

類似の実験を、コンピューターでおこなったものもあります。モニターを見て、被験者は二枚のカーテン画像のどちらの背後に絵が隠れているかを当てます。カードの実験と同じように、研究者は被験者の身体反応を調べました。驚いたことに、被験者の手の汗腺は、コンピューターがどちらのカーテンに絵を隠すか決める二、三秒も前に、答えを正しく予測していたのです[6]。もっとも手の汗腺の開きをみるかぎり被験者はほぼ正解を予測していたのに、自分の手のひらの反応に気づくことができず、誤答していました。

人間には、二、三秒後の未来の予測能力があったのです。カードゲームをするギャンブラーにとっては、貴重な教訓でしょう。自分の手のひらの汗腺の動きがわかるほど身体の声に耳を澄ませば、次に来るカードを予知できるようになる、というのですから。

直感は信頼に値すると示す実験を、さらに紹介しましょう。ある実験によると、どの家を買うか、誰と結婚するかといった人生における大きな決断では、頭で論理的に考えた末の選択よりも直感で決めた方がよい結果をもたらすことがわかりました。

車の購入時、情報収集をして熟考の末に決めた人のうち、買ったあともその車に満足していた人は、わずか二五パーセントでした。それに対して直感で即決した人は、六〇パーセントが満足していたのです[7]。

似たような実験に、複雑な問題に対してじっくり考える時間を与えられた被験者群と、急に答えを出すよう求められた被験者群では、直感で即座に答えた後者のほうが概して正解率が高かった、とするものがありました[8]。

わたしたちが人生の複雑な問題にぶつかったときは、直感で決めたほうがよい。逆にシンプルな問題については、分析的で時間をかけて考える方の脳を使ったほうがいい。実験が示唆しているのは、こういうことではないでしょうか。

この研究に取り組んでいるあいだ、わたし自身も、さまざまな直感を得たおかげで、ずいぶん作業がはかどりました。そのときは不思議な感じがしましたが、研究するうちに、わかってきました。直感とは、わたしたちが頭で答えを出す前に、どうするのがいちばんいいかを教えてくれるものなのです。

直感を司る脳の部位は、人間が藪に潜む虎を避けながら暮らしていたような太古の時代に発達しました。差し迫った危険を感知したり、安全な場所を見きわめたりする能力を備える部位です。

幸いにして、現代のわたしたちの日常は、格段に安全になりました。脳のこの部分を稼働させる必要はほとんどなくなったので、いざというときにも、わたしたちには使い方がわかりません。脳からのメッセージにも気づきません。

けれども、わたしたちは直感力を失ったわけではありません。実際、劇的な寛解を遂げた人々は、直感力をうまくつかって生命の危機を克服した人々なのです。

現代社会においては、「直感に従うべき」などという話をすると、インチキ科学に毒された人だとみなされかねません。スーザン・コーラーもそんな体験をした一人でした。

スーザンが直感を強く感じるようになったのは、膵臓がんのステージ4だと診断されてからでした。周囲には、頭がおかしくなったと思われたそうです。

彼女の体験からわかるのは、わたしたちが生きていると、直感のスイッチが突然オンになる瞬間があるということです。

胃がうずいたとき、たまたまかかってきた電話をとったら、まさにそのとき話したいと思っていた人が受話器の向こうにいた、そんな体験をしたことはありませんか？　人生の大事な岐路に立ったとき、「次の一歩」のイメージが突然、脳裏に浮かんだり、夢に現れたりしたことはありませんか？

スーザンの物語は、こうした直感を無視するべきではない、と教えてくれます。直感は、人生の危機を救うほど大事なことを、ときに伝えてくれるのです。

スーザンの物語

スーザン・コーラーは、五四歳のとき、風邪でもインフルエンザでもないのに、しょっちゅう咳込むようになりました。最初は気にとめていなかったのですが、悪くなる一方だったので、医者を訪ねました。

それまでのわたしは、西洋医学に信を置く人間でした。不調を感じると、すぐ医者を訪ねていました。二〇〇七年五月、一向に咳が引かなかったので、いつもどおり病院へ行きました。医師はあらゆるタイプの咳止めを処方してくれました。六週間ほどたつと、今度は右肋骨の下、わき腹に違和感を覚えたのでまた医者へ行きました。処方された抗生物質はまったく効きませんでした。

抗生物質と咳止めが無効だとわかると、主治医は、レントゲンとＣＴスキャンを撮るようスーザンにすすめました。スーザンはその撮影画像をもって、今度は肺の専門医を訪ねることになりました。咳はもう一年も続いていました。

専門医を訪ねる前、主治医は三つの可能性を示唆しました。一つは感染症の一種、ヒストプラスマ症。二つ目はサルコイド（小さな結節が固まってできた良性の腫瘍）。三つ目は、最悪のシナリオとして、肺がん。もっとも彼女はタバコは吸わないし、特別に大気汚染物質にさらされていたようでもないので、がんの確率は低い。感染症だろう。これが主治医の見立てでした。

一抹の不安を感じながら、スーザンは肺の専門家を訪ね、全身のＰＥＴ検査を受けました。結果を聞きにいくと、肺の専門医は「念のために」と放射線技師を二人ともなって、スーザンの前に現れました。話は深刻でした。スーザンの肺には、別の臓器から転移したがんが写っていたのです。

画像は、身体の中でがんのある場所だけを明るく照らします。ＰＥＴ画像で、肺以外に光っていたのは膵臓でした。医師の面もちは沈痛でした。

「膵臓がんの末期です。どんな治療をしても、余命は一年か二年でしょう」と医師は告げました。胸の鼓動が激しくなりました。スーザンは、医師の話に集中しようとしました。「すぐに手術と放射線、抗がん剤治療に入りましょう」と医師は言いました。

このとき、まったく予期しない出来事が起きたのです。

わたしは診察台に腰かけて、医師の告知を聞いていました。すると――頭の中で声が聞こえたんです。「それはダメだ。いまはやめておけ」。そう聞こえました。そんな声を聞いたのは初めてです。医師は、「治りたいならわたしの言うとおりにすることだ、そうでないともっと悪くなる」といった話をしていました。わたしはとりあえず、にっこりほほえんでみました。前に、ヨガの先生が、「笑顔には、危険を半径一五メートル以内に寄せ付けない力がある」と言っていたのを思い出したのです。その笑顔パワーのおかげでしょうか、医師はくどくど言わず、それほど権威的にもなりませんでした。そのときはっきりとこの医師の診察と治療に身の危険を感じたのです。医師には特に何も告げず、わたしは診察台から降りてそこを去りました。

その後、主治医は「あなたは間違っている」と、指示に従わないスーザンへの不快感をあらわにしました。けれども内なる声を聞いたスーザンは、従うべきは直感だと、揺るぎませんでした。

家に帰るとすぐ会社の上司に電話をかけて、これからは火曜と木曜は仕事を休ませてほしいと伝えました。彼女は教育関係の会社の部長職に就いていました。今後は週に三日は自己治癒という「新しい仕事」に費やす必要がある、と直感していたからです。不思議なことに、告知の直後から、スーザンにはもう病への恐怖はありませんでした。

告知されたとき、「わたしにはまだすべきことがある」と強く感じたんです。まだ生きて、やるべきことが残っている。だから元気になる方法を見つけなきゃいけないと思ったのです。

まず基礎固めをしようと思いました。スーザンの直感が教えてくれた次の作業は、古い日記の読み直しでした。

彼女の父は、非喫煙者だったにもかかわらず、肺がんで亡くなりました。父親がまだ生きていて肺がんの診断を受けた時、スーザンは父の病の原因を知りたいと思い、キャロライン・メイス博士の著書『チャクラで生きる——魂の新たなレベルへの第一歩』（サンマーク出版、二〇〇九年）を読みました。そしてメイス氏のワークショップや講演に何度も参加しました。

最初に参加したワークショップでは、レンチ・アーチュリタというアメリカ先住民の講師が、治療のためのエクササイズを教えてくれました。感銘を受けたスーザンは、父親が亡くなった二〇〇四年、アリゾナ州でアーチュリタ氏が主宰した七日間の研修に参加したのでした。スーザンは古い日記を引っ張りだしてきて、この研修のことを思い出そうとしたのです。

当時の日記にわたしはこう書いていました。レンチから「あなたはエネルギーが胸から漏れている」と言われた、と。父が肺がんで死んだことをレンチに伝えると、彼は、「もしあなたがこの困難（病）に立ち向かい、解決できたら、七代先までの子孫がみな健康でいられるでしょう」と言いました。アメリカ先住民の伝統では、もし自分が何かの病から回復したら、それは自分の前の七世代と後の七世代の病も治した、と考えるのだそうです。日記にはこう書いていたものの、当時のわたしは、それを真剣に受け取っていませんでした。咳が続いていたとき、そんな記憶はどこかへいっていました。肺転移の診断を受けて、ようやく思い出したのです。

昔の日記を読みながら、スーザンは考えました。いま、目の前に立ちはだかっていることは、じつはとても大きな意味をもつことかもしれない。自分だけでない、家族全員の治癒につながるかもしれない、と。

まず、統合医療の手法でがんを治療している地元の医師を訪ねてみました。けれどもその医師のやり方は、多大な検査を行い、彼の定めた治療プランに徹底して従えというもの。これは違うと直感したスーザンは、医師の治療を丁寧に断りました。

頼れる専門家はもういません。彼女は図書館でひたすら資料探しをしました。頼りは自分の直感だけでした。

手当たりしだいに何でも読みました。代替医療の食事、体内洗浄……。最初に取り組んだのは、体内の酸性・アルカリ性のバランス（pH）の調整でした。わたしの体は強い酸性に偏っていましたから。リトマス試験紙で尿と唾液の酸性度を計って、つねに体内をアルカリ性に保つようにしました。わたしは食事療法の資料と首っ引きで、頭にたたき込みました。

本書に登場する多くの人々と同じく、スーザンもまずは食事改革に取り組みました。

彼女が実践したのは、体内の炎症を鎮めるためにアルカリ性食品を食べる「アルカリ性ダイエット」です。果物と野菜には、生か、少し蒸してから食べると体をアルカリ性にする作用があります。肉やタンパク質、炭水化物、糖質、乳製品や揚げ物には、体を酸性にする作用があります。これがアルカリ性ダイエットの原則です。アルカリ性ダイエットの最初の提唱者は、予言者のエドガー・ケイシーで、スーザンは彼の著作も読むようになりました。それまでも健康的な食生活を心がけてはいましたが、以降は食事から砂糖を完全に抜くようになりました。

食事を変えて、体内洗浄に取り組むと、体重が九キロも落ちました。顔色も悪くなったので、家

族はわたしのしていることに反対でした。けれども夫だけは、ずっとわたしを応援してくれました。「自分の信じる道を行けばいい」と言って。そういった変化は、身体が正常なバランスにもどろうとしていたから起きたのだと思います。体重は一時減りましたが、しばらくするとまた増えていきました。いまは昔の体重にもどっています。

スーザンは食事を変えてから一時的に調子を崩しましたが、自分のやり方を貫きました。結果的に、体内洗浄の段階が終わると、野菜中心の食事を続けても体重は増え、顔色もよくなりました。この時期、彼女が直感的に決めたのは、ビタミンやハーブのサプリメント類を一切断つことです。自然の食物から直接栄養を取るほうが、いまの自分の体のためにはいいはずだと思ったのです。次に取り組んだのは運動でした。肺転移を治癒させるためには、呼吸が大切だろうと感じていたのです。

毎日、歩くことにしました。もともと運動の習慣はあったのですが、わたしに足りなかったのは、外で地球のエネルギーを感じたり、新鮮な空気を思いっきり吸ったりすることでした。ジムで体を動かすのではなくて。毎朝歩きました。まずは三〇分から、そのうち一時間歩くようになりました。冬でもです。わたしはニューヨーク州の北部、ものすごく寒い所に住んでいるんですよ。

咳はまだ消えてはいませんでしたが、食事療法と朝のウォーキングをはじめたころには、スーザンは体力回復の手応えを感じていました。小さくとも確かな実感があったので、自分は正しい道を歩んでいる、と確信しました。

もっとも周囲は懐疑的でした。夫と成人した三人の子どもは温かく見守ってくれたものの、多くの友人が、医療に頼らないという彼女の大胆なやり方に、反発したのです。

わたしはつきあう人を選ぶようになりました。西洋医療に頼らないことにした、と話すと、多くの友人が離れていったのです。友人たちは言いました。「あなたが死んでいくのを見たくないから、もう会いたくない」。このようなエネルギーレベルの低い人のそばには、わたしだっていたくないと思いました。彼らは、わたしが死へ向かっていると考えていたのです。実際は逆なのに。できるだけ高いエネルギーを持つ人と一緒にいたい。わたしはそう考えるようになりました。

スーザンは、自分の決断を応援してくれる人とだけつきあおう、と決めました。人生を楽しむことに意識を集中し、「過去にとらわれず、未来を憂えない」という態度でいるよう心がけました。いまこのときを大切に、一瞬、一瞬を満喫しよう、と。

図書館で調べものに思う存分時間を費やすのも、スーザンの楽しみの一つでした。彼女の関心は、身体の問題から新たな領域に広がっていきました。エネルギー治療や鍼《はり》、そしてエネルギーの停滞が身体にもたらす影響などです。

わたしは伝統的な中国医学の一つ、鍼を学ぶことにしました。鍼と、人が放出するオーラの磁場と、チャクラ（へその下の「丹田《たんでん》」や眉間《みけん》など、体のエネルギーが集まるとされる場所）との相互作用を学びたかったのです。まったく知らなかった世界です。鍼の専門家、ドナ・エデンの主宰する五日間のトレーニングに出て、鍼で気（エネルギー）の流れをよくするさまざまな技術を身につけました。わたしの理解では、身体の中で気が停滞すると、その部分の温度が上がって、ＰＥＴ画像に赤く写ることがあります。西洋医学には「気の停滞」という概念を説明する言葉がないので、赤く写った部分を「腫瘍」「塊」といった言い方をしているのです。わたしの目標は、なぜ気の停滞が起きたか、という原因の追究ではなく、どうすれば気が再び流れるようになるかを解明することでした。

中国医学では、悪性腫瘍は「気の停滞」が原因だと解釈する。これを知ると、スーザンは、かつて医師に下された診断をもう怖いと思わなくなりました。スーザンはさらに、ドナ・エデンやミッシェル・スモール・ライトといったエネルギー治療家のテクニックを学び、自分の体内のどこに気が溜まっているかを探し出せるようになりました。自分の身体を、再び自分の手に取りもどしたような気がしました。毎日、経絡（ツボ）の位置を探し、気が流れやすいようエクササイズをしました。

わたしは彼女に、なぜ気が膵臓に滞ってしまったのかわかりますか、と聞きました。

脾臓と膵臓は食物の代謝だけではなく、感情の代謝にもかかわっていると知りました。わたしは厳格なドイツ長老派（キリスト教プロテスタント系）を信仰する家庭に育ちました。感情はあらわにすべきではない、いつも笑みをたたえて怒りを抑えなさい、と子どものころから教わってきたのです。わたしの脾臓は、体への脅威を察知し、長いあいだ警報を出し続けて衰弱しきっていたのでしょう。わたしが治癒するためには、こういったことを理解する必要がありました。気が停滞していた臓器はもうもとにもどったんだ、わたしの身体はもう大丈夫なんだ、もうかつてのわたしとは違うのだ、と確信できるようになりました。本当に三年前とは、別人のようになったと思います。

スーザンは中国伝統医学を学ぶ際、エネルギー治療者ドナ・エデンの影響を受けました。一般の理解では、鍼とは刺激で気の流れを変えて、身体に作用をおよぼすものだとされています。けれどもエデンの考えでは、中国医学は感情が身体におよぼす影響についても、複雑な理論を用意して説明しています。たとえば五臓六腑の一つ「三焦」（内臓の機能を上、中、下の三つに分けて指す言葉。脾臓は中焦に含まれる）は、「わたしは安全だ、守られている」という感情を育む経絡です。スーザンにとって、この部分の「気の停滞」を取り除くのは、安心感を育むことにつながりました。「気の停滞」を解消するために、自分の仕事、キャリアの問題に向き合う必要もありました。咳が出はじめたころ、スーザンは、幼児教育プログラムを提供する会社で働いていました。新規事業のプロジェクトマネジャーとして、やりがいのある仕事をしていました。ところがその事業が終了することになり、スーザンには、自宅でデータベースの管理をする業務が提示されたのです。直感的に、なにか別の、新しいことをしたほうがいいと思いました。けれども経済的な不安もあり、スーザンはその異動を受諾したのでした。

振り返ると、あれはそもそも新規事業の契約が切れる時期でした。だから、いずれにせよわたしは何か新しい仕事に移らなければならなかったのです。新しい業務は自宅で大量のデータを管理するというもので、人との接点はありません。わたしは、人と接するのが好きなので、閉塞感に苛《さいな》まれました。七月にその業務をはじめ、がんの宣告を受けたのは八月。あっという間の出来事でした。目が覚めたような気がしました。「あなたね、その仕事はやめておけと警告したのに、聞かなかったでしょう」。がん宣告には、こんな身体の内側からのメッセージが隠れていたように思うのです。

がんの告知後も、スーザンはしばらくパートタイムで働いていました。けれども気の停滞への知識が深まると、仕事は辞めたほうがいいと考えるようになりました。二〇〇八年三月。退職を機にスーザンは、人生におけるストレスを、勇気をもって取り除くことの必要性を実感しました。たとえばそれまでの彼女は、他人の世話に多大な時間を割いていました。子どもたち、夫、年老いた両親、そして友人たち。両親からは幼いころから、女性にとって最大の仕事は人の世話をすることだと教えられてきました。けれども、いま彼女にとってもっとも重要なのは、自分のがんを治すことです。スーザンは他人の世話に費やす時間を減らし、自分の時間を増やそうと決意しました。自分にとって邪魔なもの、ためにならないものは、撤去することにしました。スーザンは、脊椎に滞った「気」を流してくれるカイロプラクターの施術を受けました。またマトリクス・エナジェティクス（Matrix Energetics）という、量子力学の理論を応用した治療法を学びました。身体にやさしく触れて、「気」の滞った部分を探し出し、その流れをよくするという治療法です。スーザンは、マトリクス・エナジェティクスの基本的な考えについて、次のように説明してくれました。

量子力学では、量子の形状は粒子でもあれば波でもある、と考えます。量子の波を二カ所で観測しようとすると、なぜか、観測結果には、波ではなく粒子しか写りません。観測するという行為が、量子のもつ二重の性質を一掃し、本来の性質にもどす、とも考えられます。マトリクス・エナジェティクスでは、身体の中で問題のある場所を特定するために、先の実験の波の観測地点に相当する、二つの箇所を追跡します。

わたしたちの身体を含めて、この世界はすべて、エネルギーの振動で構成されているとスーザンは考えています。

これは科学的には正しい見方です。細胞、細菌、ウイルスよりさらに小さな次元で考えれば、わたしたちを構成するのは、すべて、無数の、振動する原子です。[9]

もっともマトリクス・エナジェティクスのようなエネルギー治療のテクニック（身体への軽いタッチと悪い部分を治そうとする意志）が、本当に原子レベルでの振動に変化を与え、わたしたちの身体の細胞を変えるほどの力を持つのだろうか、という疑問は残ります。エネルギー治療者たちは自信を持っていますが、いまの科学では、この仮説は検証不能です。

わたしはスーザンに、エネルギー治療は本当に、物理的に人間の身体を変えることができるのか聞いてみました。

身体には、その内側と外側に、エネルギーが振動する「場」が存在します。それは「エネルギー身体」または「エーテル身体」と呼ばれるものです。エネルギーは、昔から、「気」や「プラナ」など、さまざまな名前で呼ばれてきました。わたしたちの物理的な身体には、こういったエネルギーが満ちていると考えられています。物理的な身体を流れるエネルギーは、とてもおだやかに振動します。というのもエネルギーの振動が緩やかであるほど、その物理的な形態は安定するものだからです（H_2Oが蒸気、水、氷の順に安定するのは同じ理由からです）。具体的にいうと、物理的な身体の中では、エネルギーは、センター（チャクラ）と経路（経絡）を通って循環し、身体の健康を保っています。一方、エネルギー身体にとっては、思考と感情こそがもっとも重要な要素です。だからも

し人が、強迫的に何かを考えたり、ある感情にとらわれたりすると、その人のエネルギー身体に起きた異変が、その人の物理的な身体に影響をおよぼします。それがひいては物理的な身体におけるエネルギーの停滞になり、病気へと至るのです。

さらにスーザンは、次のように説明してくれました。

エネルギー身体は、感情や思考を媒介にして、物理的な身体を動かしています。感情や思考が前向きで良い状態にあるなら、物理的な身体は健康を保ちます。けれども感情や思考の流れが悪くなると、物理的な身体のエネルギーが詰まったり、滞ったりするのです。

わたしたちがこういった感情や思考の停滞を解消できないとき、天は――「神」でも「創造主」でもいいでしょう――わたしたちにそれを感づかせるために、詰まったエネルギーの「場」を物理的な身体に近づけてきます。そしてときには、物理的な身体の中にそれを入れこんでしまいます。それがいわゆる「病気」なのです。くり返しになりますが、あくまで病気はエネルギーの詰まりです。そしてその詰まりは、取り除かなければならないのです。

スーザンによると、心と身体は同じ物質（＝エネルギー）で構成されています。そしてある感情パターンはエネルギーの詰まりを生み、それが高じて病気を生じさせるのです。

この考えは、病気とは純粋に物理的な状態と考える西洋医学とは、まるで異なります。西洋医学では、病気は、細菌やウイルスなどが身体に侵入して起こすものと考えます。したがって病気は、手術や薬の投与によって侵入者を取り除けば治るとみています。

それに対してスーザンは、病気とは、強迫的な思考パターンや負の感情がエネルギーの停滞を起こし、それが長く続くことで身体に影響をおよぼした状態であると言います。

わたしはスーザンに、あなたのがんは強迫的な思考パターンが原因だったと思うか、と聞きました。

医師のいうがん、つまりエネルギーが詰まって腫瘍化した状態は、わたしがいま説明したようなパターンが長い間積み重なった結果、生じたのだと思います。だから、腎臓がんなら、その人の恐れの感情の蓄積が原因かもしれない。肺がんなら、悲しみなどの解消されなかった感情が原因かもしれない。凝り固まった思考パターンを細胞が記憶して、病気を引き起こすのだと思います。

彼女の答えは伝統的な中国医学にもとづいています。中国医学では、臓器にはそれぞれ担当する感情があると考えています。腎臓は恐れ、肺は悲しみ、といったように。

「死への恐怖」はがん患者によくある強迫的な思考パターンです。わたしはスーザンに、回復の途中で死への恐怖を感じることはありましたか、と聞きました。

わたしは、物理的な身体の死は単純な現象だと思っています。わたしたちの本質――それを「魂」と呼ぶ人もいます――は、けっして死なず、ずっと存在し続けます。本来、死は存在しないのです。あるのは物理的な身体の死、わたしたちの「外側の殻」の死だけです。

人間の本質は魂である。物理的な身体とは魂を運ぶ、かりそめの乗り物にすぎない――この、スーザンの死生観は、多くの宗教に共通するものです。

けれどもスーザンはこうも言います。物理的身体は、きちんとケアされなければ、もともと与えられていた時間よりずっと早く滅びてしまうものなのだ、と。

診断のとき、彼女は「そうじゃない。いまじゃない」という内なる声を聞きました。その声のおかげで、スーザンは死を恐れなくなったと言います。それは、彼女は自分が何か大きなものに守られていると感じたからです。

わたしは、その声は実際何だったのか、声の主は誰だったと思うか、聞いてみました。

あの声の主ですか。わたしを導いてくれる霊、あるいは魂、わたしの中にある高い次元の力。どんな言葉で言うにせよ、同じものを指していると思います。人間の本質はなにより魂にあり、人間とは、物理的身体の中に入った神聖な存在だとわたしは考えています。でも物理的身体の中に存在

する以上、わたしたちは、「人間のレベル」で活動するしかありません。だからわたしたちは生きていくために、「神聖なエネルギー」と「人間としてのエネルギー」――地球から与えられたエネルギー――とのバランスを保たなければなりません。人間には自由な意志があります。つきあう人、感情、食べ物など、すべては選択可能なのです。選び方しだいで、エネルギーはよいバランスに保てるのです。

スーザンが魂や神聖なエネルギーについてこんなふうに考えるようになったのは、自分を治癒するために懸命に学んでからのことです。病気になる前はこうしたことを深く考えたことはありませんでした。

スーザンは、「魂の乗り物」としての人間の身体をどうケアすればいいか、真剣に学び、半年がかりでいろいろな治療をしました。すると彼女の咳は消えました。正しいことをしている、という確信が芽生え、数カ月後には、肋骨の痛みも消えました。

スーザンはもう医療には頼らないと決めました。結局、彼女は現代医療とは異なる方法で、自分の病を治したのです。がん告知のときに医師が言ったことを思えば、自分のやり方を信じてやってきてよかった、と痛感しました。医師の予測に反して、自分はまだ生きている。そして症状が消えつつある。これはがんが治癒しているという証拠だ、とスーザンは実感しました。

膵臓がんの末期と診断されてから、五年がたちました。病院に行かなくなったので検査では確認していませんが、症状は消滅し、余命一年未満という宣告をとうに越えて生きています。この事実から、スーザンは、もう体内にがんはないと確信しています。そのうえ、彼女はかつてなく元気で、幸せだと感じています。

体調は良好で、すばらしい人生を謳歌しています。がん患者がよく言いますよね、「がんの宣告がわたしの人生を変えた」と。まさにそのとおりなんです。あの病のおかげで、わたしも人生を変えることができました。告知が、その入り口だったのです。あれからわたしは生き方を仕切り直し、命についての見方を変えました。「よし、じゃあ次は何を変えたらいい？」という調子で、どんどんいろんな変化を起こしてきました。わたしが思うに、人生において遭遇する出来事は、みな、起こるべくして起きたことなのです。人生はすべて選択です。時にわたしたちは回り道をしたり、うまく正しい道を選んだりするのです。

スーザンのやり方が回り道だったのか直行だったのかはさておき、直感に従って代替療法を選んだという選択が、彼女を健康に導いたのは間違いないでしょう。いま、彼女は副業で講師をしています。直感を頼りに身体のエネルギーが停滞している場所を探る方法など、人が自分のやり方で治るためのノウハウを、がん患者など多くの人々に教えているのです。

西洋医学以外にも身体を治す方法はある、自分でできることはたくさんある、ということを伝えたくて、参加費無料のエネルギー治療の講座を開いてきました。死も一つの選択肢です。でもわたしたちにはほかの選択肢もある、と伝えています。朝、太陽が地平線から顔を出した瞬間の光の画像を、説明のときに使います。選択肢の数はこの光のプリズムの色の数くらいたくさんあるんです。好きな色を選んで、それを大切にしたらいいんですよ、と。

参加者が「どの色を選べばいいかわからない」と言うときは、スーザンはこう答えます。「直感で選んでみて」。

直感それ自体がスーザンを治癒したわけではありません。でも直感に従ったおかげで、がんを治癒に導いてくれたいくつもの治療法に出合ったのだと、スーザンは考えています。いずれにせよ、自分が聞いた内なる声に従ったことから、治癒への道のりははじまったのです。

実践のステップ

直感に耳を傾けたいと思う人、あるいは自分がいま持っている直感力を強化したいと思う人は、これから述べる方法を試してみてください。

•あえて何も考えず、リラックスする時間を毎日設けましょう。その時間はテレビや本は禁止。ただ静かな音楽をかけて、心を白昼夢に漂わせてみてください。心配ごとや気がかりなことを数え上げてはいけません。

•気持ちが落ち着き、頭が思考モードから離れてきたら、直感を伝達する脳の場所「大脳辺縁系」にアクセスする方法を一つ、試してみましょう。次に挙げるのはいずれもよく知られる方法ですが、やりやすい方法を自分で編み出すのも手です。

1　イメージ療法のための素材を使う

病気など人生上の課題について理解を深めるためには、イメージ療法のためのCDを使うのもよいでしょう。さまざまなCDがあります。iTunesでダウンロードしたり、近所の図書館で借りてみてください。ちなみにわたしが好きなのは、ベラルース・ナパーステク（Belleruth Naparstek）

とマーチン・ロスマン（Martin Rossman）のものです。

2　瞑想する

瞑想はもっとも強い直感を得る手段だ、という人は多くいます。手始めに瞑想に入るための誘導CDを使ってみるといいでしょう。しだいにCDなしで、自分で瞑想できるようになります。

3　日記を書く

自分で問いかけをしながら日記を書くと、直感的な脳の働きが活発になる、という人もいます。たとえばこんな問いかけです。

「これから人生に変化が起きるとします。すべてをよい方向へと変えてくれることを一つだけ、挙げるとしたら、それは何？」

「この問題の根本的な原因は何だろう」

4　夢を活用する

夢を使って直感にアクセスしたいなら、こんな方法があります。寝る前のリラックスした状態で、大切な質問を紙に書いてベッドの横に置いておきます。寝る直前にそれを読み、自分の直感に「答えを教えてください」と願います。翌朝、目覚めたらすぐに、見た夢を思い出せるかぎり、解釈せずに書き出します。すべて書き出したら、今度は直感を頼りにその夢の解釈をします。

わたしは二卵性双生児の片割れなので、直感の存在は、実感しています。なんとなく姉のことを考え出したら、数秒後に彼女から電話がかかってきたり、何千キロも離れて暮らしていながら、「いま、姉は怒っているに違いない」と感じたりすることが何度もありました。

こういった直感は、双子にかぎったものではありません。親友、母と娘、祖父母と孫など、強いつながりをもつ人のあいだでは、相手がいまどうしているか直感でわかることがあるのです。

この章で紹介した人々は、わたしたちはこの種の直感を、自分の身体に対しても働かせることができることを教えてくれました。直感に耳を傾けると、健康を取りもどすために何を変えたらいいのか、身体の声が教えてくれることがあるのです。だから、わたしはがん患者の方々にカウンセリングをするとき、こんなアドバイスをします。

「家に帰ってリラックスしたときに、いちばん深い所にいると感じるあなたの自己《セルフ》に向かって、こう聞いてみてください。『この病気の原因は何？』『回復するために、わたしの身体、心、魂は何を求めているの？』と」

返ってくる答えは人によって大違いです。「芝にまいた殺虫剤が原因だと感じる」と言った人もいれば、「母の死が原因と思う」と答えた人もいました。「治るためには、いまのカビだらけの家から引っ越す必要があると直感した」と言う人、「前の夫のことを許さなければ」と言う人もいました。

直感から何を受け取ったにせよ、それを大事にしてください。たとえいまは、意味不明にしか思えなかったとしても。

わたしたちはこの章で学びました。腹の底で感じたことは、分析して頭で出した答えより多くの場合、正しかったということを。

第4章 ハーブとサプリメントの力を借りる

治療法は自然の中に存在する。
医師の頭の中にあるわけではない

パラケルスス　16世紀のスイスの医師

The art of healing comes from nature,
not from the physician.

Paracelsus, sixteenth-century physician

がんの治療のために抗がん剤を選ぶ人もいれば、ビタミン剤やハーブのサプリメントを選ぶ人もいます。

抗がん剤の目的は、がん細胞を殺すことです。一方ビタミン剤やハーブのサプリメントが目指すのは、身体の免疫システムの強化によるがん細胞の除去です。

現代医療はがん細胞を、身体への侵入者で防御しきれないほど強靭な敵と見ています。これに対して代替医療では、身体と心と魂の三位一体がよい状態にあれば、がんは身体が退治できると考えます。両者の違いは、医学ではがん細胞をいかに殺すかを考え、代替療法では身体と心と魂の状態をいかによくするかを考える、ということです。そのため代替療法では、植物性のハーブやサプリメントを推奨しています。がん細胞が体内で生存できなくなるほど、体内環境を強く健康的にするのが目標です。

この章では、劇的な寛解を遂げた人々がサプリメントを使うことにした理由、そしてサプリメント摂取にあたっての注意点を述べます。それから、ハーブやサプリメントに関する科学的知見と、非ホジキンリンパ腫から回復した人の体験談を紹介します。最後に、回復した人々が使っていたサプリメントはどんなものだったかを具体的に説明します。摂取を検討したい方は、ぜひ医師や栄養士に相談してみてください。

免疫力を強化する

がんから回復した人やその治療者は、ビタミン剤やハーブのサプリメント摂取の最大の利点は、身体の免疫力を高めて、がん細胞を体内から排出する手助けをしてくれることだと言います。体内環境を変えて、がん細胞がもうそこにいられなくなれば治ると彼らは考えていました。

がん細胞が好んで住み着くのは、エネルギーの流れが滞り、酸素や栄養素が欠乏し、細菌やウイルスにあふれた体内環境です。それを健康的な環境に変えれば、がん細胞は自然に消えていく、というのが彼らの見方です。

カビのはびこった地下室にたとえて説明してみましょう。あなたが地下室に下りていったところ、そこはカビだらけでした。この状態を病気にたとえれば、開腹手術をしたら、がんはもう全身に散らばっていたという状態です。

さて、どうすればいいか。対策の一つは、地下室全体の消毒です。カビを根こそぎ絶やすのです。このやり方は、強力な力をもって身体に介入し、根こそぎがん細胞を殺す抗がん剤と放射線治療に似ています。消毒がすめば、地下室からカビ菌は消えます。抗がん剤や放射線で、体内のがん細胞を根絶やしにしたようなものです。医師は言うでしょう。「治療は終わりです。再発しなければいいですね」。

もっとも、この方法には問題があります。カビが生えた根本的な原因――暗い室内、湿った空気

――が存在するかぎり、カビはまた発生しうるのです。

では、もし地下室に太陽光を入れて、扇風機や除湿機を回してみたらどうでしょう。カビの発生を食い止められます。この発想は、「がんを発生させた体内環境そのものを変える」のと同じです。本書であげる九つの項目は、まさにそれを目指しています。

このやり方に落とし穴があるとすれば、努力をやめたとたんに元の木阿弥になることでしょう。扇風機や除湿機のスイッチを止めれば、カビはすぐにまた発生します。劇的な寛解をした人々が生活習慣を半永久的に変えていたのはそのためでした。

日本には、ハーブを使ってがん患者の免疫系に鋭い刺激を与え、体の状態を整える治療がありました。日本で会ったある男性治療師は、一回三〇分と時間を決めて、患者の皮膚に直接、熱したハーブを載せていました。

その方法は次のとおりです。まず炭と混ぜたモグサを小さな円錐型に固め、患者の脊椎の両側にいくつも置いていきます。そしてライターで着火します。モグサの熱で皮膚も温まり、モグサの成分を皮膚が吸収します。治療師は次のように説明していました。

円錐は炭とモグサを固めたものです。炭を混ぜると、着火時間が長くなるのです。（通訳が液体ボトルを指す）**この液体には、抗がん作用があるといわれるビタミンB17が含まれています。この液体を皮膚に塗ってから、モグサを置きます。この薬草療法は免疫力を高めます。細胞を新生させる**

のです。

モグサは中国伝統医学でよく使われる薬草で、血流と気（身体エネルギー）の流れを促すといわれています。熱すると吸収されやすくなるので、熱を加えて肌に近づけて使います。さらに、この治療師は「ラエトリル」という名のビタミン溶液をモグサと一緒に使っていました。ラエトリルが含むビタミンB17は免疫力を高めるといわれています。現代のアメリカの食卓からは消えてしまいましたが、昔はキビやモロコシから摂取していた栄養素でした。

胃がんから回復した男性、ブレンダンも、この日本の治療者のように、ハーブとサプリメントで免疫力を高めたと話してくれました。四八歳で進行性胃がんだと診断されたとき、彼は三大治療をすべて拒否しました。もう手遅れなら、いまさら大きな手術や副作用の強い抗がん剤治療を受けたくはないと思ったからです。

医師は「治療なしでは、あなたに来年はありませんよ」と言いました。けれどもブレンダンの意志は変わりませんでした。これまでに、多くの友人が副作用に苦しみ、病院で死んでいったのを見てきたからです。

ブレンダンは代替治療の本を読みあさり、ビタミンやハーブを活用した方法を試してみることにしました。

僕が気に入ったのは、ウィリアム・ドナルド・ケリー博士の研究です。彼の解釈では、がんは間違った場所に生じた胎盤の袋のようなものなのです。彼の治療の発想は、ハーブを使って身体ががんを「人工中絶」するというものです。僕はケリー博士の方法にしたがって、IP‐6（フィチン。ゴマや玄米などに含まれる成分）の錠剤を摂取しはじめました。IP‐6は細胞間伝達物質なので、伝達する物質を必要とします。そこで微量ミネラルのサプリメントを取りました。でも、身体はIP‐6を、フリーラジカル（対になる電子を欠いた分子のこと。形態が不安定で、他の分子から電子を奪おうとするため、身体に害をもたらすとされる。活性酸素はその一種）とみなします。だから僕はさらにビタミンCを摂取することで、そのフリーラジカルの一団が、細胞壁から血管へと流れ込めるようにしました。さらに、アロエベラの液体とビタミンEを取って、細胞の再生と新生を促そうとしました。当時はアメリカ東海岸から西部の乾燥した地域へ引っ越したところでした。気候が違うので、吸虫類や寄生虫の被害にもあわないようにするため、とにかく免疫システムをしっかり機能させなくてはと思いました。寄生虫予防のハーブも取ったのですが、それもよく効いたようです。

ブレンダンは数多くのサプリメントの組み合わせを試しました。結果的にそれは、彼の身体の免疫システムを強化し、胃がん細胞を除去する効果を発揮したようです。六年たったいまも、がんの再発はありません。量は多少減らしたものの、いまもブレンダンはサプリメントを取り続けています。

体内の洗浄

がんから回復した人々がビタミン剤やハーブを使うもう一つの目的は、体内洗浄です。農薬、化学物質、重金属、細菌、ウイルス、寄生虫などを体内から排出するためです。

現代社会は、あらゆる面でかつてなく清潔になりました。しかし一方で、かつてはなかった類の汚染が、わたしたちの社会を覆っています。

昔は、汚染といえば、単純なばい菌や細菌を想定していました。けれども科学技術の発展で、いまや、化学的に合成された農薬や重金属、抗生物質耐性菌といった新たな汚染物質が登場したのです。

治療者やがんからの回復者は、環境にはびこる複合汚染がわたしたちの身体に与える影響は大きく、体調不良や、時には病気の原因にもなっていると見ています。

日本の医学博士、西原克成氏は、がん患者は体内の細菌やウイルスを排出すべきだ、という意見の持ち主です。西原博士は、自己免疫疾患なるものは存在しないと考えます。関節炎や全身性エリテマトーデス、そしてがんさえもが、その原因は身体の器官を構成する細胞が、細菌やウイルスに感染したからである（細胞内感染）というのが彼の見解です。

免疫疾患を細胞レベルで見ると、細胞内感染によって細胞内小器官のミトコンドリアが荒廃し、細胞の働きに障害が起きています。がんの場合、この細胞内感染のせいで、ミトコンドリアの機能の一つである細胞の分裂増殖制御機能に障害が起き、それによって細胞が無軌道に増殖したり、転移したりしています。これが西原博士の考える、免疫疾患やがんが起きる仕組みです。

ヘリコバクター・ピロリ菌が胃がんを、ＨＰＶ（ヒト乳頭腫ウイルス）が子宮頸がんを引き起こすなど、すでに明らかにされている科学的知見には、西原博士の理論と通じるものがあります。細菌やウイルスががんの原因となるという考えは、一般的ではないものの、それほど奇抜なものではありません。実際に、西原博士のこの見解に同意する科学者は多くいます(1)。

けれどもわたしにとってもっとも興味深かったのは、この理論にもとづいて彼が実施している治療の内容でした。

西原博士の理論をさらに続けましょう。西原博士は、がんなどの難治性疾患は低体温が引き金となって発症すると考えています。

冷たい物を食べたり、ストレスや運動不足が続くと、身体の中心部の体温が下がります。すると細胞内のミトコンドリアの働きが低下します。そしてさらに問題が起きます。腸に常在している無害な細菌やウイルスは、通常、白血球に抱え込まれ、消化されますが、低体温では白血球がこれを消化できなくなるのです。すると無害だった細菌やウイルスは有害なばい菌となり、白血球はこれを抱えて全身の血中を巡ることになります。白血球は体内の至る所にばい菌をまき散らします。その結果、おびただしい数の細胞内感染が発生し、ミトコンドリアは栄養障害を起こして突然変異をしてしまいます。

この理論にもとづいて、西原博士は次のような治療をおこなっています。まず各患者に合わせて、微量の抗生物質を調合し、細胞内感染に対処します。次に、腸管から悪性の細菌やウイルスをできるだけ除去し、腸内環境を整えるために、ビフィズス因子を含む特別なサプリメントを調合します。

わたしは毎食後、ビフィズス因子を取るようすすめています。腸内環境が良好になるんです。ビフィズス因子とは、ビフィズス菌を増殖させるために必要な物質です。何種類ものビフィズス菌を培養して煮沸殺菌したものです。酵素やビタミン、ミネラル類が豊富なので、摂取すると、腸内でビフィズス菌がよく育ちます。クロレラについてはご存じですか？　緑の食品です。あれもビフィズス因子と似た性質を持っています。

ビフィズス因子は、腸内細菌の増殖を促進する「プレバイオティクス」と呼ばれるサプリメントの一種です。これを処方したうえで、西原博士は、がん再発を防ぐため、患者の細胞のミトコンドリア修復の治療をします。そのためには低体温の解消が必要です。西原博士は患者に、次にあげるアドバイスをしています。

食べ物、飲み物は温かいものだけにすること。深呼吸をすること。ストレスを減らすこと。運動を習慣にすること。睡眠を十分に取ること。そして日光に当たること。さらに、できるかぎり呼吸は鼻ですることもすすめています。というのも、口呼吸より鼻呼吸のほうが、細菌が身体に入りにくいからです。

ビフィズス因子の摂取に加え、こうした多角的なアプローチによる治療で、西原博士は多くのがん患者を寛解へと導いてきました。

サプリメントの摂取だけでは不十分

もっとも、劇的な寛解をした人々は、サプリメント摂取の重要性を語りながらも、それだけに頼るのはよくないと言っていました。

残念なことに、アメリカ人の多くは、身体の問題について思考停止状態になっています。身体のケアが必要だとわかっているつもりでも、多くの人は体調が悪くなれば薬を飲むだけです。血圧が上がったら、ストレスを減らそう、睡眠をたっぷり取ろうと考える前に、とりあえず薬を飲むのです。腰が痛くなれば、椅子に座る時間を短くしたり、もっと運動するのではなく、ただ痛み止めを飲むのです。

がんの治療も同じです。ただサプリメントを取ればいい、というものではありません。サプリメントはたしかに有用です。日々の食事で賄いきれない栄養素やミネラルを補給したり、環境汚染で体内に溜まった毒を排出したりする作用を持つものもあります。

けれども、それで万事が解決するわけではありません。

劇的な寛解をした自然療法家のクリス・ワークの話をしましょう。

クリスはわずか二六歳の若さで、ステージ3の大腸がんと診断され、すぐに手術を受けました。腫瘍は手術で除去したものの、リンパ節転移が見つかったため、医師には抗がん剤治療をすすめられました。

クリスは迷った末にそれを拒否し、「まずは、自然療法を試してみたい」と医師に言いました。「頭がおかしいんじゃないか」と医師は言いました。

クリスは第1章に紹介した人々のように、徹底した食事の改革に取り組みました。まず、サプリメント摂取について相談するため専門家を探しました。そしてテネシー州メンフィスにある統合治療研究センターの創設者で、臨床栄養士のジョン・スマザーズの存在を知ったのです。

僕の栄養士は、厳格な食事療法の指導に加えて、さまざまな**機能性サプリメントを紹介してくれました。がん患者なら誰もが必要とする類のものです。肝臓の浄化、カンジダ菌の異常増殖や寄生虫への対処、免疫力の向上や栄養補給といった目的のものです。でもなにより大事なのは、徹底した食事と生活習慣の改善です。サプリメントはあくまで補助なのです。症状に合ったサプリメントは、治癒力を底上げしてくれますが、食事や生活習慣が変わらなければ、あまり効果はないでしょう。加工食品を食べ、ビールを飲み、タバコを吸い、運動をしない。それではサプリの効果は望めないはずです。食事と生活の改善をせずにサプリ摂取だけでがんと闘おうとするのは、家の火事を**

水鉄砲で消火しようとするようなものでしょう。

診断から一年もたたないうちに、クリスの体からはがんが消えました。二〇〇四年からいまもずっとその状態が続いています。医師は驚きましたが、自分のやってきた食事や生活の改革が治癒をもたらしたと確信しているクリスにとっては、当然のことでした。

食事療法だけでは足りない？

たしかに、サプリメントだけでがんを治そうというのは無理があるでしょう。けれども劇的な寛解をした多くの人々は、サプリメントについて「見逃しがちだが、重要な要素だった」と考えていました。彼らの多くが徹底した食事の改善をしていましたが、がんはかんたんには消えず、なかには再発した人もいました。食事だけでは効果が出なかった、でもサプリメントの摂取で必要な栄養素やミネラルを補うことができたから、ようやくがんが消えた、と言う人もいるのです。

では必要なサプリメントとは何かというと、それは人それぞれとしか言いようがありません。

アン・フォンタの話をしましょう。アンは四四歳で乳がんと診断されて、右乳房の温存手術を受けました。手術の後に放射線と抗がん剤をすすめられましたが、アンは極度の化学物質過敏症で、これらの治療は受けられませんでした。

数カ月後にアンのがんは再発。また手術を受けました。アンはジェットコースターに乗ったかのように、その後も再発と手術をくり返しました。さらに二度も右の温存手術を受け、左の全摘手術を受け、最後は右も全摘しました。その間も体質のせいで、放射線と抗がん剤治療は受けられませんでした。

何かほかの手だてはないものか。思案した末にアンがたどり着いたのは、代替治療でした。彼女は食事を変え、運動のメニューをつくり、ストレスの軽減に努めました。それでもまたがんは再発したのです。

アンは、ニューヨーク在住の中国医学薬剤師、ジョージ・ウォン博士を訪ねました。最初の診断から五年後のことでした。

ウォン博士の提案は二つ。彼のすすめるハーブを摂取すること。そしてわたしがこれまで取ってきた、腫瘍抑制効果のあるサプリメントはすべてやめること。話し合いの結果、彼のすすめるものもわたしが摂取してきたものも、両方を取るということで、わたしたちは合意しました。初めて彼のすすめる中国茶を飲んだとき、全身に蕁麻疹《じんましん》が出ました。けれどもそれが消えると、化学物質過敏体質が一気に好転したのです。抗がん剤や放射線治療ができないほどだったのに。わたしはハーブ摂取と生活改善を、一貫して続けました。するとそれからは、がんの再発がぴたりと止まったのです。

中国のハーブに出合う前にも、アンは食事療法や運動、ストレス軽減やビタミン剤の摂取といった代替治療を五年間続けていました。そのおかげで、がんの進行をある程度は食い止めていました。けれども免疫機能を高める中国のハーブを摂取しはじめると、完全にがん再発から解放されたのです。

アンは一四年もの間、再発なしですごしてきました。現在、彼女は「アニー・アップルシード・プロジェクト」という非営利団体を立ち上げ、がん患者に代替療法についての情報提供をしています。

ハーブやサプリメントについての科学的根拠

わたしたちの免疫力維持に必要なビタミンやミネラル類は、すべて食事から取るのが理想です。けれども現実にはそれはほとんど不可能です。一〇〇年前といまでは、農業をとりまく状況が変わりました。工業化された方法で栽培される現代の野菜や果物は、微量ミネラル類を昔の農作物ほど含んでいません。農薬や最新の農作手法によって、土壌が含む微量ミネラルが枯渇してしまっているからです。

現代の農業では、失われた微量ミネラルの代替物として、化学肥料を使います。しかし化学肥料が含むのは窒素、リン酸、カリウムというたった三種類の栄養素だけ。その他の微量ミネラルは含みません。けれどもこれらの微量ミネラルは、わたしたちの免疫システムのために重要な働きをするということが、最近の研究でわかってきたのです(2)。

一〇〇年前の野菜や果物にくらべると、昨今の野菜果物からは、微量ミネラルのみならず、ビタミンもずっと減っています。土壌の微量ミネラルが農薬のせいで減ったように、農産物が国境を越えた長距離輸送に備えて、熟す前に収穫されるようになったからです。今日の野菜や果物は、五〇年前のものとくらべると四〇パーセントもビタミン・ミネラル類の含有量が少ないという、衝撃的な事実を明らかにした調査もあります(3)。

有機農作物を食べれば、その欠落分を補えるとする研究もありますが(4)、一般の農作物も有機栽培のものも、栄養素の含有量にはさほど差がないという調査もありました(それでもその調査によれば、農薬使用量は、一般栽培の農作物より有機栽培の農作物のほうがずっと少量です(5))。

食物の含むミネラルなどの栄養素が減ったのであれば、いまやわたしたちの健康維持にはサプリメントが欠かせない、と考えたほうがいいのかもしれません。

科学的には、サプリメントの必要性についてははっきりした結論が出ていません。十分な研究が存在しないからです。

というのは、多くのサプリメントは特許にもとづいて製造されていないので、同じ栄養素のサプリメント商品が何社もから市場に出回っています。製薬会社にとっては研究をしても自社が潤うわけではないので、研究の動機がないのです。

こうした事情により、がんに対するサプリメントの効能を調べた、大規模で長期的な研究はきわめて少ないのです。できるとしたら、政府機関か民間の研究機関からの資金補助がある場合でしょう。

けれども規模の小さな研究には、抗がん作用のある成分について調べたものがいくつかあります。たとえば、緑茶に含まれるカテキンの一種、エピガロカテキンガレート（ＥＣＧＣ）にがん細胞を殺す作用があることが、複数の研究で明らかにされています。[6] カワラタケというキノコにも、抗がん成分が何種類か含まれているという研究もあります。[7] またビタミンＣの大量摂取、[8] 香辛料ターメリックの大量摂取、[9] あるいは毎日のプロバイオティクス（人体によい影響を与える微生物）摂取[10]といった、免疫機能の働きを強くしてがんへの抵抗力をつける物質についての調査も複数存在します。

これらはサプリメントの持つ抗がん作用についての研究の一部です。小規模な研究がほとんどですが、サプリメントは身体に何らかの有用な効果をもたらすことはたしかなようです。多くのサプリメントにはほとんど副作用がないので、その点でも期待できるといっていいでしょう。

資金をかけた、大規模かつ綿密に設計された数少ない研究を、ここで紹介しましょう。アメリカ医師会誌（ＪＡＭＡ）に掲載された研究で、マルチビタミンを摂取した一万四六〇〇人の男性を一四年間追跡した結果、彼らのがん発症リスクはわずかに減っていたのです。[11] この研究は、サプリメントの抗がん作用についての大規模研究の礎となる、貴重な第一歩といっていいでしょう。

ＪＡＭＡの報告には、こんな一節があります。

「多くの人は、食事から十分なビタミン類を摂取できていません。すべての成人にとって、ビタミン剤の摂取は賢明な選択だといえるでしょう(12)」

劇的な寛解の経験者たちも、同じ意見のようです。

ここで、難治性の非ホジキンリンパ腫を克服した女性、ジェニーの物語を紹介します。ジェニーは本書であげる九項目すべてを実践していましたが、なかでもハーブとサプリメントをうまく活用して、病を克服しました。

ジェニーの物語

五一歳でがんの宣告を受けるまで、ジェニーの人生は順風満帆でした。愛する夫と三人の子どもの存在。そして自分で立ち上げたビジネスも、小規模ながら軌道に乗っていました。

二〇〇八年五月、ジェニーの人生は暗転しました。血液検査で、進行した濾胞《ろほう》性の非ホジキンリンパ腫を患っているという結果が出たのです。何の自覚症状もありませんでした。骨髄の病理検査をして、診断は確定しました。彼女と夫はパニックに陥りました。話すことさえできず、ただどちらかが泣き崩れたときにやっと会話がはじまる。そんな状態がしばらく続きました。

がんの宣告は、どんながんでも、誰にとっても、恐ろしいものです。けれどもジェニーは、残りの人生を恐怖と悲嘆に暮れてすごしたくはない、と思うようになりました。がんは人生の一部ではあるが、すべてではない、と考えるようになりました。

死ぬわけにはいかない。どうにかしてがんに対処する方法を探そう。ジェニーは意を決して、腫瘍内科医と面会しました。初めての診察時のことを、こう彼女は話してくれました。

最初の診察から、わたしは不信感を抱きました。腫瘍内科医はこう言ったんです。「がんですが心配はいりません。僕が治します。ＣＨＯＰ－Ｒ（多剤併用の抗がん剤療法）をやりましょう」。呆然としました。感覚が麻痺し、倒れそうになりました。抗がん剤治療は受けるつもりでしたが、その前に、自分の病気のことをネット検索しました。すると、これはどうやら治らない病気ではないことがわかりました。だとすると、医師の言葉に不安を覚えました。わたしは病院でカルテのコピーをもらいました。するとそこには、彼が告げていなかった他の真実が記載されていたのです。

たとえば、カルテにはこうありました。医師は三種類の抗がん剤治療の選択肢を紹介した。彼女はその中からＣＨＯＰ－Ｒ療法（五種の薬剤、シクロフォスファミド、ヒドロキシダウノルビシン、ビンクリスチン＝商品名はオンコビン、プレドニゾロン、リツキシマブの頭文字の略）を選んだ、とありました。実際に医師が提示したのはＣＨＯＰ－Ｒ療法だけだったにもかかわらず。もっとも仮に選択肢を与えられていても、ジェニーは選ぶための知識を持ち合わせていなかったのですが。

これは、ＰＥＴ画像撮影をする前の出来事でした。ジェニーは、ネットを使って自分の病気についてもっと調べたほうがいいと実感しました。

腫瘍内科医に言われて、骨髄の病理検査をしました。わたしが「PETは撮らないんですか？」と聞くと、「それは必要ありません」と彼は言いました。でもわたしは「診断を確定するのは、PETを撮ってからにしてほしい」と主張しました。だって二重チェックは必要ですよね。それに、骨髄の病理検査は万全じゃないんです。病理医は、カルテにこう書いていました。「濾胞性の悪性リンパ腫が疑われるが、脾辺縁帯リンパ腫の可能性もあり」。わたしは腫瘍内科医に、この意味を問いただしました。彼はわたしがカルテを持ち出して質問するまで、そのことには触れようとしなかったのです。「ああ、それは何でもないですよ。あなたの病気は非ホジキンリンパ腫で、これからやるのがその治療ですよ」と彼は答えました。

骨髄を顕微鏡で見た病理医は、ジェニーの病は非ホジキンリンパ腫ではあるものの、どの型かは確定できませんでした。ジェニーはネットで勉強して、非ホジキンリンパ腫にはいくつもの型があり、治療法も異なることを知っていたのです。腫瘍内科医は困惑しましたが、どの型かを確定するためPET撮影をしたいと主張するジェニーにしたがいました。

画像には、がんで大きく肥大した脾臓が写っていました。幅一六センチ、重さは三・六キロもありました。一方で、リンパ節の肥大は一つもありませんでした。その結果、ジェニーのリンパ腫は濾胞性ではなく、脾辺縁帯リンパ腫だったとわかったのです。

それでも、腫瘍内科医は「病名が何であれ、治療法はＣＨＯＰ－Ｒ療法なんだから同じです」と言いました。この時点でジェニーは、この医者の治療を受ける前に、もう少しリサーチをした方がいいと直感で思いました。

そこで貯金から五〇〇〇ドルを引き出して、別の病院でセカンドオピニオンを求めることにしました。

別の病院に骨髄の病理結果を持っていきました。するとそこでは、脾辺縁帯リンパ腫の第一選択肢はリツキシマブ単独投与であり、「ＣＨＯＰ－Ｒ」のその他四剤は最初は投与しない、と言ったのです。四つもの薬剤を身体に入れなくてすむ――これは大きなことでした。ヒドロキシダウノルビシンは心臓に負担がかかるし、他のものには別のがんを誘発する可能性がありました。実は一種類だけの投与でよかったのに、主治医はＣＨＯＰ－Ｒ以外の選択肢を教えてくれなかったのです。

ジェニーは、さらに五〇〇〇ドルを貯金から取り崩して、別の病院でサードオピニオンを求めました。そこではこう言われました。

「脾辺縁帯リンパ腫であるのは間違いない。これは濾胞性リンパ腫よりずっとゆっくり進行するがんなので、リツキシマブの投与に入る前に何カ月か待ってみたらどうか」

一気に緊張から解放されました。まだ時間の猶予があるとわかったからです。そして別の腫瘍内科医を探そうと思いました。

けれどもジェニーの加入している医療保険には、医師の選択に制限がありました。もっとも、医療保険会社の紹介以外に、ジェニーには、医師を探す手段はありません。

医療保険会社に医師変更のリクエストを出してみたところ、今度紹介されたのは、若い、新人の腫瘍内科医でした。電話をかけて、三番目の病院が提案してくれた「とりあえず待つ」方針でやってみたいと言うと、了承してくれました。もしかしたらいい人かも、と少し期待しましたが、いざ会うと、それは大間違いでした。

診察室に入ると、医師は「具合はいかがですか?」と言いました。「ええ、いいです」。わたしが言うと、彼は「そう。じゃあ、三カ月後にまた来てください」と言って、部屋を出ていこうとしたのです！　わたしは言いました。「わたしが様子を見ているあいだ、先生には何をしていただけるんですか」。「検査結果を見ましたよ」。三日前にした血液検査のことです。「もう、ほかにはリンパ節の肥大はないようだとわかりました」。「じゃあ、その結果にもとづいて、今日はどんな診察をしていただけるんですか」と問い詰めると彼は言葉に詰まりました。コンピューターを立ち上げてさえいなかったのです。わたしはさらに問い詰めました。「血液検査ではそんなにいい状態じゃないですよね」。「そうでしたっけ?」。こうしてようやく、彼はコンピューターを開いたのです。彼を主治医にするのはやめました。

このときまでに、ジェニーは、医療記録を手に入れておく必要性を痛感していました。実際、医療記録は誰もが自分で持っておくべきものです。医療記録の読解に、ジェニーはすっかり精通するようになりました（患者が勉強して医療記録の読解力をつけるのは、納得のいく治療を受けるうえで、大切なことだと思います。しかし最終的な解釈は、医師の仕事です）。

その一方でジェニーは、脾臓がますます肥大化している気がして、不安に駆られました。そこで医療保険会社の提携先のなかからもう一人、別の医師に会うことにしました。今度の医師は経験豊かな人で、しばらく様子を見る方針にも賛成してくれました。

彼は、ジェニーの脾臓は破裂寸前かもしれず、車を運転中に振動でシートベルトが当たった衝撃で脾臓が破裂するかもしれない、とまで言いました。怖くなったジェニーは、手術で脾臓を取ったらどうか、と聞きました。その医師は外科医を紹介してくれました。しかし外科医は手術には反対でした。脾臓を取ってもリンパ腫の骨髄転移が加速するだけだ、という意見でした。

いったいどの医師を信じたらいいのか。途方にくれたジェニーはもう一度、三番目の医師に相談してみました。するとその医師は、食生活を改善すれば免疫力が向上すると教えてくれたのです。

手術もリツキシマブの単独投与もしない。そのかわりに、もっと自然な方法で脾臓を治そう。ジェニーは決心しました。

三番目の医師は、わたしと夫にこう言ったのです。「抗がん剤治療をしなくても、病気をうまく抑えて、つきあっていく方法はあると思います。あなたが今後は食生活を変えて、死んだ食べ物を食べずに生きた食べ物だけを食べるなら。サプリメントを取るなら。つまり、野菜や果物のジュースを飲み続けるならね」。わたしは決断を迫られていました。わたしのがんは免疫システムの疾患です。がんを叩くと免疫システムそのものを叩くことになってしまう。わたしはがんを叩くのではなく、免疫力を向上させることでがんと闘おうと決めました。

ジェニーは医師の指示どおり、食事を抜本的に変えることにしました。これまで読んできた本や雑誌、そして栄養士のアドバイスに従って、精製した穀類と加工食品はすべてやめました。好物だった低カロリーの冷凍食品もです。かわりに、生の果物と野菜、全粒穀物、豆類を食べることにしました。ジューサーを新規購入し、毎朝、新鮮な野菜ジュースをつくりました。有機栽培の野菜や果物も大量に食べました。コーヒーはやめ、緑茶に替えました。食事から砂糖は一切取らないようにしました。それから、自分で得た情報と栄養士のすすめにしたがって、さまざまなサプリメントを取ることにしました。

システミック酵素（体内で起きる化学反応に働きかける酵素）は、ものすごく重要なので、空腹時に毎日三回、取りました。消化酵素も取りました。「椎茸・舞茸・霊芝《れいし》」と果物の混合サプリメントです。それからグレープ・シード、マグネシウム、リジンを取りました。さらに、タンポポとターメリックとマリアアザミの混合サプリメント。そして、セレンとコルジセピン（抗生物質）とヤマブシタケと、もうおぼえきれないくらい多くの成分を含む混合サプリメントも。みんな、免疫力向上のためです。そうだ、亜鉛、ビタミンC、ケルセチン（フラボノイドの一種）、ブロメライン（タンパク質分解酵素）、IP-6（フィチン酸）、イノシトール（筋肉糖）も取りましたね。プレバイオティクス（オリゴ糖など、腸内細菌の増殖を促進する物質）にプロバイオティクス（腸内細菌のバランスを整えるなど、有用な働きをする微生物）も。すごい量ですよ。

これほどの量のサプリメント摂取は、胃にも財布にも負担でした。けれども抗がん剤の短期的、長期的な副作用とは比較にならないとジェニーは思いました。

もちろんサプリメントにも、まったく副作用がないとはいえません。実際、食生活の大きな変化やサプリメント摂取がもたらす副作用の主なものに、「ダイオフ（体内細菌の大量死）」、または「排毒反応」といわれるものがあります。体内に住んでいた細菌類やウイルスは、食事改革やサプリメント摂取による体内洗浄によって、突然死します。すると身体は大量の細菌やウイルスの死骸を一気に排出しようとするため、一時的に、頭痛や腸にガスがたまる、悪寒、微熱といった症状が出ることがあるのです。

最初は大変でした。システミック酵素は大量のウイルスや細菌を殺すので、胃がおかしくなるのです。ニンニクも、サプリメントで取るのはきつかったです。調理して、生でサルサに加えて食べると問題ないのですが、サプリメントで取ると胃がおかしくなるんです。

腸にガスが充満したり頭痛がしたりと、小さな反応が数週間続きました。けれどもそれが終わると、ジェニーは活力を取りもどしました。何よりよかったのは、脾臓の腫れが小さくなった感じがしたのです。

ジェニーは、手術と抗がん剤を選択しなかったのは正解だったと確信し、ほかにも取り組むべきものはないかとリサーチを続けました。そしてリンパ腫の治療を得意とする統合医がネバダ州リノにいると知りました。

その医師に、会いに行きました。彼は西洋医学の医者ですが、代替治療も手がけます。リンパ腫治療のためのサプリメントもつくっていたのです。わたしには同じ病の友人がいて、彼女の医療保険を使えば、その医師の診察が受けられるとわかりました。わたしは彼女の車に同乗して、彼女が診察に行くのに付き添ったんです。その医師が調合したリンパ腫治療のためのサプリメントは、必要な物質がすべて入ったものでした。正直にいって、わたしはたった一人で、ここまで手間をかけて、時間をかけて、治療法を探し求めてきたんです。ついにやりました。そのサプリメントには、グランデュラー（動物の腺物質を濃縮したもの）も必要な種類のものがすべて入っているし、ケルセチンも、レスベラトロール（ポリフェノールの一種）も。ビタミンA、C、D、Eも入っていて。もう、すべてです。

ジェニーはこのリンパ腫専用サプリメントを、ふだん取っているサプリメントに加えて取りはじめました。

また、彼女は心の健康にも気をつけるようになりました。告知を受けた直後、ジェニーも夫も、精神的に完全に参っていました。若くして出会った二人は、もう結婚三〇年を越えて強い絆で結ばれてきました。ジェニーが生命の危機にあるという事実は、二人を恐怖で打ちのめしました。

そして二人はようやく、現代医療ではない世界に、救いを求めようと声を上げたのです。

夫とわたしは精神科で、抗うつ剤をもらいました。ところが状態はさらに悪化しました。というのも、薬を飲むと日中は一切感情がなくなってしまいます。そして夜、薬の作用が消えると、今度は深いうつ状態に襲われるのです。三週間して、わたしは夫に言いました。「薬に頼るのは、もうやめましょう。これは自分たちで対処すべきことなんだわ」。わたしは瞑想にじっくり取り組むことにしました。自分の内面に生じるさまざまなことを感じました。夜は、瞑想のテープを聴きながら眠りにつきました。すると気がつきました。今までわたしは、物事を恐ろしい方向にばかり考えていた。そうではなく、よい方向に向かって考えたほうがいい、と。

ジェニーは瞑想のＣＤを使って、心の中から恐れを取り除き、積極的な感情で満たそうとしました。それからがん患者を専門にする心理療法家に連絡をとって、心の奥底にため込んできた、抑圧された感情を解放しようとしました。診察は電話でした。心理療法家はジェニーに、身体のある部分を軽く叩きながら、過去のトラウマ的な出来事を思いだすことで、感情を解放するという技法を教えてくれました。軽く叩く（タッピング）という行為は、滞ったエネルギーや感情を解放するよう働くと考えられています。鍼灸や指圧が効く仕組みとも通じています。ジェニーはこう説明してくれました。

この心理療法家と電話で話すようになり、彼の言うとおりに、わたしは自己の中に入って、心に溜まったネガティブなものを取り去ろうと取り組みました。ずいぶんがんばりましたが、言うは易し、でした。だって人生には、自分の力のおよばない出来事があふれているんです。好ましくない出来事には、どうしても出合ってしまう。でもそれもいずれ、去っていくのですから、できるだけ自然に受け流すよう、心がけるしかないのです。

ジェニーは人生の良い面に目を向け、過去またはいま起きている悪いことから注意をそらすよう、心がけました。それでも、最後まで残った課題がありました。死への恐怖です。ジェニーにはもともと、魂について深く考える習慣がありました。そしてがん告知後は、心の中で毎日、神と対話するようになったといいます。

身体と心と魂の健康を取りもどそうと、ジェニーは真摯に取り組みました。その結果、精神的に安定し、落ち込まずに、おだやかにすごせるようになりました。彼女はいまも慢心せずに生食主義を貫き、栄養士と一緒に選んだサプリメントを身体のために摂取し、ストレスと感情のコントロールを心がけています。運動もメニューに沿って、何年も続けています。

何カ月かたつと、脾臓の腫れはますます小さくなっていました。そしてついに、外から触っても何の異常も感じないまでになりました。がんになる前、食事といえば電子レンジで加熱した冷凍食品だったことを思えば、ジュースづくりとサプリメントの摂取は大変な手間の連続でした。でも身体への影響の大きさを思えば、その甲斐は十分にあったと、ジェニーは思っています。

わたしはいまも、一日に四〇錠のサプリメントを摂取しています。一度に四〇錠ではないですよ。朝起きたらすぐプレバイオティクスの錠剤を取り、それから夫がわたしのためにジュースをつくってくれているあいだに、朝一番の仕事として、大量のサプリメントを取ります。夜から朝にかけては八時間は何も食べていないので、朝はお腹が空になっています。そこに新鮮なジュースと一緒に、

消化酵素サプリメント、プロバイオティクスとその他のサプリメントを送り込みます。それから、一八種類のシステミック酵素を取ります。六種類ずつ、三回に分けて。空腹のときに、マグネシウムと一緒に取るといいですね。食事の一時間前か後に取るんです。

毎日四〇粒ものサプリメントを取り続けるのは、身体がよろこんでいると感じるからだとジェニーは言います。

最初の診断から七カ月後、ジェニーは、経過を見るために、骨髄の病理検査を受けることにしました。結果は、がん細胞はまったくなし。ジェニーには納得の結果でしたが、医師は驚愕しました。そして、「確認のため、ＰＥＴ撮影もしてほしい」と言いました。その結果に、また医師は驚きました。脾臓は正常の大きさにもどり、ジェニーの全身にはどこにもがんの形跡が見あたらなかったのです。

ジェニーが脾辺縁帯リンパ腫のステージ4という告知を受けたのは、もう五年以上前のことです。診断後、彼女は自分の納得のいく治療を受けるために、よい医師を探し、食事を抜本的に変えました。大量のサプリメントは、免疫システムを強化しがん除去の効果があったに違いない、とジェニーは信じています。

いまもジェニーは血液検査、骨髄の病理検査、ＰＥＴ画像で状態を確認しています。いつも結果は異常なしです。

医師は、「がんの自然退縮」とカルテに書きました。でもジェニーは、「自然」という言葉には違和感があると言っています。

カルテには「自然退縮」と記されました。でも、何もしなければこんなことは起こりえなかったでしょう。告知をされてから、わたしはほぼ全面的に生活を変えました。わたしのこの「ゲーム・プラン」に伴走してくれる医師を探し回って。この数年で、わたしは父と友人の何人かを、がんで失いました。みな西洋医学の治療を受けていました。でもわたしはいまも寛解状態にあって、ますます元気になっています。昨年末には、孫も生まれたんです。

ジェニーを治癒に導いた原因の一つは、免疫力を高めてがんを除去する、サプリメントの効果的な組み合わせを見つけたことにありました。おそらく、サプリメントだけが、治癒の原因ではないでしょう。生活習慣の変化とサプリメント摂取が相まって、彼女の身体を治癒に導いたのだと考えられるでしょう。

実践のステップ

劇的な寛解の経験者たちの多くが摂取していた三種類のサプリメントを紹介しましょう。

実際にあなたの症状に合ったサプリメントを選ぶにあたっては、必ず、知識のある医師や栄養士に相談してください。ジェニーが丹念にリサーチし、経験豊かな医師や栄養士に相談したうえで取るべきものを決めていたということを忘れないでください。

1　消化を助けるサプリメント

・消化酵素

消化器官が食べ物を粉砕するのを補助します。具体的には、タンパク質加水分解酵素と膵酵素が含まれるものです。

・プロバイオティクスとプレバイオティクス

プロバイオティクスは、腸などの消化器官に存在して、食物の消化や免疫システム強化を促す良い細菌です。現代人の多くは、プロバイオティクス不足です。消化器官に住む細菌を、良いものも悪いものも一律に殺す抗生物質を頻繁に摂取しているからです。プロバイオティクスは、プレバイオティクスを食べて育ちます。だからこの両方を補うといいというわけです。

2　体内を浄化するサプリメント

・抗菌作用のあるもの

アメリカ人の消化器官にはカンジダ菌やその他の真菌類が増殖しすぎていると見られていて、それらを減らす効果があります。天然成分のものには、オリーブの葉の抽出物、トクサ類（トクサ、スギナなど）、トゲイラクサなどがあります。

・抗寄生虫効果のあるもの

消化器官に寄生して、消化や免疫システムの働きを妨げる寄生虫を減らします。黒クルミの殻、ニガヨモギ、キンポウゲなどが該当します。

・抗菌、抗ウイルス作用のあるもの

細菌やウイルス感染を除去する作用があります。ニンニク、オレガノ油、パウダルコ（ノウゼンカズラ科の樹木の樹皮）など。

・肝臓の排毒作用のあるもの

肝臓は体内浄化の中心的な器官です。特に、重たい食事を食べた後には、浄化作業を手助けするサプリメントを取るといいでしょう。マリアアザミ、タンポポの根、リコリスの根などがその成分です。

3　免疫力を強化する作用のあるもの

・免疫システム向上

多くのハーブやビタミン類には、免疫機能を向上させる作用があります。がんから回復した人々のあいだで人気のあるのは、アロエベラ、ビタミンC、キノコ類、魚油、微量ミネラル類などです。

・ビタミンとホルモン類

多くの人は、ビタミンB12、ビタミンD、メラトニンを、それらの血中濃度が正常範囲になるまではサプリメントで補っていました。血液検査をして、サプリメントが必要かどうか、必要な場合は何を取ればよいかを医師に相談してみましょう。

わたし自身、ここにあげたサプリメントの多くを摂取しています。けれども、がんの研究を一〇年以上続けてきて思うのは、サプリメントとは、栄養不足で汚染物質の多い環境に生きる現代人にとっての「ばんそうこう」のようなものだということです。サプリメントは、身体ががんに苦しめられているときには、たしかに有用です。けれどもそれは長いあいだ頼るべきものではないと思っています。

昔の人のような食生活にもどったと想像してみてください。毎日、自家製のコンブチャ（紅茶キノコ）やザワークラウトといった発酵食品を少しずつ、食べます。するともう、プロバイオティクスのサプリメントは必要なくなるのです。ニンニクやターメリックといった抗菌作用のある食べ物をもっと取るようになれば、抗生物質もいまほど必要なくなるでしょう。もしもっと身体を動かすようになれば、一日一回ではなく一時間に一回というレベルで動いていれば、グルコサミンなどの鎮痛作用のあるサプリメントも、必要なくなるかもしれません。

例はいくらでもあります。毎晩、暗い部屋で八時間以上眠れば、メラトニンはいらなくなるでしょう。毎日一五分、日光を浴びれば、ビタミンD錠剤は必要ないでしょう。糖分を減らし、炭水化物の加工食品を減らせば、魚油やリスベラトロールといった抗炎症作用のあるサプリメントは不要になるでしょう。それから、有害な金属や化学物質、プラスチックの摂取、電磁波への曝露を減らせば、マリアアザミやタンポポの根などの排毒作用のあるサプリメントもいらなくなるでしょう。

だからわたしは、カウンセリングではこう伝えています。

まずは、免疫力を元にもどすために、先の三タイプのサプリメントの摂取について主治医と相談してみてください。けれども身体のバランスが元にもどったら、少しずつサプリメントは減らしていってください。

そのかわりに、日々の生活で、次のようなことを習慣にしてください。

野菜や果物をふんだんに取る食生活にする。窓際でハーブを育ててみる。発酵食品をつくってみる。掃除には天然成分の洗剤を使う。決まった時間に寝る。毎日運動する。

第5章

抑圧された感情を解き放つ

怒りとは酸のようなものだ。
ため込むと容器が傷を負う。
吐き出して相手を傷つけるよりも、
ずっと大きな傷を

マーク・トウェイン

Anger is an acid that can do more harm
to the vessel in which it is stored
than to anything on which it is poured.

Mark Twain

わたしにとって驚きだったのは、劇的な寛解の経験者が実践していた九つの項目のうち、身体にかかわることがたった二つ（食事を変える、ハーブやサプリメントを使う）しかなかったことです。残りの七つは、感情や精神にかかわることでした。

研究に着手したところ、わたしは、身体を使った実践項目がたくさんあがってくるだろうと予想していました。食事を変える、サプリメントを取る、運動する、コーヒー浣腸をするといったことです。ところがインタビューを重ねるほど、人々は、精神や感情、魂の癒やしといったことを口にするのです。

この章では、わたしたちがこれまでの人生で抱えてきた感情と、それがもたらす身体の健康への影響について記します。このテーマをしっかり探求するため、まずは、抑圧された感情、とりわけストレスと恐れが人の身体に害をもたらす理由を見ていきます。次に、感情を処理するためのもっともよい方法について考察します。それから、肺がん治癒のため、抑圧された感情を手放した劇的な寛解の経験者の話を紹介します。章の最後には、感情の重荷を背負わないようにするための、実践の手引きをつけました。

病気とは「詰まり」である

劇的な寛解をした人々は、がん治癒のために何をしたのか。わたしはこれを調べると同時に、なぜ、彼らがそれをしたのかという動機についても調べています。人の行動の動機は、その人にしみついている思考から生まれます。インタビューで浮上した、人々の思考の代表的なものを一つあげましょう。

「病気とは、わたしたち人間の身体・心・魂のどこかのレベルで詰まっているものである」

これが、がん回復者と代替治療者が共通して持っていた考えでした。健康とは、この三つのレベルが滞りなく、自由な状態にあって初めて得られるものである、と彼らは考えていたのです。この発想は、がんの正体、がんを治す方法を考えるうえで新たなヒントになりそうです。

体内でがんはどのように生まれるのでしょうか。たとえを使って説明しましょう。

うまく機能している身体は、街のゴミ収集システムに似ています。食べ残しなど、日々の家庭ゴミは、わたしたちの身体が毎日排出する、毒物や細菌や古い細胞といった排泄物のようなものです。ゴミ収集車が毎週、家庭ゴミを回収してくれるように、わたしたちの免疫システムは毎日、各細胞を訪ねて排泄物を引き取ってくれます。ゴミ収集車はその地域のゴミ処理場に、家庭のゴミを運びます。処理場でゴミは、リサイクルか廃棄かに分類されます。同じように、細胞から出たゴミは免疫システムに回収され、腎臓や肝臓などの臓器へと運び込まれます。その臓器でリサイクルされるか、体外へ排出されるのです。

もしゴミ収集車が何週間も来なければ、街は大混乱です。同じく身体も、排出システムがうまく働かなければ、深刻な問題が発生します。身体に蓄積したゴミ、それががんを引き起こすのだと考えられています。

誰の身体にも、がん細胞は毎日発生しています。がん細胞は正常細胞の「悪質な複製物」で、複製システムが何かの理由できちんと働かなかったときに生じるものです。通常なら、わたしたちの免疫システムはその「悪質な複製物」を発見して体外に排出するので、身体には何の問題も異変も生じません。

けれども身体の免疫システムが弱っていたり、がん細胞が化学物質を使って正常細胞風に「偽装」したりすると、がん細胞はきちんと排出されなくなります。この状態が長く続くと、がん細胞が腫瘍形成に至るまで蓄積されてしまうのです。

この腫瘍（詰まり）は、ただ除去するのではなく、それが生じた背景を追究し、再発を防ぐべきである――。この研究に協力してくれた人たちは、こう考えていました。

劇的な寛解をした人々は、彼らの身体・心・魂の三つのレベルにおいて「詰まり」を除去しようと、真剣に取り組んでいました。人によってはその「詰まり」は身体に発生します。人によっては心、あるいは魂のレベルで発生します。どこにそれが生じたとしても、目指すことは同じです。その存在に気づき、なぜ生じたかを理解し、完全に除去するのです。

感情に詰まりがあったせいでがんになったと考えている、アダムという男性がいます。アダムに下された診断は、進行性脳腫瘍である乏突起神経膠腫（グリオーマ）。細胞の悪性度は3（4が最悪。3と4が悪性とされる）、余命三年半というものでした。[1]

二度の手術で、脳に浸潤した腫瘍のほとんどは切除されました。けれどもアダムは、医師がすすめた術後の抗がん剤と放射線治療は断りました。医師によると、生存率はとても低く、治療はひどい副作用がともなうとのこと。それでも治療をしないと、一年以内にがんは再発するだろう、と医師は脅しました。

けれどもアダムは、ほかの方法で治したいと思いました。食事療法、サプリメント摂取で体内の「詰まり」を除去する。そして、自分の過去から生じた感情の「詰まり」も解消しようと考えたのです。

まずはその人の心のパターン、あるいは病気を引き起こした、その人にしみついた思考に目を向けてみるんです。もしその実態を把握し、修正できたら、病は身体の中に居場所を失います。がんはどこにできようと、その人の抱える怒りが表出したものです。そう考えて僕は、感情を手放すためのワークをしました。自分の父親について、想像してみてください。父親があなたにしてくれたいいこと、悪いこと、何でもいい。本来、そういった感情は、いつかはすべて手放さなければならないものです。そういった感情を、この大宇宙に向けて手放す。するとそれはもう消えてしまった、ということなのです。あなたの心には、もはや存在しない。僕は、この「解放のワーク」に何度も取り組みました。

「一年以内に再発する」と医師が言ってから四年がたちました。アダムはプロのミュージシャンとしてがんとは無縁の人生を満喫しています。自分の治癒にとってもっとも重要だったのは、身体・心・魂のつながりの中で詰まっていた怒りの感情を解き放ったことだとアダムは考えています。

抑圧された感情とは何か

抑圧された感情とは、良いものであれ悪いものであれ、意識的であれ無意識的であれ、わたしたちが過去からひきずってきたすべての感情のことを意味します。わたしたちは、ストレス、恐れ、心的外傷《トラウマ》、後悔、怒り、悲しみといった否定的な感情を抱え込んでしまいがちです。

一方でわたしたちは、幸福感など肯定的な感情にも執着します。一般的に、肯定的な感情に目を向けるのはよいことだと考えられています。けれどもその幸福感がその人の過去に結びついているなら、その人の意識は過去に縛りつけられることになります。過去にしがみついて、その結果、いま得られるかもしれない幸福感に気づかないかもしれません。

抑圧された感情には、肯定的なものも否定的なものもあります。また意識に上っていることもあれば、無意識に存在することもあります。わたしたちはそれらをすべておぼえているわけではありません。まったく記憶に残らないものも存在するのです。

トラウマ的な記憶（事故や、身体的虐待、性的虐待などの出来事）は、わたしたちの意識から抜け落ちてしまうことがあります。章末の「実践のステップ」では、そういった無意識に埋もれた記憶を解き放つ方法を紹介します。

ここでは過去についての感情は、いずれ、身体・心・魂のつながりを妨害する「抑圧された感情」と化すかもしれないとおぼえておいてください。

エミリーはがん治癒のため、感情の解放をした女性です。子宮頸がんのステージ4と医師に診断されたとき、手術は受けようと思ったものの、転移予防のための抗がん剤と放射線治療については躊躇しました。理由の一つは、もう体力が落ちていて、強い副作用には耐えられないと直感的に思ったからです。

またエミリーは、エネルギー治療を習得していました。その経験から、治療を受けると、自分の免疫システムは本来の力を発揮できない、と察しました。実は彼女は離婚したばかりでした。心にわだかまっている抑圧された感情が、治癒の妨げになるとも感じていました。

主治医には、感情の問題を整理したいから、あと二週間猶予をください、と頼みました。離婚はわたしにとってはとても不条理で、青天の霹靂のような体験だったということ、そしてエネルギーの観点でいうと、がんのできた場所はヨガの理論でいう「第二のチャクラ」にあたることを、医師に説明しました。第二のチャクラは、子宮頸部のそばに位置します。エネルギー治療者として、わたしは五つの方法を試してみたいと思っていました。主治医は、「待ってもいいけれど、二週間後には、がんの形跡を確認するためCTスキャン撮影と検査のために来院するように」と言いました。わたしは快諾しました。その二週間、わたしは治療に没頭しました。レイキ、ヨガ、ヒーリングタッチ。祈ったり、泣いたり、笑ったり、他人を許したり。そしてさまざまなエネルギー治療の方法を使って、悲しみの感情を浄化し、それに向き合う作業に取り組みました。すべてが、わたしにとっての真の癒やしの作業でした。

二週間後、エミリーは画像撮影に行きました。結果は、医師が驚愕するものでした。がんの転移巣が消滅、身体には一切のがん病巣が見あたらなくなっていたのです。

それから六年以上たったいまも、エミリーは幸せで、元気です。離婚による悲しみの感情を手放してよかったと、エミリーは考えています。

ストレスとがん

この二〇年間で、抑圧された感情の解放は身体によい影響をもたらすことが、科学的に解明されてきました。特にストレスに関しては、具体的にどんな感情が身体に作用するのかについて、多くの研究が実施されています。

一九九一年、医学誌のニューイングランド・ジャーナル・オブ・メディシンは、ストレスについての画期的な研究報告を掲載しました[2]。この研究の被験者は男女四二〇人。研究者は最初に、被験者のストレスの度合いなど、さまざまな身体の状態を調べておきました。次に、一つのグループには塩水の点鼻薬スプレーを、別のグループには風邪ウイルスの入ったスプレーを渡しました（どのスプレーが渡されるかは別にして、全員が事前に実験内容の説明をうけていたのでご安心ください)。

結果は驚くべきものでした。風邪をひいたのは、どちらのスプレーを使ったかにかかわらず、もともとストレス過多だと自覚していた人でした。一方、あまりストレスを感じていなかった人は、風邪ウイルスに感染しなかったのです。この実験の調査項目の中で明らかな有意差があったのは、「ストレス」だけでした。ストレスを抱えると、人の身体は病気に対して脆弱になることを調査は明らかにしました。

この画期的な研究が口火となり、ストレスは風邪ばかりではなく、心臓病、自己免疫疾患やがんなどさらに深刻な症状とも関連していると示す研究が、続々と発表されました。

とはいえ、ストレスそのものががんを引き起こすかどうかを、科学的に証明するのは困難です。ある一群の人々には故意にストレスを与え、ある一群はリラックスさせて、どちらががんにかかりやすいかといった研究は、倫理的に不可能だからです。

しかし、ストレスは免疫システムを弱体化させること、そしてその免疫システムこそが体内のがん細胞を察知し除去するうえで大きな役割を担っているということを、科学者たちは確信するようになりました。

ストレスが免疫システムを弱体化させるかどうかは、細胞が放出する神経ペプチドの変化を観察すればわかります。神経ペプチドとは、ある種の細胞が放出する化学物質で、他の細胞にくっついてその効果を発揮します。

免疫システムの健康を増進するよう働く神経ペプチドには、セロトニン、ドーパミン、リラキシンがあります。これらのホルモンは、人がリラックスしていたり、幸福を感じていたりするときに放出されるものです。一方、放出が長く続くと免疫システムを脆弱にする神経ペプチドには、コルチゾール、エピネフリン、アドレナリンがあります。これらはストレスホルモンとして知られています。

ストレス、あるいは他のあらゆる感情がなぜ強力に身体に影響をおよぼすのかというと、わたしたちの体内の細胞は、ほぼすべてが、こういった神経ペプチドを産出し、受容する機能を備えているからです[3]。

わたしたちの心を形成するのは、感情に反応して分泌される神経ペプチドです。神経ペプチドは体内のどの細胞にも存在するので、ストレスのような感情は、免疫システムのみならず、身体の全細胞に負の作用をもたらします。古くからある「心身二元論」の考えは誤りであると科学は明らかにしてくれたのです。

ここまで読んで、「ストレスについて勉強するのはストレスになる」と感じた人がいるかもしれませんね。よいことをお知らせしましょう。ストレスはコントロールできるのです。

ストレスや怒り、恐れの感情を解き放つと、すぐに、免疫システムは強化されることが、研究で明らかにされています。たとえば次のような報告があります。ストレス・マネジメントを学ぶ一〇週間の講座を受けた乳がん患者の一群は、講座受講なしの対照群の患者よりも、白血球の数が増えていました。[4]

こんな研究もあります。ストレス・マネジメントとリラックスの技術を学ぶ六週間の講座を受けたメラノーマ（皮膚がんの一種）の患者の一群は、受講していない対照群と比較して、ナチュラルキラー（ＮＫ）細胞が明らかに活性化していた、とわかりました。[5] ＮＫ細胞は免疫システムの中でも、がん細胞を殺す役目を持つので、この研究にはとりわけ意義があるといえます。ＮＫ細胞は白血球の一種。がん細胞をつかまえて細胞膜に穴をあけ、一種の毒（パーフォリンというタンパク質）を注入して破壊するという、特別な能力を持っています。

こういったトレーニングの受講以外にも、ストレスを軽減し、抑圧された感情を解き放つ方法はあるので、この章の最後に紹介します。

まずは、こうおぼえておいてください。ストレスを抱えたままにしていると、がんと闘ってくれる免疫機能を弱体化させてしまいます。逆にストレスを解き放つと、免疫システムは強化されるのです。

恐れとがん

抑圧された感情のなかでも「恐れ」は、がんから寛解をした人々がもっともよく口にしたものでした。

強烈な悲しみや強い憎悪といった感情とは違って、恐れは、どんな人もある程度、経験してきた感情だからかもしれません。

「死への恐れ」は、誰もがいつかは直面する感情です。けれどもがん患者は、「あなたはがんです」と告知されたとき、何の準備もないまま、否応なしにその恐怖に直面させられたのです。

恐れは、がん患者を支配する感情です。まずこの感情への対処が必要だ、と治療者たちは語っていました。

パティ・コンクリン博士は、いわゆる「直感医療者」です。人に会うとその人の「エネルギーの場」を感知して、身体のどこが悪いのか、悪くなった理由や経緯までをも見抜く、透視のような力の持ち主です。彼女は生まれつき、わたしたちとは違うかたちでものが見えていたそうです。たとえば人の身体の「エネルギーの場」が、テレビが映す静止画のように見えるのだそうです。

わたしは彼女に、がん患者は治癒のためにまず何からはじめたらよいかを聞きました。

抵抗をやめることです。物理的な身体と、感情の身体と、魂の身体。この三つのバランスを取りもどすために、恐れること自体をやめるのです。愛と恐れは対で語られます。私たちは真実でないことを真実と思い込んで恐れたりします。しかしそれよりも深刻なのは、恐れることによって自分がいま持っている力まで忘れてしまうことです。わたしたちは生きる力を自分のなかに備えています。だからわたしは、患者にこう言います。恐れることをやめなさい。安らかに死に、おだやかに生きるために。治癒する可能性が高くなるのは、身体のバランスがとれてきたときです。でも恐れ

を心に抱いていると、エネルギーの場全体が——微細なエネルギーの場も免疫システムも——閉ざされてしまうのです。

恐れの感情を解き放つこと。そしてわたしたちがもともと持っている「力」である、内なる平和のなかに、自らを置くこと。そうすることで、身体は調和を取りもどすのだと、コンクリン博士は言います。反対に、恐れの感情を抱えたままでいると、身体のシステムがうまく機能しなくなり、エネルギーの詰まりが生じ、いずれ身体に病を引き起こすのです。

けれども、コンクリン博士の言うように、「抵抗をやめる」とは、死の恐怖を直視することも含みます。それはそう簡単ではありません。

ネイサンの話をしましょう。彼はがん告知の際に死への恐怖にさらされました。彼は非常に稀な、難治性の悪性リンパ腫「リンパ形質細胞性リンパ腫」のステージ4と診断されました。医者もこの病気については詳しくありませんでした。抗がん剤治療を数クールすると、がんは急拡大し、医師は「残念ながらあと一、二年の命でしょう」と告げました。ネイサンはこの医師のもとを去ることにしました。

抗がん剤治療のかわりに代替治療に取り組もうと決めました。さまざまなエネルギー治療を受け、ヤドリギのサプリメントにまで手を出しました。そして過去のトラウマと、いま直面している恐れの感情を手放そうとしました。

抗がん剤をやめよう、と決意したときには、これまで経験したことのない恐怖に襲われました。だって、来年にも死ぬ可能性があるんです。この恐怖に向き合い、死を受容しようとしていたあいだは、夜、とても寝付けませんでした。眠れない日が四日ほど続きました。でもそのプロセスにも、終わりがありました。死の恐怖は、消えたのです。自分の決断を信じよう、そう思って迷いを断ったとき、変化は起きるものです。その二日後、僕は、運よく、とても有名な治療者と出会いました。

二〇〇五年、ネイサンは主治医に「余命一、二年」と告げられました。そしてわたしが彼にインタビューをおこなった二〇一一年、彼は南アフリカにいて、美しい自然を満喫していました。

死の受容が比較的たやすいか、非常に難しいかは、その人の死生観によるでしょう。けれどもがんから劇的に回復した人々は、ほぼ全員が、死の恐怖を直視したとき、ある意味で気持ちが和らいだ、と話していました。ずっと抱えていた仕事を片づけたように思えた、と言うのです。

恐れは身体にどれほどの害をもたらすのかについて、明らかにした研究があります。じつはその研究の本来の目的は恐れの害についてではなく、新しい抗がん剤の効果についてでした。

研究では、がん患者を無作為に二グループに分類しました。最初のグループは新しい抗がん剤を使った治療を受け、二つ目のグループは「新しい抗がん剤だ」と言われて塩水の点滴を受けたのです。

すると、後者の三〇パーセント（四〇人に当たります）の、髪の毛が抜け落ちました。彼らは自分は抗がん剤治療を受けていると思いこんでいたからです。[6]

わかったのは、彼らの身体に副作用をもたらしたのは、副作用への強い恐怖心だったということでした。

恐怖によって人の身体が「闘争・逃走」モードに縛り付けられると、「休息・修復」モードに切り替えられなくなるという報告は、まだまだあります。身体のこの二つのモードは、相互排他的です。恐怖を感じていたら、身体は治癒しません。身体が自己治癒するのは、その人が恐れの感情を抱えていないときなのです。

こんな研究もありました。もともと恐怖にとらわれやすい人がストレスにさらされると、その人の体内にはナチュラルキラー細胞がまったく存在しない状態になっていました。一方、もともとあまり恐怖にとらわれない性質の人は、ストレスを受けても、体内ではナチュラルキラー細胞が生み出されていたのです。[7]

劇的な寛解をした人々は、口をそろえて「恐怖の感情を手放すのは治癒の最善策だ」と言っていました。これはもっともなことでした。恐れは本当に免疫システムの働きを閉ざしてしまうのです。

「滝のテクニック」で感情を解き放つ

身体・心・魂から、抑圧された感情を解き放つ方法を、章の最後に紹介します。

目指すのは、「滝のような状態」と思っていてください。感情はつねに「いまこのとき」の状況に反応して、沸き上がってきます。それを滝の流れのように、自分で流してしまうのです。こうすると過去の感情を荷物のようにため込むことなく、いつも「いまこのとき」を、新鮮なものとして経験することができます。

サンフランシスコ在住のマイケル・ブロフマンは、有名な鍼灸師です。この二〇年で何千人ものがん患者を治療してきた彼は、この滝のテクニックについて、説明してくれました。

がんが治るのは、その人が恐れを手放したときです。劇的ながんの寛解を経験した人、そして、たとえ途中で治療にもどっても長期間うまく寛解状態を保っている人たちは、「不確かな状況」と上手につきあえる人なのです。先行きの見えない、不確かな状態とつきあう。これはとても大切なことです。「いま」に腰を据え、先行きへの不安を思い描かない人は、うまく治癒するものです。「いまこのとき」を十分に満喫しながら、がんについての不確かな状況に向き合えるなら、それはすばらしいことです。それができていると、身体はリラックスした状態になります。すると身体は酸素をたくさん吸収するようになる。そうなると細胞が治癒に向かい、前に倣えとばかり、身体が治癒に向かうのです。

疑いや恐れといった抑圧された感情を手放し、健やかな気持ちで「いま」を楽しむ。それによって、身体は安らぎ、治癒力を増していくのだとマイケルは考えています。

抑圧された感情の解放についての基本がわかったところで、肺がんを克服した男性、ジョーの体験談に移りましょう。ジョーは肺がんを治すために、これまでにため込んできた感情を手放しました。この本で紹介してきたほかの体験談と同じく、ジョーが下してきた治療や人生における決断は、人によっては、異議を唱えたくなるものかもしれません。どうか心を開いて、これまで知らなかった大きなテーマに出合うつもりで、読んでみてください。

ジョーの物語

ジョーは敬虔なカトリック教徒の家庭に育ちました。近隣の人々もみなカトリック信者でした。学校も、カトリックの男子校に通いました。四〇年たったいま、ジョーは自分の生い立ちについて、冗談交じりに、こんなふうに語ってくれました。

一二年間のカトリック校生活で、神とは何かについて、ずいぶん学んだよ。まず、神は明らかに男だ。白人で、たぶん北ヨーロッパの出身だろう。年寄りで、白ひげをたくわえている。そして何かと批判的で、ひどく怒りっぽいんだ。彼の下す罰は、親や学校のシスターたちとはケタ違いに厳しいんだ（笑）。

もちろんこれはジョー特有の受け取り方で、ほかのカトリック教徒の人々はこうは思わないでしょう。

ジョーは幼少時に、神は恐れるべき存在だと教わりました。神様は、罪を犯さなければあなたを愛してくださいます。でも悪いことをしたら、あなたを永遠の地獄に送りますよ、と。ジョーは「神さまが怖くて仕方がなかった」と言っていました。ジョーがそういう感覚を抱いたのは、自分が同性愛者だと自覚する前のことでした。

ジョーにとって、思春期は難しい時期でした。気になる男子への思いは、胸にしまいこんですごしました。司祭に、自分の苦しさを告白することなどできません。恐ろしい秘密を一人抱え込み、けれども、どんなにがんばっても、彼の祈りは届きませんでした。なんとか感情をコントロールしようとしてきたものの、一〇代の後半、堤防は決壊しました。ジョーは同世代のゲイの男性と関係を持つようになりました。行為のあと、ジョーはきまって強烈な罪悪感と恐怖に襲われ、もう罪は犯しません、と誓うのでした。

「どうかこの罪深い感情をどこかへやってください」と、絶望的な気持ちでただ祈るだけでした。

神に嫌われているという恐怖。ドラッグや酒に走る道もあったかもしれません。ジョーはタバコを吸いはじめました。自殺も考えました。地獄行きなんて僕にはうってつけの罰だ、と思ったからです。

この状況を打開するには、カトリックの学校をやめるしかない、とジョーは考えました。

進学先には、あえて公立大学を選びました。男女共学で、国籍も信仰も異なるさまざまな学生が集まってくる場であれば、自分の罪への強迫観念から少しは解放されるかもしれない、と思ったからです。このアイデアは悪くなかったのですが、ジョーの罪と恥の意識はあまりに根深く、大学進学くらいで逃げ切れるものではありませんでした。

僕は大学という、これまでとは別世界に逃げた。でもまだ不安で、自分のことがいやだった。神からは逃げられなかったんだ。神はいつも僕を監視していた。僕は何年ものあいだ、知らない男と一夜かぎりの関係を持った。特定の相手と親密になるのは怖かったし、もしそうなったら、今後絶対に「ノーマル」にはなれないと思ったから。

ある夏、ジョーは行動に問題を抱える子どもたちのキャンプでカウンセラーをしました。子どもたちの世話にジョーは意義を感じ、充実感を覚えました。まるで、神が認めてくれた天職のように思えました。

「人に尽くすということは、僕の魂が必要としていた仕事に違いない。審判の日、神様は、僕のほかの悪事については大目に見てくださるかもしれない」と思ったのです。

ついに自分は正しい道を歩むようになったと感じたジョーは、生まれて初めて、女性とセックスをしました。けれどもそれは一度きりでした。結局、自分は本当にゲイなのだと思い知りました。

この気づきを得て、ジョーは、信仰からはもう離れようと決意しました。そのころのことを、ジョーははっきりおぼえています。

何年もかかったけれど、僕はついに、一人の男と恋をしたんだ。もうもどれない。愛のある関係のすばらしさを知ってしまった自分を、これ以上否定はできない。僕は幸せになるために、神から離れようと決めた。

大学卒業後、ジョーはカトリックの信仰を棄てて、同性愛者の多い都市に住むことにしました。人助けをする仕事につき、一人の男性と長く付き合いました。けれども、ジョーは地獄についての想念こそ手放しつつあったものの、時間がたつと、深く神を信じている人を羨ましく思いはじめました。何年かすると恋人との関係は難しくなり、仕事には燃えつき感がともなうようになりました。四〇代に入ると、ジョーの精神状態は悪化し、「人生とは忍耐そのもの」と考えるようになっていました。

二〇〇七年三月、ジョーは、彼にとっては数少ない人生のよろこびを前に燃えていました。旅です。楽しみにしていたペルーへの旅行です。

ワクチン接種のため、ジョーは医師を訪ねました。健康のためにタバコはやめていたのですが、医師は「まだ息がタバコ臭いから」と、CTスキャンをすすめました。肺の状態をたしかめておくためでした。

結果は最悪でした。両肺に、一〇以上もの腫瘍があり、二つのリンパ節に大きな転移があったのです。肺がんの転移でした。

旅先のペルーでは、「これが最後の旅行になるかもしれない」と思いました。帰ると、検査が待っていました。診断から三カ月後の六月には、ついに病理検査のために腫瘍の一つを切除する手術を受けました。転移をともなう非小細胞性肺がんでした。

医師は手術と三カ月の抗がん剤治療、そして六週間の胸部への放射線照射をすすめました。手術は、肋骨を開いて、腫瘍とリンパ節の多くを除去するというものです。がんの勢いが強いので、治療もしっかりとおこなうほうがいい、と医師は言いました。

治療は強烈です。その前に、ジョーは予後についての確率を考えてみました。医師によると、彼のような状態であれば、治療をしても余命一年未満の人が二五パーセント。余命二年未満の人は五〇パーセント。五年未満の人は八〇パーセントです。もし無治療の道を選べば、一、二年のうちに死ぬ。

そのとき頭をかけめぐったことについて、ジョーはこう話してくれました。

もはや、死が怖いとは思わなかった。僕はこれまでずっと神について考え続けていたから。そし

てもう、あの「地獄」が存在するという考えは棄てていたから。けれども当時の僕はまだ、「人生とは忍耐そのもの」と考えていた。だから、きっとこれは楽になるための道かな。もう困難ともストレスともおさらばで、やっと安心できるようになる。そう思ったんだ。

ジョーは医師に、もう少し考える時間がほしい、最後にもう一度、旅行に行きたい、と伝えました。たまたま友だちがタイへの旅を計画していて、一緒に行こうと声をかけてくれていたのです。抗がん剤や手術、放射線といった治療に入ると、その先何カ月も、いや何年も旅などできません。これが最後のチャンスだとジョーは思っていました。医師は「帰ってからすぐに治療に入るなら」という条件で旅行を認めてくれました。

治療延期は重い決断でした。けれどもジョーは気持ちをすっかり切り替えて、最後の旅に出発しました。ジョーは海外旅行を最高に楽しむために、日ごろからお金や時間の算段をつけておくタイプでした。だからもちろん旅は楽しかったのですが、今回ばかりは、完全にはくつろぎきれませんでした。

旅の終わりに、ジョーはバンコクに数日滞在しました。繁華街を歩いていたとき、だれかが声をかけてきました。

「ご主人、ちょっと」。バンコクにはこういったたぐいの物売りは多い。だから僕は無視して歩き続けたんだ。男は追いかけてきて、ついに、信号のところで僕をつかまえた。振り向くと、黒いターバン、黒いひげのシーク教徒の男が立っていた。「ご主人、あなたが通り過ぎるとき、神がわたしに言ったのです。あなたに未来を告げてやりなさい、と」。いかがわしい。僕はこういった話は、信じないことにしていた。でも彼はまっすぐに僕を見て、さらに言ったんだ。「あなたは健康に見えるけれど、医者に、重病でもうすぐ死ぬ、と言われたでしょう。でも、それは信じなくていい。わたしには見えるんです。あなたは八八歳まで生きて、突然死ぬでしょう」。

うさんくさいと思ったものの、ジョーは思わず立ち止まりました。興味をそそられて、その男に占ってもらうことにしました。すると男は、彼の人間関係、友人、家族、恋人について、尋常とは思えないほど正確に言い当てはじめたのです。その男は、ジョーの現在の関係――彼とパートナーが長く抱え、苦しんできた問題――についても、驚くほど的確に当てました。

もう僕は興奮しっぱなしになってしまった。彼は、僕がいつか赤毛の女性と出会い、彼女が僕を健康に導いてくれるだろう、と言った。僕はありったけのタイ通貨を彼に払い、小躍りしてホテルにもどったんだ。その晩は、寝付けなかった。これまでの信念が、根底から揺らいでしまっていたから。

帰国して職場にもどった初日、ジョーは同僚に、不思議な占い師との邂逅《かいこう》について話しました。するとその同僚は、すぐに自分の机にもどって、一枚の名刺をジョーに差し出しました。自分は診てもらったことはないけれど、地元の、名の知れたエネルギー治療師だ、と言いました。

ジョーはその治療師の女性に「あなたは、赤毛ですか？」とメールを書きました。「そうです」と返信が来ました。ジョーは翌週の予約を入れました。抗がん剤治療の開始一〇日前のことでした。治療師はエネルギッシュな女性でした。赤茶色の髪に、部分的に赤いメッシュが入っていました。あの占い師の話そのままだな。ジョーは内心思いました。転移した肺がんのことを話すと、彼女は、チャクラの浄化とエネルギーを調整する治療をすすめました。一時間かけて、彼の健康状態について説明しながら、治療師は彼の手、足、上半身にそっと触れていきました。

彼女は施術をするあいだ、僕に「輪廻転生はあると思いますか」と聞いてきた。僕が、あるかもしれない、と答えたら、彼女はこう言ったんだ。「あなたとパートナーは、何度か転生をともに繰り返してきて、現世では、苦しみをともにしよう、という約束を交わしています」。僕たちの難しい関係を振り返ると、納得のいく説明ではあった。彼女が言うには、すべて物事はエネルギーの振動から成り立っていて、肺がんは未解消の怒りや憤りによるものであることが多いとのことだった。

まだ少し訝しく思ってはいたものの、治療が終わるころにはジョーの不安感はずっと軽減していたので、翌週また治療に来ることにしました。それまでにジョーは、彼女がすすめてくれた生と死についての本、『神へ帰る』（ニール・ドナルド・ウォルシュ著、サンマーク出版、二〇一二年）を読みました。あまりに面白く、三日で読了してしまいました。

その本には、神を描いた絵が載っていた。それが僕にとっては、とても腑に落ちるものだったんだ。僕が抱いていた、怒りと恨みにあふれた神のイメージとはまるで違う、はかりしれないほどの愛に満ちた神の姿だった。神が人をつくったのではない。人が神をつくったのだ、自分自身のイメージと重ね合わせて。絵を見て僕はそう思うようになった。

翌週、ジョーは抗がん剤治療をはじめるために病院へ行きました。すると腫瘍内科医は、もう一度、正確なデータを取っておくためCTスキャンを撮りましょう、と言いました。驚いたことに、タイ旅行の前に撮った画像より、腫瘍は若干縮小していました。勇気づけられたジョーは、思い切って医師にこう聞いてみました。

「あと六カ月、待ってもいいですか」。医師はこう答えた。「おすすめはしません。あなたのがんは、侵襲性の強いタイプですから」。病理検査の手術を担当した外科医は、僕に、「すぐ治療しないと一

年で死ぬかもしれないっていうのに、まだ延期するなんてバカな」とまで言ったね。

医師の警告はさておき、ジョーにとっては腫瘍縮小の事実が、抗がん剤治療延期の決断を後押ししてくれました。エネルギー治療に通っていたジョーは、次の六カ月のあいだ、友だちがすすめてくれた別の治療にも挑戦しました。たとえば、知り合いにレイキ治療師の女性がいたので、毎週、レイキ治療に通いました。ジョーはレイキが気に入りました。さらに別の友だちからは、ビタミンCの大量摂取がガン細胞の成長を抑制すると聞き、それも試してみました。またがんを治すにはコンブチャ（紅茶キノコ）がいいと聞き、それも飲みはじめました。

さらに、親しい友だちがすすめてくれた統合治療師の治療も、何度か受けました。この治療師も、最初の赤毛の女性のように、ジョーのこれまでの人生や人間関係について、気味が悪いほど正確に言い当てたのでした。二人の治療師は、ジョーは抑圧した感情を未消化のままにしていて、それが病を引き起こしていると言いました。そういえばジョーが読んだ魂の世界について書かれた本にも、肺がんには未解決の怒りや憤りがかかわっているという記述があったのでした。

ジョーは考え始めました。どうして、自分とパートナーとの長い関係は、こんなに多くの苦しみに満ちているのだろう。子ども時代に抱いたカトリック教会の神への罪の意識が、がんと関係しているのだろうか。

ジョーの場合、喫煙の習慣ががん発症に影響したのはおそらく間違いないでしょう。けれどもこういった感情についての解説は、ジョーには新鮮で神秘的に思えました。

ジョーは残りの六カ月を、チャクラのエネルギーの調整、大量のビタミンCや他のサプリメントの摂取、そしてパートナーや神への怒り、憤りの感情を手放すために費やしました。

六カ月が過ぎ、次のCTスキャン撮影の日がやってきました。ジョーは内心、腫瘍が縮小していることを期待していましたが、自信はありませんでした。

画像には、さらに縮小した腫瘍が写っていました。うれしい驚き。そしてほっとしました。ジョーは医師に、抗がん剤治療を再延期していいか、聞きました。医師は驚いたものの、「何であれ、やっていることを続けてみたらいい」と言って同意してくれました。

さらに六カ月。ジョーは、エネルギー治療とサプリメント摂取を続けました。そして魂についての本を読み、子どものころから心に根差していた、カトリック教会の神への恥や悲しみ、怒りの感情を、手放す方法を探しました。

魂についての本には、神とは人を批判する存在なのではなく、人は自己の内において神とつながることができるのだ、という新しい考えが記されていました。

六カ月はあっという間です。またCT検査の日がやってきました。腫瘍はさらに縮小していました。ジョーは医師に、もう半年、自分なりのやり方で身体と魂を治していきたい、と頼みました。

今度は、本で得た知識を実践に移すことにしました。過去の埋もれていた感情を、瞑想などの方法で解放するのです。ジョーは、近所の仏教施設で開催されていた、一〇日間の瞑想会に参加することにしました。噂によると、朝四時半に起きて一四時間瞑想し続けるこの一〇日コースは、「悟りへの近道」だとのこと。すばらしい、瞑想は苦手だけどやってみよう。ジョーは、早速申し込みました。

静かに座って目を閉じて、鼻孔に意識を集中させること。そしてどんな感覚が沸き上がってきてもそれに反応しないように。瞑想会の出席者はこう言い渡されました。意識がそれると、鼻孔に意識を集中し直すように、とも指導されました。予想どおり、ジョーにはとてもつらいものでした。

最初の日は、きつかった。一日に一二時間も座布団の上に座ったことなんて、これまで一度もなかったから。二日目はもっとひどかった。自分についての怒りが、これでもかというほど沸き上がってくるのを感じたんだ。車のキーを持って、もう現実世界へもどろう、とどれほど思ったか。現実のほうがよっぽど楽だと思えたよ。本当のヴィパーサナー瞑想が始まるのは三日目からで、先生はその準備として、僕らを慣らしておいてくれた。僕は、きっと三日目までたどり着けるはずだ、と自分に言い聞かせて耐えていた。僕のなかでは、怒りの炎がまだ燃えたぎっていた。どこからこの怒りが来るのか、僕にはまったくわからなかった。

三日目。「静かに、頭からつま先まで、順に意識を集中していってください（ボディスキャンという瞑想法)」と先生は生徒たちに言いました。けれどもジョーは説明不能な怒りでいっぱいになっていて、それができませんでした。四日目。かゆくても、座り直したくても、けっして動いてはならない一時間の瞑想が三回ありました。これもまた、ジョーには過酷でした。五分もすると、背中に強いかゆみを感じて、掻いてしまいました。

それでも五日目になると、ずいぶん向上し、背中を掻くまで一〇分持ちました。六日目には、大きな進歩がありました。あの不可解な怒りが消えて、一時間ずっと動かずにいられたのです。これで自信がつきました。休憩のあと、ジョーは心地よい姿勢で座り、心のなかで自分の身体をスキャンしてみました。そして一〇分もすると、何かこれまでとまったく違う、すばらしい感じがすることに気がついたのです。

なんだかちくちくする感じがあった。そして突然、まぶたの裏に、光がフラッシュしたんだ。この光の中に、「エネルギーの川」としかたとえようのない像が見えた。同時に、僕の全身をエネルギーが流れるのを感じたんだ。これまで痛かったり、かゆかったりしたあの何かは、純粋なよろこびに変わって、大きく鼓動を打った。三秒ほどそれが続いた。そして僕が身体を動かそうとすると、現実の痛みやかゆみを感じる前に、一〇秒ほどその感覚はもどってきた。いったい何が起きたんだ。これまでに経験したことのない感覚だった！　あの、すばらしい、よろこびにあふれた感覚。もう一度あれを感じたい！　そう思って残りの時間、僕は懸命にボディスキャンしてみた。でもう

まくいかなかった。その日の夜は、おだやかなよろこびに満たされて眠ったよ。僕は、幻覚を見たのだろうか。神と遭遇したのだろうか。何であれ、もっとあの感覚を体験したいと思ったんだ。

あの「エネルギーの川」の体験についてもっと理解したいと思ったジョーは、翌日、瞑想の先生に個人面談を申し込みました。ジョーは、あの天上的なよろこびについて話し、どうして、あれを再体験したいのにできなかったのでしょうか、と聞きました。先生はにっこりほほえみ、何年も瞑想をしていてもそんな体験をする人は多くないのですよ、と教えてくれました。

「僕は神と遭遇したのでしょうか」と先生に聞いた。「そう考える人もいます」と先生は言ったよ。僕の体験は心の奥底にある自己の本質と出会ったらしい。仏陀によると僕たちの本質は身体ではなく、心でもない。「心の観察者であれ」と仏陀は言ったそうだ。

先生は最後にこう言ったそうです。どんな体験についても、善し悪しの判断を下さない方がいい、と。ただ体験して、手放していく、そういうことなのです。

瞑想会のおかげで、ジョーは、悲しみや恥、怒りの感情を完全に手放すことができました。それは、幼いころ、神に拒否されたと思いこんで以来、ずっと抱き続けてきた感情でした。さらに、全身を襲った一〇秒間のエネルギーの流れを体験してから、神聖なエネルギーは誰のなかにも存在するのだと考えるようになりました。

僕の人生全般についての否定的な思考が、がんを生んだんだ。僕は、人生には希望がないと思っていた。自分の心のなかに、そして自分の周りに存在した神を、僕は見ようとしていなかった。いま僕が思うのは、人生とは生きるに値する経験だということ。僕の人生は幸せすぎるほどだと思っているよ。僕はいまも、過去を手放すことを学んでいる最中で、ここまで僕を導いてくれた出来事の数々に感謝している。もう、神に見放されたなんて思っていない。

ジョーは自分への怒りや悲観をすべて手放し、いま起きていることの良い側面を大切にするよう心がけるようになりました。毎週のレイキ治療も続け、休みが取れたら旅に出ています。半年ごとにCT検査も受けています。これまでのところ腫瘍のサイズは縮小または不変で完全に形跡が消えてはいませんが、診断から五年たっていることもあり、ジョーはもう大丈夫だと思っています。

彼の腫瘍内科医は、あの侵襲性の高いタイプの腫瘍がおとなしくしなったことに驚き、「何をしたのであれ」それを続けるようにと励ましてくれました。かたや「治療しないと一年生きられない」と予告した外科医は、年に二回病院へCTを撮りにやってくるジョーを見るたびに、信じられないという顔をしています。

インタビューの最後にジョーはこう言いました。

僕は最終的にはがんで死ぬんだと思う。でも、まだそのときじゃないと思うようにしたんだ。だから毎回ＣＴを撮って異変がなかったら旅の計画を立てる。それが僕のモチベーションなんだ。行きたいところ、見たいものがなくなったら、それはまた変化のときだ（笑）。

「そうね。あなたはがんで死ぬのかもしれない。でも八八歳になってからね」。私は冗談めかして返しました。

ジョーは私がこれまで会った誰よりも面白くて明るい人物でした。がんを患う前の彼が、悲観的で人生に疲れ切った人間だったとはにわかには信じられませんでした。

信仰、喫煙の習慣、そして同性愛者というジョーならではの事情はさておき、進行性肺がん患者が、医療に頼らずに治癒したという事実は大きな意味を持ちます。これこそ研究されるべき症例ではないでしょうか。

実践のステップ

身体・心・魂のシステムに深く埋もれた感情を解き放つのは、容易な作業ではありません。自分がしがみついているのがどんな感情なのか、それが何に由来するのか、わたしたちは往々にしてわからないからです。でもこの章を読んだあなたが、免疫の働きと幸福感を増進するために、過去の抑圧された感情という荷物を手放したいなら、次にあげることを試してみてください。

・思考について日記に書き留める

認知行動療法でよく使う方法です。この心理療法は、これまでに染み込んだあなたの思考回路と、それにともなう感情的な反応について詳しく見ていきます。

思考日記のつけ方はこうです。

二週間にわたって、昼食時と就寝前の一日二回、その日起きた感情の動きについて、良いことも悪いことも、すべて記します。それから、それらの感情を感じる直前に何を考えていたかを書き記します。

認知行動療法では、その人に染みついた思考方法が、わたしたちの幸福感や悲壮感を生み出すと考えます。多くの人は、自分の思考方法がどんなものか気づいていません。

たとえば、うつ病の人がこの思考日記をつけたときに表れる典型的な文章は、「何をやってもわたしは失敗する」とか「世界は本来、危険である」といったものです。彼らは日記によって自分の思考回路を知って驚くのです。

優秀な認知行動療法のセラピストのもとでおこなうのがいいでしょう。少なくとも、認知行動療法のワークブックを使ってみてください。いつのまにか染みついた思考回路を手放すのに役立つはずです。

・感情的になった瞬間のリストをつくる

夜、ゆとりのあるときに、これまでの人生で感情が高ぶったときのことについて、書き出してみてください。良いことも悪いことも含めて。できるだけ幼いころまでさかのぼって、思い出してください。書き終えたらそのリストを読み直して、それぞれについてできるだけ詳しく思い出してください（ティッシュをお忘れなく）。終わったら、そのリストを焼却する儀式を自分でとりおこなってください。これは、リストに書き出した出来事についての埋もれた感情を手放す作業です。

・毎日、「許す」練習をする

朝起きたとき、昔のことでも最近でも、どんなに些細なことをした人でもいいので、許すべき誰かのことを思いだしてください。その人の名前を書きだすのもいいでしょう。もし許すべき対象がいなければ、自分自身を許してあげてください。これまでに、あなたがした過ちがあればそれについて自分を許しましょう。

・ストレス・マネジメントのコースを受講する
ストレス・マネジメントは一生役に立つ技術です。四週間か八週間ほどのコースに申し込んでみましょう。近所に教室があればそれもいいし、オンラインでも結構です。オンラインで人気のあるコースの一つに、「マインドフルネス・ストレス低減法」（Mindfulness-Based Stress Reduction、MBSR）というものがあります。瞑想と、ストレス・マネジメントの基本的な技術を組み合わせたものです。

・治療者かセラピストに会う
抑圧した過去の感情を手放すために、近隣で開業している優秀なエネルギー治療者かセラピストに会ってみましょう。まずためしに一度、短時間でもかまいません。エネルギー・キネシオロジーとボディトーク（BodyTalk）という二つの技法は、エネルギー治療のなかでもこれを得意とするものです。

・催眠療法かEMDR（Eye Movement Desensitization and Reprocessing、眼球運動による脱感作と再処理）治療を試してみる幼少期の事故やトラウマなど、はっきりとおぼえていないような、深く埋もれた感情を解き放つためには、催眠療法や、催眠療法の一種のＥＭＤＲ治療を使う必要があるかもしれません。近所ではよい治療者を見つけられないかもしれませんが、もしこういった治療によって、無自覚のうちに身体に影響している感情を解き放つことができるなら、多少遠くても治療者を訪ねていく価値は十分あるでしょう。

この章でわたしが何より伝えたかったのは、どんな感情にも長く執着しすぎるべきでないということです。悪い感情だけではなく、良い感情にも。恐れや怒り、悲しみの感情を抱いてはいけない、ストレスを抱えてはいけない、というわけではありません。感情は、波が海辺に打ち寄せるように、体のなかを流れていくのがよいのです。人生のさまざまな場面で、わたしたちは悲しみ、恐れ、怒ります。そういった感情も、ある意味で自然なものなのです。

ジョーをはじめとする回復者、治療者が教えてくれたのは、感情を自分のなかに溜め込むと、いつか免疫システムの働きに影響し、身体に負の作用をもたらす、ということでした。

感情は、わたしたちの命の基盤です。人間を人間たらしめるのは感情です。いつも一〇〇パーセント幸せを感じているべきだ、などと思う必要はありません。良いものも悪いものも、どんな種類の感情も、流れてきては、流れ去っていく。過去のことを引きずらない。そしていまこの一瞬が、新たな感情を味わうためにある、と考える。それがわたしたちの目指すあり方です。

第6章

より前向きに生きる

人生の目的は幸せになることだ

ダライラマ14世

The purpose of our lives is to be happy.

His Holiness the Fourteenth Dalai Lama

よき人生をすごすための秘訣とは？　幸せであること。その一言に尽きます。人が幸福感と愛を感じているとき、その人の体内には、がん細胞を退治する免疫細胞があふれ出ています。ストレスも憂いもなく、社会生活も職場の人間関係もうまく運びます。

がんから劇的に寛解した人々は、愛やよろこび、幸福感の感受性を高めるため、「いまを生きる」という意識を持つよう心がけていました。

この章で述べる話は、ストレスや恐れ、怒り、後悔、悲しみといった、これまでため込んできた感情を手放す作業とは、また別のものです。「抑圧された感情」の解放は、前向きな感情を感じやすくする基礎固めにはなりますが、その二つはイコールではありません。

この章では、まずは前向きな感情について、その本質と、それがわたしたちの免疫システムにどう作用するのかについて探ります。そして次に、より前向きに感じて生きることがもたらす二つの利点について述べます。それから、「毎日幸せを感じることこそが最高の薬」と考えて、ステージ4のがんから回復した人の体験を紹介します。最後に、がんの回復者たちがわたしに教えてくれた、日々の暮らしにもっとよろこびと幸福感をもたらすための方法について解説します。

前向きな感情とは何か

幸せ、よろこび、愛。劇的な寛解を遂げた人々は、こういった前向きな感情を日々感じようと努力していました。

「幸せ」と「よろこび」は定義するまでもないでしょう。けれどもここで使う「愛」という言葉については、少々説明を加えさせてください。

本書でわたしが述べるのは、三種類の「愛」についてです。第一の「愛」は、自分への愛、そして他者への愛です。自分の中から沸き上がってきて自分以外の対象に向けて注ぐ愛です。

第二の「愛」は、他者から受け取る愛です。「社会的サポート」ともいいます。与える愛（第一の愛）と受け取る愛（第二の愛）をわたしはあえて分けました。というのも、わたしがこの研究で出会った人たちは、この二つの愛は明らかに別もので、人によって得手不得手があるものだと話していたからです。

第三の「愛」は、第8章で述べますが、無条件の愛、霊的な類の愛です。その愛の下ではすべてが一つになっていて、別離はなく、「あなた」と「わたし」といった区別さえ消えてしまいます。

この章では、第一の愛について述べます。わたしたちが自ら生み出し、他者に分け与える愛。幸福感やよろこびを伴う愛についてです。

エフラット・リブニーは、この愛について懸命に学んで、がんを克服した女性です。エフラットは四九歳のとき、卵巣がんのステージ３Ｃと診断されました。皮肉なことに、彼女はわずか四年前、人生をもっと満喫したいと思い、退職したばかりでした。ストレスだらけの仕事だったのです。現代医療、代替治療、さまざまな治療に取り組みました。けれども彼女がもっとも力を注いだ取り組みの一つが、「より前向きに感じて生きる」ということでした。

がん治療に取り組みはじめてすぐに、わたしは、これは闘いではないと気づきました。これは人生の新たな一章で、わたしはこれを受け入れ、なじんでいくしかないのだと。そのためには、人生を感謝とよろこびと楽しみに満ちたものにするしかない、と思いました。抗がん剤治療は大変でした。初回の治療の前は怖くて、本当にやりたくなかった。でも、なぜか「好きな靴を買えば、気持ちも変わるかも」と思ったんです。そこでコンバースの紫のハイトップスニーカーを買いました。すっかり気に入ったので、わたしはそれを履いて診察室に入りました。そういったことからです。よろこび、楽しみ、親切、感謝。それがわたしにとっての薬になりました。

エフラットはもう一二年も再発なしにすごしています。

中国に住む、瞑想指導者で鍼灸師のリ・シンも、自分のがん患者に、次のように話しています。

がん患者は、治療よりも、日々の暮らしをよくする方法について、もっと考えるべきです。それができれば、すべてが変わっていくはずです。抗がん剤や放射線治療で身体がつらいときには、その時間をうまくやりすごし、瞑想や気功といった、何か元気の出ることをしてみるといいんです。

彼らの言うとおり、日々の生活を幸せで満たすことは、身体の治癒にとってとても重要なのです。

前向きな感情を増やしたとき、身体に起きること

心と身体の連関の強さは、科学的に明らかにされています。

まず、恐れやストレス、よろこびといった感情は、わたしたちが培ってきた思考回路によって沸き上がります。感情は脳に指令を出し、ホルモンを放出させます。そのホルモンが、身体の状態を支配するのです。

身体が恐れやストレスを感じると、ホルモンは細胞に「闘え」「逃げろ」といった指令を出します。そして身体がよろこびや愛を感じると、ホルモンは細胞に、壊れた細胞の修復や食べ物の消化、感染症の治癒を命じるのです。

第5章で見たように、この二つのモードは相互排他的です。身体は、「戦闘・逃走モード」か「治癒モード」のどちらかの状態にしかありません。両方同時はありえないのです。

したがって、身体を「治癒モード」にするには、身体が「戦闘・逃走モード」にならないようにしなければなりません。そのための手っとり早い方法の一つが、過去の「抑圧された感情」を手放すことでした。「戦闘・逃走モード」でなくなれば、身体は自然に細胞の修復と治癒に向かいます。

ところが、この「治癒モード」の出力を人為的に増やす方法があるのです。ステレオのボリュームを上げるかのように。それが、愛、よろこび、幸福を感じて生きるようにする、ということです。

愛やよろこび、幸福を感じると、脳内の腺が作動し、身体を治癒させるセロトニン、リラキシン、

オキシトシン、ドーパミン、エンドルフィンなどのホルモンが大量に血中へと放出されます[1]。これらのホルモンは、細胞に即座に、次のような指令を出すのです。

- 血圧や心拍数、コルチゾール（ストレスホルモン）の分泌を下げる
- 血流をよくする
- 呼吸を深くして、細胞に酸素を行きわたらせる
- 食べたものをゆっくり消化し、栄養の吸収をよくする
- 白血球と赤血球の活動を活発化させ、免疫システムの働きを向上させる
- ナチュラル・キラー細胞の活動を促し、がん細胞と闘う免疫システムを強化する
- 感染のない状態にする
- がん細胞の有無を精査して、あれば取り除く

この一覧からわかるように、感情による身体への作用は驚異的です。ここにあげた作用は、コメディのビデオを見た後と前とで人の免疫細胞の数がどれだけ変化したかを調べた研究で、実際に確認されています[2]。

こういった作用によって免疫システムががん細胞除去の力を向上させることがわかっています[3]。抗がん剤治療中、笑うと免疫細胞が増加することも明らかになっています[4]。闘病中であっても、楽

観的な人は悲観的な人より長生きするという報告もあります[5]。よく「幸せな人は長生きする」といいますが、それは科学的に十分実証されているのです。

ハワイ在住の女性治療者のムラリは、前向きな感情は免疫システムを強化させるという信念を持っています。彼女は、がん患者は自分のがん細胞に愛を送るべきだとアドバイスしています。

「もう、がんに逆らわない」。そう思えるようになったら、次はがんに対して愛を送っているつもりで、それを視覚化してみるといいでしょう。身体にとっては、コメディなどを見て自然に笑っている状態も、わざと笑っている状態も同じことなのです。もし、がんに愛を送ってみたら、身体には何が起きるでしょう？　エンドルフィンが出るんです。あのすばらしい、慈愛に満ちたホルモン、エンドルフィンがたくさん出てきて、細胞に、治癒しなさいと伝えてくれるんです。あの心地よいホルモンが滝のように流れ出て、愛あふれるエネルギーを生み出している、そんなイメージでしょうね。

この話を聞いて、わたしはムラリに「がん患者の多くは、愛を送るとがん細胞が勢いづくかもしれないと恐れている」と伝えました。すると即座に彼女は言いました。「こういうやり方でがん細胞に愛を送れば、がん細胞は修復されて、健康で正常な状態にもどるでしょう」。

彼女の仮説は、じつはきわめて正確だといえそうです。すでに見たとおり、エンドルフィンは損傷した細胞の炎症反応を抑えたり、損傷した細胞のまわりでの免疫細胞の働きを促すことで、細胞の治癒を図るのです[6]。

わたしが会った世界の治療者の多くは、ムラリと同じ意見でした。彼らは、がん細胞も元は正常細胞だった、ただ損傷を受けたので修復の必要があると考えているのです。

西洋医学でも、がん細胞は毒や細菌、遺伝子変異など何らかの要因によって損傷を受けた細胞であると見ています。けれども細胞の損傷は修復不可能、損傷した細胞は殺してしまうしか道はないと考えます。だから何百年も、抗がん剤、放射線、手術など、がん細胞殺傷の方法を研究してきたのです。

これまで損傷を受けた細胞を、機能回復させて健康な細胞にもどすことが可能か否かについてはほとんど研究されていませんでしたが、最近、画期的な研究が公表されました。代替治療の考え方は正しかったといえるかもしれない結果が出たのです。

その研究では、初期の前立腺がん患者で、即座に治療をしないと決めた人々を、二つのグループに分けました[7]。最初のグループは詳細に経過観察するだけで、医学的な治療は受けません。二番目のグループは代替療法を試します。野菜中心の食事、毎日の運動、ストレスを減らして幸福感を増すための感情のトレーニングをします。

どちらのグループの人も、容態は詳細に観察されていて、がんが悪化する兆候が見つかればすぐに研究からは離脱、抗がん剤治療に入ることになっていました。

経過観察だけのグループは、六人が離脱して抗がん剤治療に入りました。かたや代替療法のグループは、離脱者がゼロでした。このグループの人の腫瘍マーカーは、平均四パーセント減少しました。かたや経過観察グループの腫瘍マーカーは、平均六パーセント上昇していました。

さらに興味深いのは、この研究のフォローアップ調査です。代替療法のグループの人々の前立腺がん遺伝子の発現状態を調べると、たった三カ月代替療法に取り組んだだけで、オンの状態だった遺伝子の発現がオフになっていたのです(8)。この研究で明らかになったのは、(前向きな感情を抱くトレーニングを含む)一連の代替療法に取り組んだ前立腺がん患者は、すでに発現していたがん遺伝子を「発現なし」に変えたということです。さらに、体内に存在していたがん細胞を減らすことができたのです。

もっとも、代替療法が彼らの免疫システムを強化することはわかっても、がん細胞が殺されたのか、正常細胞へと再生されたのかまではわかりません。それでも、この項であげた一連の研究は、前向きな感情を増やす行為は、免疫システムを強化し、身体ががんと闘う後押しをしてくれることを示しています。

幸福は習慣になる

劇的な寛解を遂げた人々は、毎日の歯の手入れや運動について話すように、愛やよろこび、幸せを感じる方法について説明してくれました。彼らは、幸せは日々訓練すれば手に入る、生活習慣のようなものだと考えていたのです。

これは面白い発想です。わたしたちは一般に、幸福を、そのように生まれてきたか否か、という発想でとらえています。幸せに生まれてきたか、そうでないか。コップに半分入った水をみれば、自分は水側にいるか、空の部分にいるかというふうに。

がんの回復者や治療者は、こうは考えません。日々、幸せを感じるよう努めていれば、いつも、どんな人でも、幸せにすごせるようになるものだと考えるのです。

もっとも彼らも、がん宣告の直後から、幸せを感じていたわけではありません。そんなことは不可能です。けれども、すぐに気がつきました。恐怖におののいて日々をすごすのは、楽しくないし、免疫力を下げるだろうと。

そこで彼らは、一日二、三分でもいいから恐怖に怯えるのをやめて、何かをよろこぶ時間をつくろうとしました。たとえば、ユーチューブのビデオを見て笑ったという人もいれば、ヨガのレッスンに行くことにした人、あるいは大切な人に電話したという人もいました。こうやって少しずつ、努力して、よろこびの時間を増やすようにしていきました。すると、よろこびを得るために時間を費やすほど、時間をかけずによろこべるようになり、その効果は終日、ずっと続くようになると判明しました。よろこびを得ることは、「楽になる」という点では、鎮痛剤と同じ効果があるともいえるのです。

アレンは、前向きな感情を増やすために努力して、がんからの回復を遂げた男性です。アレンが脳と首にステージ2の悪性腫瘍を発見したのは、まだ四〇歳のときでした。アレンは、腫瘍除去手術には同意したものの、医師のすすめる抗がん剤と放射線治療は直感的にやりたくないと思いました。医師の驚きをよそに、アレンは手術よりも、感情の問題にアプローチするヒーリング・プログラムに、自分で取り組もうと決めました。

自分が大きく変化したことに気がつきました。自己の枠組みについての抜本的なパラダイム・シフトが起きて、僕の思考と感情のあり方は、それまでとはまったく変わってしまったのです。僕は、子どもたちや自分自身、そして「いま」というこの瞬間を、かつてなく慈しむようになりました。僕のものの見方は、バランスのとれたものになりました。そして内省と学びをしっかりと重ねたおかげで、意識がパラダイム・シフトを起こしたのです。ドミノ倒しのような効果がありました。おかげで僕は、まったく違う人間になったのです。

毎日、努めて楽しい時間をつくるようにする。そうしてアレンは、愛や感謝を感じてすごす時間を日々、長くしていきました。その習慣のおかげで、彼の人生はよい方へと変わっていきました。アレンは、食事療法などほかの取り組みも並行しながら、もう五年以上、がんの再発なしにすごしています。

また、ある治療者はこうわたしに言いました。日々、幸せを感じて生きるのは、最高に効果のある薬を服用するのと同じだ、と。

無理に幸福感を追い求める必要はない

けれども誤解しないでください。大切なのは、一日五分でも幸せである時間をつくるということ。一日中、いつなんどきも幸福を感じていなければ病からの回復はない、というのではありません。がん患者は、ストレスや恐れを感じると、「免疫力を弱めてしまう」と自分を責めがちです。これは心身相関医学の世界に散見される、とても残念な誤解です。命の脅威にさらされている人がつねに幸せを感じようとしたら、負担になるだけです。

たしかにストレスや恐れ、悲嘆や怒りの感情は、免疫システムに影響します。けれども無理矢理、うわべだけのポジティブ思考で内なる恐れを覆っても、まったく意味はなさないでしょう。

がんの回復者や治療者の多くは、わたしにこう話してくれました。

「良い感情も悪い感情も、すべてを十分に感じましょう。そして、感じ尽くしたら、完全に手放すのです」

わたしには、とても腑に落ちました。

こう考えれば、どんな感情も気兼ねなく享受できます。そしてさまざまな感情の合間にわき上がる「真の幸福感」に好きなだけ浸っていられるようになります。

赤ちゃんはよい見本です。ある瞬間には猛烈に怒っていても、すぐに忘れて、五分後には大よろこびしていますよね。

劇的な寛解をした人たちは誰もが、苦痛、恐れ、悲嘆の感情に何日も何カ月も暮れたと話していました。死に直面するとはそのような体験なのです。

けれども彼らは人生でもっとも困難な時期にあっても、幸せな時間を、笑う時間を、一日五分でいいからと、あえてつくっていました。

ジャネット・ジェイコブソンは六〇歳で子宮がんと診断されました。まさかの出来事でした。幸せに暮らし、食事には気を配り、定期的な運動もしていたからです。病院での治療に代替療法を加えていたのですが、数年後にがんは再発しました。そのときから彼女は、完全に代替療法だけで自己治癒を目指すと心を決めました。

ジャネットは、そのためにはユーモアと遊び心が大切だと気がつきました。再発から三年後のいまも、特に否定的な感情がわき上がってきたときには、そう心がけていると言います。

否定的な思考パターンに陥ったとき、遊び心があればそこから脱出できるんです。わたしは、自分が皮肉《シニカル》な気持ちになれば、その状態を「皮肉《シニー》ちゃん」と名づけて擬人化し、誇張してみます。その気持ちを切り取って、表に出してやる。陰から表に出して、光をあててから、感情の中にもどします。その感情を、楽しい、よろこびへの祈りに満ちた状態にしてやるのです。そうすると、単純に楽しくなるんですよ。

さてここまで、前向きな感情とは何か、そしてそれを日々の習慣にすると、なぜ免疫システムの機能が向上するのか述べてきました。

これから、乳がんのステージ4から回復した女性、サランヌ・ロスバーグの体験談を紹介します。サランヌは治癒するまでの間、どれほどつらくても、毎日二回は幸せを感じるよう、自分に課してきました。サランヌもほかの回復者と同じように、本書であげるほかの八つの項目も実践しながら、回復を遂げました。けれどもサランヌは、より前向きな感情を持って生きることが何より強力な治癒への駆動力だったと考えている人です。

サランヌの物語

一九九三年、サランヌ・ロスバーグは二九歳、目の中に入れても痛くないほど愛しい女の子ロリエルを生んだばかりでした。けれども、初のわが子を迎えたよろこびとは裏腹に、サランヌは膨大なストレスを抱えていました。難しい夫婦関係、盲目の母親、老いた父親、そして病に倒れたばかりの祖母。テレビ番組制作のコンサルタントとして働きながら、彼女はこれらの問題に対処していました。そんな彼女に追い打ちをかけるように、医師は「乳房への感染症が再発している。おそらく授乳のせいでしょう」と告げたのです。

それから数年。サランヌは母と祖母を亡くし、離婚で精神的な傷を負いました。その間、乳房の感染症は悪化していたのですが、サランヌはそれにかまうひまもないほど多忙でした。

一九九九年、サランヌは一一人目の医師を訪ねました。そこでようやく正確な診断が下されました。感染症ではなく乳がんだったのです。進行度はおそらくステージ2、リンパ節転移はなさそうだ、と医師は言いました。しかし病理検査の結果は最悪でした。乳がんのステージ4、リンパ節転移に加えて大動脈の周囲に転移巣があり、おそらく頸椎と脊椎にも広がっているというのです。

目の前が真っ白になりました。医師が彼女に診断を告げたのは金曜日。次の月曜日の腫瘍内科医の診察まで少し時間がありました。五歳の娘を抱えて、たった一人、恐ろしい事態に向き合わなければならない——。差し迫る試練に、サランヌは怖じ気づきました。

けれども、突然、あることがひらめきました。


わたしは、ノーマン・カズンズ［訳注 1915-1990年。アメリカのジャーナリスト、大学教授。笑いと治癒力について研究し、『笑いと治癒力』（岩波現代文庫、二〇〇一年）、『わたしは自力で心臓病を治した』（角川書店、一九八六年）などの著書がある］の業績を知っていたんです。笑いとコメディを使って、ユーモアがもたらす治癒力について研究した人でした。もちろん診断は衝撃でしたし、驚愕しました。わたしには誰も支えてくれる人がいなかったので。でも、学生時代にノーマン・カズンズの『笑いと治癒力』の抜粋を読んだことを思い出して、すぐビデオ屋に走り、コメディ・ショーのビデオをあるだけ借りてきたんです。

涙をこらえて大量のビデオを抱え、サランヌは娘の待つわが家に帰宅しました。ベビーシッターが帰ると、サランヌは夕食を食べ、シャワーを浴びて、大急ぎでロリエルを寝かしつけました。幼い娘に涙を見せたくなかったからです。娘の部屋のドアを閉めると、サランヌは別の部屋に移って嗚咽しました。

これからどうやって治療に向かえばいいの？　誰がサポートしてくれるの？　仕事は、お金はどうするの？　治療の間、誰が娘を学校に送り迎えしてくれるの？　心に不安が渦巻きました。

しばらくして、サランヌはふとビデオテープの山に目をやりました。エディ・マーフィのビデオがありました。

そうだ、ノーマン・カズンズに効いたのならわたしにも効くかもしれないわ、と思ったんです。そのエディ・マーフィのビデオをデッキに入れてみました。最初は大泣きしながら見ていたので、何を言っているのか、あまり耳に入ってきませんでした。ジョークに聞こえない、パンチがあるとも思えない、笑い声も聞こえない。仕方なく、自分で「ノーマン・カズンズに効いたなら、わたしにも効くかもしれない」と何度も口にしてみました。するとしだいにジョークがおかしく思えてきて、ついには吹き出してしまったんです。しまいには狂ったように、笑いこけていました。そして気がついたんです。喜劇と悲劇は紙一重だということに。悲しみの涙とよろこびの涙には、別物で

ありながらも共通性があるんです。どちらも同じ涙であり、カタルシスを起こすものなのです。

サランヌは気がつきました。深い悲しみを笑いに変えるのは、思ったほど難しいことじゃない。多分、ノーマン・カズンズもそれに気づいたんだ。ビデオを見ていくうちにわかったのは、一定時間、大笑いを続けると、心の傷や恐れが飛んでいってしまうということでした。彼女は一晩かけて借りたビデオをすべて見ました。

翌朝娘が起きてくるまでに、サランヌには、自分のなすべきことは何なのか、はっきりと見えていました。娘と一緒に、日々の暮らしをできるだけ、よろこびと笑いで満たそう。さまざまな恐怖、これから直面する治療の副作用に圧倒されないよう、感情のバランスをとろうと思ったのです。

わたしは娘に言いました。「これから毎日、必ず笑うって約束しよう」。娘は「それって、毎日遊ぶ約束をするってこと?」。「そうよ。お母さんと笑いごっこをしてほしいの。今日から毎日、必ず、二人で笑わせ合うのよ」。娘は「それって、一緒に遊ぶお友だちになるってこと?」。わが子の言葉を聞いて、わたしははっとしました。わたしはどうして、こんなふうになってしまったんだろう。どうして、わたしには遊ぶ友だちがいなくなってしまったの? いつの間にわたしは、誰とも遊ぶ約束をしなくなったの? 離婚に引っ越し、そして多くの苦難がありました。生活費を稼ぐストレス、子育てのストレス、家族の病気もありました。こうしたストレスによって、わたしの日々の生活からよろこびや楽しみは吸い取られていたのです。がんになったのも、当然かもしれません。

サランヌは娘と、笑い合うためにするべきことのリストをつくることにしました。娘があげたのは、おもしろい声を出す、変な顔をする、ドレスアップする、踊る、そしてジョークを言う。シンプルなアイデアが娘の口から続々と飛び出しました。サランヌは思わず手を止め、また考え込んだのでした。大人になってからは、生活の中に単純なよろこびを見いだすことを、すっかり忘れていました。ステージ4の乳がんに罹患したとわかったいま、サランヌは、こういったよろこびを取りもどし、もう二度と手放さないと心に決めました。

毎日二回、朝と夕方に、わたしたちは約束を実行しました。ちゃんと時間をとって、笑わせごっこをして、大いに楽しんだのです。そして気がついたんです。これはジムでするエクササイズみたいなものだと。わたしたちが笑えば笑うほど、楽しむほど、よろこぶほど、そして遊び心を働かせるほど、それが「ふつうのこと」になってくるんです。わたしたちの姿を見た人たちは「すごいわ、あなたとお嬢さんはとっても幸せそう。がんの治療で身体はつらいはずなのに、見て、この親子。二人で踊って乗り越えてるわ」という感じになります。そしてたずねてくるのです。「何か秘訣はあるの？　どうしてそんなふうにしていられるの？」。

最初の手術を終えるとサランヌは、抗がん剤治療の初回の日に、「抗がん剤コメディ・パーティー」を開くことにしました。スパークリングワイン、パーティーグッズ、オードブルを買って病室に持ち込みました。最初は、訝しげに見る人も、怒りだす人もいました。

けれども六時間におよぶ抗がん剤治療が終わるころには、状況は一変していました。医師も看護師も、患者もその家族も、製薬会社の営業マンまでがやってきて、サランヌを囲んでパーティーを楽しんでいたのです。治療用の椅子に座ったサランヌはみんなの笑顔を眺めながら、このパーティーは本当のホームパーティーと同じくらい成功したな、と思いました。そしてそのとき、あるアイデアを思いつきました。

抗がん剤治療の真っ最中に、わたしは自分の使命を思い立ったんです。突然のひらめきでした。わたしは「コメディで治そう財団」(The ComedyCures Foundation)を立ち上げるべきだ、電話番号は1-888-HA-HA-HA-HAで決まり。治療の厳しさといえば、塹壕戦のようです。よろこびやユーモア、コメディを楽しむような気持ち、そして希望があれば、その戦いに立ち向かっていけるかもしれない。患者や家族、彼らを支える人や医療従事者の視点を変えるお手伝いができるかもしれない。そうすれば、患者は、いまの病状について違った角度で見ることができるようになるかもしれないし、危機の最中にさえ人生は立て直せるのだと思えるようになるかもしれない。わたしたちは自分の人生を、希望やよろこび、笑い、楽しみや遊びで満ちたものに変えられるんです。

その夜遅く、抗がん剤による吐き気に苦しみながら、サランヌはベッドの上で「コメディで治そう財団」企画の詳細を紙に書き出しました。バケツに吐いてはまた起きあがって、のくり返しでした。このとき書きあげた紙は、その後二年間のサランヌの道しるべとなりました。このお陰で、サランヌはつらい治療のことを忘れていられる時間をつくることができたのです。

二度の再手術と四〇時間の放射線治療、ほぼ切れ目なく続く抗がん剤治療。そこでサランヌは、この厳しい西洋医学の治療を乗り越えようと、心、感情、魂を癒やすためさまざまな取り組みをはじめました。

一つは、直感に従って、人生で遭遇した憎しみや怒りを覚えた出来事と、過去の抑圧された感情を手放す作業でした。

サランヌは、つきあう人も変えました。物事に否定的だったり、「寄生的な人」とはなるべくつきあわないようにして、逆に、笑わせてくれたり、好きだと思わせてくれる人とすごす時間を増やすようにしました。これは効果てきめんでした。こうした好ましい人たちと会った日の夜は、疲れるどころか元気が出るのです。

こうしてサランヌは新たなエネルギーを蓄えて、人生を、健康や正義、幸せといった前向きな価値観に満ちたものへと変えていきました。

わたしは「がんになったのも当然かもしれません」という彼女の言葉を思い出し、「がんの原因は何だと思う？」とたずねてみました。彼女はすぐさまこう答えました。

もちろん、環境はがん発病の引き金になると思います。砂糖の摂取を控えるとか、ホルモン系に影響する食品をあまり食べないとか、発電所の近くに住まないとか、禁煙するとか、そういったことでがんは防げたかもしれません。でもわたしや、わたしが事情を知る人たちの場合、がんは、消化しきれていない痛み、トラウマ、憎しみの感情に起因しています。わたしは、まずそういった感情に対処して、それから害になる人とのつきあいをやめました。するとがんは本当に、人生の大問題ではなくなったのです。

次にサランヌは、神との関係について目を向けました。以前から信仰心は深かったのですが、がんになってから、サランヌは神に向かって話しかけるようになったのです。

わたしはがんになった人間ならではのやり方で、何かを発見したり世界をよくしようとしています。だからわたしは神に、「どうしてわたしがこんな目に？」とは聞きません。かわりにこう聞くんです。「さあ、教えてください。わたしはこの状況から何を学んだらいいのですか。何を人に伝えていくべきでしょうか。わたしのがん治癒の体験は、世の中の役に立つのでしょうか。がんにならなければ絶対に座ることとなんてなかったこの抗がん剤治療の椅子から、わたしは何を学べばいいんでしょう」。

こうしてサランヌは、がんの犠牲者になるどころか、がん宣告のおかげで強くなりました。神に対して怒るのではなく、人生を変えるための予兆やヒントを得るために、神と向き合う時間をとるようになりました。

神を自分の「医療コンサルタント」とみなしたサランヌは、神の導きの声を聞こうと深く耳を傾けました。すると必ず、答えははっきり聞こえてくるとサランヌは言うのです。

わたしのがんは、目覚まし時計のアラームのようなものでした。がん発病とその前のつらい出来事は人生の一部、起こるべくして起きたことでした。だから「あなたはがんでした。余命五年足らずでしょう。がんは治療に反応しないタイプです」というあの恐ろしい診断を聞いたとき、負けずにこう思いました。「誰の話？　そんなこと信じないわ。そんな話はもう結構。そんなことで騒いだりしない。わたしは強いし、集中力もある。心のコントロールはできているし、生きる理由も十分にある。だから神の力を借りて乗り越えるわ。これを警鐘として新たなビジョンを描いていけば死ぬ必要なんてない。神の使命に応えればいいだけよ」。

サランヌにとって、もっとも大きな生きる目的は、娘のロリエルの存在でした。母も祖母もいないいま、なんとしても娘を自分の手で育てたいと思っていました。

回復のためなら、どんなことにも、サランヌはよろこんで取り組みました。彼女は前向きで視野が広いので、どんな極端な話を聞いても、驚くどころか大よろこびで飛びつきました。友だちの弟が治療者だとか、誰かのおじさんが鍼灸師だとか、近所にハーブ治療者がいると聞くと、サランヌは「免疫システムが目覚めるかも」と、よろこんで試しました。

食事も一度はマクロビオティック療法に変えました。けれどもあまり効果がなかったので、野菜や豆類、植物性タンパク質を豊富にとる一方で、砂糖や精製穀類、赤身の肉、コーヒー、アルコールは控えるという方法に変えました。こうして、さまざまな方法を試してみたのは、いつか何かが奏功するだろうと考えていたからです。

それに、わたしはいつかこのがんは消えるだろうと信じていたのです。調べてみると、がんの自然寛解や奇跡的な回復を遂げた人は大勢いるとわかりました。そうめずらしいことではないと知ったのです。本当にそんなにめずらしくはないんです！　では、どうしてわたしがその一人になれたか？　どうしてわたしたちがこの劇的な寛解という幸福を授かったのでしょう？　わたしはこう思っています。聞こうとしたからだと。神の声に耳を傾けたんです。すると「医者にいきなさい」とか、「この治療を受けなさい」といった声が聞こえてきたのです。わたしはいつも、よろこびと大いなる感謝の気持ちをもって、耳を澄ませて聞きました。それは、ただ「聞く」ということを超え

た行為です。わたしたちは一般に、耳を澄ます習慣を失っています。刺激がまわりにあふれかえっているので、身体の声に耳を傾ける時間を失っています。わたしは耳を澄ましています。すると聞こえるのです。

しかし、この時点では、サランヌの治療には、残念ながら効果は見られませんでした。二年半にわたり、手術や抗がん剤、放射線治療をくり返し、代替療法はなんでも試していたのですが、がんは増殖し続けていました。それでもサランヌは前向きでした。きっといつか、風向きは変わる。そう希望を抱いていたのです。

実際に、その日はやってきました。

治療に入って三年目のある日。サランヌは四度目の手術に備えて忙しくしていました。そこへ電話が次々にかかってきました。

その夜、ＮＢＣの「デイトライン」でダライ・ラマ法王の主治医だった人物についての番組を放映していたのです。その医師イェシ・ドンデン氏は、チベットのハーブを使って末期がん患者の治療にあたっていました。番組を見ていた友人たちが、サランヌに、ぜひ彼に診てもらうべきだと電話をかけてきたのです。

番組のおかげでドンデン医師の診察のアポはいっぱいになっていました。サランヌも、何千人もの「順番待ち」リストに名を連ねました。

けれども根っからの楽観主義者のサランヌは、簡単には諦めませんでした。行く先々で、会う人ごとに、ダライ・ラマ法王の主治医にコネがないか、ドンデン医師とお知り合いではないですかと聞きました。

何カ月か後のある日のことです。サランヌは、がんの宣告を受けたばかりの患者に、「コメディで治そう」のメソッドを使ってがんをやりすごす方法を説明していました。ついに、苦労が報われました。その人はドンデン医師の関係者を知っていて、彼女のために診察の予約をしましょうと申し出てくれたのです。サランヌの手術のわずか数日前の出来事でした。

自分の尿を持参するように、断食状態で来るようにとの言いつけにしたがって、わたしはニューヨークへ飛びました。カルテは持っていきませんでした。ダライ・ラマ法王の主治医はわたしのそばに、膝を接して座りました。まず、わたしの脈をとりました。顔をしわくちゃにして、困惑した様子でした。そして笑いだしたのです。わたしもつられて笑ってしまいました。すると彼はまた顔をしわくちゃにしてわたしを見つめ、通訳を介してこう言いました。「あなたはとても健康です」。わたしは、誰も手に負えないステージ4のがんを患っていたんですよ。なのに彼は、わたしのことをとても健康だと言った(笑)。わたしも彼を見つめて答えました。「わかっています」。彼はまた言いました。「あなたは、とても健康です」。「わかっています」(笑)。

サランヌはこの医師の宣告に力づけられました。実際、彼女はとても元気だったのです。幸せとよろこびを感じて生きることを日々、最優先にしていたので、人生でいまが最高に幸せだと思っていました。

ドンデン医師はこのやりとりのあと、黙ったままサランヌの身体の各所に手を置きました。サランヌは怖くなりました。というのも医師は、驚くほど正確にいまある腫瘍の場所、そしてかつて腫瘍があった場所を当てていったからです。画像も映し出せないものを感知していたと、サランヌは言います。そしてこの人はわたしを助けてくれる、と思いました。

ドンデン医師はまたしわくちゃにした顔をあげ、「ここは古いな」と言いました。「そうです」とわたしは答えました。「あなた、がまんができますか？」と彼は聞きました。わたしは大笑いしてしまいました。「ドンデン先生、わたしががまん強い人間だったら、がんにはなってなかったと思います」。すると彼は言いました。「チベットのハーブは、西洋医学の薬のような速効性はありません。薬草があなたの身体のシステムを整えるまで、がまんして待たなければならないのです。西洋医学の薬はすぐに効くけれど、細胞を殺します。東洋の薬はあなたの体内システムを立て直し、免疫システムにエネルギーをもたらします。そして、免疫システムが体内の障害物を退治してくれるのです」。

おもしろいことに、イェシ・ドンデン氏はサランヌの病気を「がん」とは呼ばず、体内の「障害物」と呼びました。サランヌは彼の処方するハーブをぜひ服用したいと思い、どのくらい服用すればいいかたずねました。医師は、おそらくがんの症状は一カ月以内に消滅するだろう、けれども検査画像に腫瘍の縮小が映し出されるには、三カ月はかかるだろうと言いました。

がんが消えるかもしれない――。サランヌは興奮を抑えられませんでした。けれども、問題は費用です。

それは、うれしい驚きでした。彼女の抗がん剤治療は一日あたり一二〇〇ドルかかります。ところがハーブは、なんと一日一ドルだというのです。

彼は、ハーブの処方がいるかと聞きました。「先生、もしわたしにいますぐ真っ裸で自由の女神に吊されて、ゴッド・ブレス・アメリカ［式典、大リーグの始球式などで歌われる歌。第二の国歌と呼ばれる］**を歌えとおっしゃるならよろこんで」。彼は大笑いして、「いや、ただわたしの処方するハーブを飲んでくれたらいいんです」と言いました。**

そういうわけでわたしは、ハーブの服用をはじめました。すると三六時間以内に、わたしの主な症状は消えはじめたのです。一カ月ほどかかる、と言われていたのに！

サランヌは、これまでの経験から、がんが増殖しているときに起きる微細な症状を二六項目書き留めていました。西洋医学の医師はまじめに取り合おうとはしませんでしたが、サランヌは、これらの症状が出たときは身体に変化が起きていると信じていました。

たった一日半、ドンデン医師のハーブを服用すると、三つの大きな症状が消えました。極度の疲労感、唇の焼け付くような感覚、そして体内の、がんがある場所のかゆみと焼け付くような感覚。この三つです。

サランヌは、劇的に改善していると感じました。そこで病院の医師に、四度目の手術は延期し、しばらくハーブだけを服用し経過を観察したいと伝えることにしました。

案の定、医師は反対しましたが、三週間後に画像撮影をするということで同意してくれました。三週間後に受けた画像検査の結果、がんの増殖は鈍化していることがわかりました。腫瘍はまだ存在しました。それでも少なくとも成長が鈍っているのだから、再度、ハーブだけでもうしばらく様子をみたいとサランヌは医師に伝えました。

六週間後の画像は、腫瘍の成長が止まったことを映し出していました。医師は驚きました。腫瘍はまだある、でも大きくなっていない。サランヌは、なぜハーブに効果があるのか、彼女なりに考えてみました。

わたしの免疫システムを、ハーブが覚醒させてくれたんだと思います。だから、わたしの身体ががんと闘ってくれたのです。西洋医学の治療は、がんに衝撃を与え、怯えさせる効果はありました。

でも身体がその衝撃から立ち直ると、がん細胞は、さらに強力になって復讐をしかけてくるのです。西洋医学では治癒はしません。どんなに抗がん剤治療を受けても、わたしの身体は抗がん剤への耐性をつくってしまうのです。以前、医師が身ぶり手ぶりで、次のように説明してくれたことがありました。わたしの免疫システムは破壊されている、だからがんが成長してきた。そもそも免疫システムがきちんと機能してないからがんに勢いがついてしまった、と。たくさんの抗がん剤が免疫システムを抑えつけてしまったから、がん細胞は大よろこび。免疫システムは弱る一方でした。そこへハーブがやってきて、免疫システムを覚醒させました。そしてついに、わたしの免疫システムはフル充電されました。治療のやり方を変えたおかげで、今度は免疫システムが向上し、がんの方が衰退しはじめたのです。

ドンデン医師の予測どおり、三カ月たつと腫瘍の縮小が画像で見てとれるようになりました。サランヌは感無量でした。信じて疑わなかった事態が本当に起こりはじめたのです。

それから一年三カ月、「コメディで治そう財団」は発展し、サランヌの身体もますます回復しました。そして二〇〇一年、ハーブを摂取して一年半後、ついに、待ち望んだときが訪れました。画像からがんの形跡が消えたのです。

あの日、腫瘍内科医が言った決定的な一言を、サランヌはいまも生々しく記憶しています。「あなたがいまやっていることをやめないように」。

サランヌはいまも、すべての取り組みを続けています。もともと睡眠時間が短いサランヌは、財団の発展のため、昼夜なく働いています。財団では、トップクラスのコメディアンを各地の病院へ派遣し、「笑いの昼食会」を無料で開催しています。サランヌは自分の経験を元に、がん患者に、人生を楽しく笑いに満ちたものにするアドバイスもしています。まだサランヌのように画期的な回復を遂げた患者はいません。けれども、人々の生活の質を、感情や魂のレベルから向上させる手助けをするこの仕事は、サランヌにとって大きなよろこびです。

彼女はいまも毎日、笑いとハーブの「摂取」を続けているといいます。

がん再発の兆しが少しでもあれば、わたしはイェシ・ドンデン氏の診察を受けるか手紙を書いて、ハーブの処方を変えてもらい、身体の反応を見ます。いつもそれで大丈夫なんです。これまでにも何度か、症状が軽減しないときには処方を変えてもらってきました。わたしの免疫システムを高いレベルに保っておけば、がんに先手を打てるというわけです。

サランヌの話を聞いた人は、がんの寛解はチベット・ハーブのおかげだろうと思いがちです。でも彼女は「そうではない」と言います。

ドンデン医師に会うまでに、サランヌはすでにさまざまなやり方で自己治療に取り組んでいました。だからこそ、初めて会ったとき、医師は「あなたはとても健康です」と言ったのです。

「本当に、コメディが病気を治すと思いますか？」と聞かれます。そのたびにわたしは言うんです。コメディがわたしの魂を治癒してくれたおかげで、わたしの身体は力を蓄えて、がんとの闘いに立ち向かえたんです、と。わたしはノーマン・カズンズの生涯と、彼の教えや研究について知っていました。がんを宣告されたあの週末、前向きな感情にはきっと何かあると感じたんです。それから、心が身体におよぼす力について、とりわけよろこびと希望が身体に与える影響について調べながら前に進んでいきました。

だから、わたしの寛解は、何か一つの要素によって導かれたのだとは思いません。心と魂がしっかりしていたから、わたしは自分をよい環境に置くことができたんです。感情や魂のレベルでも、医療の点でも、人間関係の面でも、申し分のない健康とよろこびにあふれた環境を自分でつくってきました。わたしの免疫システムがハーブの力で目覚めたとき、身体のほかの部分も、もう準備は万全だったのです。

がん宣告から一三年がたちました。サランヌはがんと無縁の生活を楽しんでいます。幸せな再婚、そして三人の子どもがいます。娘のロリエルがシンガー・ソング・ライターとして初アルバムを出すのを、何よりも楽しみにしています。

サランヌは、西洋医学と代替療法の両方を使って身体・心・魂を立て直した見事な実例です。彼女はさまざまなアプローチで治癒に取り組みました。その甲斐あって、長期にわたるつらい治療に耐え、また三大療法が効かなくなったときには、笑いやチベット・ハーブといった、他の選択肢を見つけることができたのです。

どんなに病んだ日も、恐怖に打ちひしがれた日も、一日五分だけでいいから笑う、または幸せを感じる時間をつくる。彼女はこれを自分に課してきました。何年もの厳しい治療に耐えていたときも、この習慣のおかげで、身体と心と魂は元気でいられたとサランヌは考えています。

実践のステップ

がんを患う人なら、サランヌの話を読んでも、毎日幸せを見つけることなんてできるのかと疑問に思うでしょう。命を脅かす病との闘いの最中にあるというのに。

アメリカでは、年間一二〇〇万人もの人が、何らかのうつ症状を呈しています。(9) つまり、自分は幸せだと思っていない人はとても多いのです。悪いことに、臨床的にはうつ病とはいえなくても、人生に飽き飽きし、不満を抱えている人がさらに何百万人もいるのです。こういった精神状況は、病気と闘う免疫システムに負荷をかけるばかりです。

サランヌが気づいたように、日々の暮らしにちょっとした幸福を取り込むのは、実はそう難しいことではありません。たとえつらいがん闘病の最中であっても。

たしかに、日々の努力は必要です。サランヌも、娘と毎日笑う約束を交わしました。ソファーにじっと座っていても身体を鍛えられないように、何も努力しなければ幸福感も得られないのです。最初はしんどいかもしれません。でも毎日幸せを感じることを日課にすると、セロトニンがかんたんに分泌されるようになってきます。

ではここで、劇的な寛解の経験者たちがしていた、前向きな感情を増やすための方法を紹介しましょう。

楽しむための処方箋

・一日のはじめに笑う、または感謝の気持ちを持つ
　笑って一日をはじめるためには、たとえばお気に入りのユーチューブ・ビデオを見る、「今日のジョーク」といったメールマガジンを読む、自然と笑顔になってしまうアルバム（紙でもデジタルでも結構です）を開いてみる、といった方法があります。

あるいは枕元に「感謝の日記」を置いておき、朝、目が覚めたらすぐに、ありがたいと思うことを五項目、書き出してみましょう。

・メディアを視聴するときには注意する
　昨今、わたしたちのまわりには、ネガティブで恐ろしい情報があふれています。ニュースを見たり読んだりする前に、笑うか感謝の念を抱く行為を、すませておきましょう。そして試しに、ニュースの視聴量を減らしてみてください。そうすれば、気分をよい方へ変えていきながらも、時勢に後れをとらずにすむはずです。

・娯楽メディアの質にも注意する
　ニュースばかりでなく、テレビ番組や映画にも注意が必要です。推理ドラマや殺人ミステリーは、

人を興奮させますが、コメディのように免疫機能を向上させてくれるわけではなく、むしろ身体にストレスをおよぼします。毎週一本は、コメディのショーを楽しんでみてください。

• 一緒にいて楽しい人とつきあう

ニュースやドラマによってはストレス反応を生じることがあるように、人づきあいにも同じ側面があります。サランヌがしたように、自分の人間関係をしっかりと見直してみてください。「元気にしてくれる人か、疲れる人か」を吟味してください。疲れる人とすごす時間は減らし、元気にしてくれる人となるべく多くの時間をすごしましょう。

• 活動的になる

日々の暮らしのなかですぐ実践できる楽しみを見つけてください。たとえば、運動、自然のなかのウォーキング、ガーデニング、歌う、踊る、瞑想する、写真撮影、料理、昔の友だちに電話する、誰かにプレゼントをあげる、地元のコーラスグループに参加する、音楽を習う、ボランティアをする、といったことです。「テレビ視聴」ではダメです。週に三回は実践して、よろこびを味わうよう、自分に課してください。

もしあなたが、どうすればよろこびが味わえるかをすっかり忘れてしまっているなら（そういう人はめずらしくありません）、紙に、思い出せば必ず幸せな気持ちになれる出来事を書き出してください。昔のことでも結構です。そしてそのリストを眺めて、「いま、もう一度したいのはどれか」と考えてみてください。

もし、何らかの理由でいまはそれができないなら（旅行がしたいが病気でできない等）、同じように幸せな気分になれる別の活動がないか考えてみてください。旅行のかわりに、新規オープンのレストランや近所のイベントに出かける、といったことを毎週してみてください。

• 寝る前に確認する

毎晩寝る前に、「今日、五分だけでも幸せな時間をすごしたか」を確認してください。もしできていれば、そのことを思い出して、感謝してください。できていなければ、最初の項目を読み直してください。つまり、笑ってみるか、何かに感謝の念を抱いてから、眠りについてください。

この章で紹介した、生きる勇気を与えるメッセージは、とてもシンプルなものです。慢性的なストレス状態に置かれている人の身体は、治りません。けれども、もし一日五分でも幸せを感じる時間をつくることができれば、それは免疫システムにロケット燃料を与えるようなものです。わたし自身も、毎日五分でもいいから、愛とよろこび、幸せを感じるよう自分に課しています。読者のみなさんにも、ぜひ、そうしていただきたいのです。どんな薬を飲むよりも、身体に大切なことだからです。

第7章

周囲の人の支えを受け入れる

貧しいときや悲惨なとき、
真の友は慰めになってくれる

アリストテレス

In poverty and other misfortunes of life,
true friends are a sure refuge.

Aristotle

人間は社会的な生き物です。集まってしゃべって鬱憤を晴らすといった日常レベルの話のみならず、根本的に人は助け合わなければ生きていけない存在です。

人間の赤ちゃんは、地球上のほ乳類の中でもっとも未熟な状態で生まれてきます。何カ月どころか何年も、べったり母親に頼らなければ生きていけません。でも、馬はどうでしょう。赤ちゃん馬は生まれて五分で歩きはじめます。

人間は、一生涯、相互に依存しながら生きていきます。そのほうが身の安全も食料も効率よく確保できると、経験的に知っているからです。

病気のとき、他者からの支援はより切実になります。家族や親友といった大切な人がそばで世話をしてくれれば、それが理想です。温かいスープをつくってくれて、毛布をかけてくれて、会社の上司に「今日は出勤できません」と電話をかけてくれる。誰かが体調を崩したとき、友だちや家族がその人のためにできるのは、こうした生活の実務面でのサポートです。

もっとも最近の研究によると、大切な人の存在には、もっと高度なかたちで病者の回復を支えてくれる力があるといいます。わたしたちが大切な人、あるいはペットと一緒にいて「愛されている」と実感することで、ホルモンが血中に流れ出ます。[1] そのホルモンは、わたしたちを感情的に心地よくしてくれるだけでなく、免疫システムの働きも大いに向上させてくれるのです。[2] 病気のときに感じる他者の愛には、身体の治癒を促す効果があるのです。

他者からの思いやり、つまりは愛を受け取ること、「周囲からのサポート」を得ること。がん回復者が実践していた九項目の一つにこれが入るのは、そうしたもっともな理由があるからです。

この章では、周囲からのサポートがなぜ大切なのか、三つの要素から説明します。わたしたちは直感的に、周囲のサポートは大事だと理解していますが、そこにある科学的根拠を紹介します。次に、他者の愛とサポートを受け取ることで進行性肝臓がんから回復した女性、キャサリンの体験談を紹介します。最後に、愛やサポートを上手にやりとりするための方法を説明します。

愛は身体を治癒に導く

わたしの会ったがんの寛解経験者は、全員が、周囲の人からの愛には病んだ身体を治癒に導く力があった、と話していました。愛が身体の状態に作用するなんて思ってもいなかったと驚いていた人もいました。

また、人から受け取った愛情の「量」に驚いたと言う人もいました。家族や親友のみならず、長く連絡を絶っていた友人や、ほとんど知らない人までもが思いやりを示してくれたというのです。

ナンシー・マッケイは、その一人です。職業は牧師。愛情深い妻で、母親でもあります。ナンシーは五四歳のとき、リンパ節転移のあるメラノーマ（皮膚がん）だと診断されました。余命は一、二年、と医師は言いました。医師の言葉を信じたくなかったナンシーは、手術と実験的ながんワクチン投与に加えて、祈りと、漢方薬の摂取に取り組みました。

古くからの友人に、最近こう聞かれたんです。「なぜ治ったと思う？」。彼の瞳に映った自分を見ながら、わたしはこう答えました。「愛と祈りのおかげ。そして新しい、いい薬も効いたんでしょう」。しばし考え込んだ彼は、笑顔になってまた聞きました。「その順番で効果が出たのかな？」。今度はわたしがちょっと考え込みました。「そう、この順番で」。多くの人が、愛をもたらしてくれていました。わたしをしっかり支えてくれる夫、生きているあいだにわたしに孫を見せたいからと、すぐ子づくりをするといってくれた娘。一〇年間牧師としてかかわってきた教会の人々は、全員が、電話や手紙をくれました。遠方から、肌ざわりのいいスカーフを送ってくれた人もいました。「愛を込めてあなたにタッチするかわりに、これを送ります」とメッセージを添えて。そして、いつもそばにいてくれる二匹の猫たち。おかげで、わたしはまったく孤独を感じませんでした。最悪の状態だったときも、わたしはまわりの人々のぬくもりや思いやりに包まれていました。もう二度と、「自分は愛されていない」なんて言いません。わたしは愛を得ました。それにわたし自身、自分を愛していることに気づいたのです。

主治医による「余命一、二年」の宣告から、二〇年がたちました。ナンシーはいまも愛に包まれて、がんとは無縁の暮らしを送っています。

同じように、わたしの会った代替治療の治療者たちも、他者からの愛は、病気の人を明らかに改善させると考えていました。

あるハワイの祈祷治療師は、愛は高い周波数のエネルギーで、健康をもたらすエネルギーの一形態であると説明してくれました。病んだ人に愛、つまりはその高周波のエネルギーを与えると、その人に生じたエネルギーの「詰まり」が除去され、身体のエネルギーのバランスが整う。これが彼の考えです。

科学的にも、他者からの愛情が、それを受けた人の身体によい影響をもたらすことが、実証されています。

まずは一般的な観点からおこなわれた研究を紹介しましょう。人とのつながりを多く持つ人は、あまり持たない人より明らかに寿命が長く、[3]またがん罹患率も低い[4]といった研究があります。さらにおもしろいことに、人とのつながりが健康にもたらす影響は、運動やダイエット、飲酒や喫煙の習慣よりも大きいという研究もあるのです。[5]つまり、一緒にご飯を食べたり、なんとなくだれかとともに過ごしたりするようなつながりの密なコミュニティに暮らす人々は、油っこいものを食べても、飲酒や喫煙の習慣があっても、運動をしなくても、平均寿命より長生きするというのです（もちろん、できるかぎり健康でいたいなら、人とつながりながらも、身体にいいものを食べ、減酒減煙につとめ、運動をしたほうがいいでしょう）。

がん患者の人には朗報があります。他者との強いつながりには延命効果があると示す一連の研究があり、その延命効果は平均二五パーセント増におよぶともいわれます。[6]

最近の報告には、治療期間中に周囲からのサポートを増やすことのできた乳がん患者は、死亡リスクをなんと七〇パーセントも減少させたというものがありました[7]。

がん患者で独身の人も、心配は無用です。周囲からのサポートの治癒的効果を得るためには、結婚したり、子どもを持つ必要はないのです。いくつもの研究が、大事なのは、周囲からの強いサポートがあるということで、そのサポートの「出所」は何でもいいと示しています。二人の親友でも、三〇人の知り合いでも、たった一人の配偶者でもいいのです[8]。

ここまで紹介したのは、大人数の被験者の生存率を調べた研究です。このほかにも、愛やサポートを友人や家族から受け取ったとき、その人の身体でなにが起きているかを調べた研究もあります。

脳のＭＲＩ画像や血液検査、唾液の分析でわかったのは、愛やサポートを受けると、身体を治癒する作用のあるホルモン、ドーパミン、オキシトシン、セロトニン、エンドルフィンなどの分泌が増えるということです[9]。これらのホルモンは、体内の炎症を抑えたり、血流や酸素の循環を増やしたり、白血球や赤血球、ヘルパーＴ細胞やナチュラル・キラー細胞の数を増やすよう、免疫システムに信号を送ります[10]。こうして身体ががん細胞を発見し、除去するよう促します。

数々の研究により、がんの回復者や治療者の考えは正しかったことが明らかになりました。他者からの愛や思いやりは、病んだ人の身体の治癒を促すのです。

「孤独感」は治癒の敵

二つ目に知っていただきたいのは、孤独にならないことの重要性です。

方法は、人それぞれです。たとえばがん患者のなかには、家族や親しい友だちがそばにいてくれさえすれば孤独は感じない、という人もいます。一方で、それもいいけれども、がん患者のグループや運動教室で、同じ体験をした者ならではのつながりを持つのがよいと考える人もいます。劇的な寛解をした人々も、そうでした。自分と似た経緯をたどったがんの回復者と、つながろうとする人が多かったのです。彼らは孤独感に襲われないよう、回復者の体験談をありったけ読み、直に回復者と会って話すよう心がけていました。

一方で、わたしがカウンセリングで会った人のなかには、真摯な祈りや瞑想など、一人で実践する行為こそが、孤独感を遠ざける最良の手段であるという人もいました。

方法はともかく、孤独感から逃れることは共通の課題です。

図書館司書のリタは、非ホジキンリンパ腫の一種、MALT（粘膜関連リンパ組織）リンパ腫のステージ4と診断されました。彼女は、孤独感に襲われないよう、さまざまな方法に取り組みました。なかでも、真っ先に患者グループへの参加を決めました。

患者グループに参加している人は平均余命が長いと何かで読んだことがあったんです。それに、がん患者同士でしか話せないこともたくさんありました。わたしが自分の仕事、健康関係の図書館司書を続けたかった理由もそこにあるんです。がん経験者はみな、それぞれの治癒体験を持っていました。人はがんと診断されたときにどう反応するのか。未知の事態に直面したとき、人はどう対応するのか。彼らの話から、こういったことについて理解を深められました。

リタは三カ月かけて、二人の医者にセカンドオピニオンを求めました。そのあいだは周囲の人たちにしっかり支えてもらい、ストレスを減らすよう、さまざまな工夫をしました。するとリタの悪性リンパ腫は、ほぼ消滅したのです。あまりに突然だったので、リタ本人も医師も驚きました。

それ以来ずっと、リタはまわりのサポートを十分に受けられる状態を保ってきました。彼女はもう八年以上、寛解状態にあります。

多くの治療者が、孤独感がいかに健康を蝕むものかをわたしに説明してくれました。アランギ・ムルはニュージーランドで、マオリ族に伝わる伝統的治療を手がけています。アランギは、健康には地域社会からの愛あるサポートが不可欠だと考えています。

マオリの社会では、健康をこう定義しています。家族がみんな元気にしていること。その人が地域にきちんと貢献していること。お年寄りが尊敬されていて、子どもたちも幸せで心が安定していること。こんな状態があってこそ健康だといえるのです。いまもマオリ社会では、部族の集いのおかげで人々の健康が維持されています。カパハカ（伝統的なうたと踊り）、ワカアマ（カヌーのレース）など、わたしたちは多くのスポーツをします。一人で運動する人はまずいません。わたしたちは仲間といることを好むのです。

研究のためニュージーランドを訪れたとき、わたしは、マオリ族の人々の強い絆と、人々が密につながるコミュニティのなかで生きる姿に、感慨を覚えました。アメリカ社会とは、あまりにも違いました。

アメリカでは、多くの人がフェンスで囲われた家に住み、近所の人の顔も知らずに暮らしています。マオリ族の治療者にいわせれば、そうした暮らし方は奇妙です。孤独になるし、他の人がもたらしてくれる治癒エネルギーをほとんど受け取れないのだから、根本的に不健康だといいます。

彼らの言うとおり、わたしたちの暮らし方は不自然なのかもしれません。というのも、すでに多くの研究が、孤独感や人とのつながりの欠如は、早死ににつながる傾向があるとまで明らかにしているのですから[11]。孤独感は人を死に至らす可能性を五〇パーセントも高める、と明らかにした研究があります[12]。乳がん患者を対象にした大規模調査では、乳がんと診断される前、人とのつながりが少なかった人は、人とのつながりを多く持っていた人より、乳がんで死ぬ確率が二倍も高かったという結果が出ています。さらに恐ろしい数字もあります。乳がんの治療に一人きりで対処した人は、一〇人またはそれ以上の友人からサポートを受けた人よりも、死亡する率が四倍も高かったのです[13]。また、孤独を感じている人の血液と唾液を分析したところ、孤独感はストレスホルモンのコルチゾールの多さと関連し[14]、また孤独な人の身体では免疫力が衰弱していて[15]、その結果体内のがん細胞を除去する力が弱まっていることがわかりました。

人とのつながりは免疫システムの強化を促します。そして孤独感は、人を静かに死に至らしめる「殺人犯」にもなりうるのです。孤独を感じている人にとっては、その解消のため何かをはじめることは、菜食や定期的な運動と同じくらい健康のために重要なのです。

身体のふれあいは治癒を促す

三つ目は、身体のふれあいには治癒を促す要素があるということです。ここでいう身体のふれあいとは、性的な意味ではなく、ハグする、肩に手を添える、抱きしめる、痛いところをマッサージするといった行為のことです。わたしの知るがんからの生還者たちは、人との身体のふれあいは治癒のために大切だと考えていました。特に痛みがあったり病床にあるときには大きな意味を持つと話していました。

六一歳のとき子宮頸がんのステージ4と診断されたダイアナもそうです。彼女は八クールもの抗がん剤など、さまざまな治療を受けましたが効果はありませんでした。苦しかった治癒への道のりを彼女が乗り越えられたのは、夫による精神的な支えと身体的なふれあいのおかげでした。

わたしの入院は一一五日間におよび、最後は打つ手がなくなって、帰宅させられたのです。夫は片時もわたしのそばを離れませんでした。同じ部屋で寝て、毎日、一日中、そばにいてくれました。わたしの状態が悪いときには、ベッドにもぐり込んできて、抱きしめてくれました。これほどのことを誰かにしてもらったという話を、わたしは聞いたことがありません。彼がそこにいてくれる。それがわたしをどれほど慰めてくれたか。彼のしてくれたことを思うと、いまも涙が出ます。

最期を自宅で迎えるために、ダイアナは退院しました。そして友人や家族を呼び、神の意思に身を委ねた彼女のため、祈ってもらいました。すると驚くことに、彼女の状態は底を打ち、緩やかに回復しはじめたのです。それからもう五年、ダイアナにがんの形跡はありません。夫との身体のふれあいと思いやり、そして家族や友人の祈りに、ダイアナは何より感謝しています。

パメラ・マイルズは一九八六年からレイキ治療師をしています。彼女は、ゆるやかな身体へのタッチを治療に取り入れているといいます。レイキとは、日本で発祥した霊的な治療法です。治療では、服を着たまま身体にやさしく触れます。手は身体への負担にならないようそっと載せます。載せる場所は、頭や胸や背中など、患者が不快に感じている所ならどこでもよいのです。治療者がそっと手を載せると、患者の身体は自然に治癒するよう反応する、と考えられています。パメラはレイキの力についてこう説明してくれました。

なぜそうなるのかはわかりませんが、レイキのタッチには、患者が魂とのつながりを強めるよう働く力があるのです。わたしたちは、バラバラな個別の存在なのではなく、もっと大きな何かとつながっている存在だと、気づかせてくれるのです。魂とのつながりを感じた身体は、日常意識から

崩している場所に照準を合わせて、再び動き出そうとするのです。

解き放たれ、深くリラックスした状態になります。すると身体の自己治癒力は、体内でバランスを

研究によると、人と人との身体のふれあいは、愛やサポートを受け取ったときと同じ治癒ホルモン（セロトニン、ドーパミン、エンドルフィン）の分泌を促します。なかでも、「抱きしめホルモン」として知られるオキシトシンは、とりわけ大量に分泌されます。[16] オキシトシンはさまざまな方法で身体を助けてくれる強力なホルモンです。たとえば、炎症反応や痛みを軽減し、血圧を下げ、コルチゾールのレベルを下げ、消化を活発にして（栄養の吸収がよくなります）、そしてがん患者にもっとも大切な、免疫機能を向上させるのです。[17]

オキシトシンの持つ力は、驚異的です。わたしが話を聞いた人たちが、身体のふれあいがいかに大切かを強調していたのも、もっともなことでした。

でも、自分には抱きしめてくれる人がいないという人は？　心配無用です。ペットでもいいのです。多くの研究が、ペットのそばにいると、友人や家族のそばにいるときと同じく、治癒ホルモンの分泌が活発になると報告しています。そしてペットを飼っている人は、そうでない人より長生きするとの報告もあるのです。[18]

わたしの好きな動物についての研究を、一つ紹介しましょう。研究者は高コレステロールの餌を与えたウサギを二つのグループに分けました。そして一方のグループのウサギだけを、毎日、人が撫でてかわいがってやりました。すると、毎日かわいがってもらったウサギたちのグループは、ただ餌をもらうだけで放っておかれたウサギたちより、動脈硬化の発生が六〇パーセントも少なかったのです。[19] 身体のふれあいは、動物に高コレステロール食の害を排除する作用をもたらしたということです。

人間対象の研究でも、一日たった一〇秒のハグが、血圧を下げ、コルチゾールを下げ、オキシトシンを増やすことがわかっています。[20]「リンゴ一個で医者いらず」というように、一日一回か二回のハグも身体にいいというわけです。

ここまでは、周囲からのサポートの効果について説明してきました。さてこれから、キャサリン・アレクサンダーの物語を紹介します。キャサリンは治癒のためにさまざまな取り組みをしてきましたが、何より、友人と教会コミュニティが与えてくれた愛のおかげで、自分は治ったのだと考えています。彼女の物語は、愛を与えること、そしてなにより愛を受け取ることが、どれほど大きな治癒の力になるかを示す見事な実例です。

キャサリンの物語

キャサリン・アレクサンダーが六三歳のときのこと。朝、トイレに行こうとして、自宅で気を失ってしまいました。キャサリンは離婚経験のある独身の自営業者でした。幸い、数分後に目を覚ましたものの、ぶつけた頭はずきずきと痛み、方向感覚を失ったようでした。失神は初めてだったので、すぐ地元の病院に電話をしました。電話に出た看護師は、誰かの車で急いで救急治療室へ来たほうがいい、脱水症状以外の原因があったらいけないから、と言いました。

キャサリンはためらいました。彼女は個人用の医療保険に加入していなかったからです。六五歳まで待って高齢者向け公的保険（メディケア）に入るつもりでした。けれども、失神は軽く見てもいい症状ではありません。キャサリンは友だちに電話して、近所の病院の救急治療室まで送ってもらいました。

親しい友人が数名、そして教会の仲間。それがキャサリンにとっての助けを頼める人間関係でした。もとの夫とは長く連絡を取っておらず、一人娘は遠くに住んでいました。

結果はただの失神ではありませんでした。キャサリンは人生最大の健康問題に直面したのです。念のためＣＴ画像を撮ったところ、肝臓に大きな腫瘍が写っていました。

ところが医師が診断を確定するのに手間取り、キャサリンの入院は一週間におよびました。日一日と治療費は膨らみました。

血液検査では、肝臓がんの疑いを示す数値はやや高めでした。ＣＴ画像に写った大きな腫瘍と合わせて考えると、「おそらく悪性腫瘍だから、すぐ切除手術を受けたほうがいい」と医師は言いました。肝臓を半分から三分の二、切除する手術です。もっともこう聞くといかにも恐ろしい大手術のようですが、肝臓は身体で唯一再生する臓器なので、危険度はそれほど高くありません。

けれどもキャサリンは、直感的に、手術はいますぐ決めないほうがいいと思いました。最大三分の二も肝臓を切除する手術を受けるなら、本当にそれががんなのか、診断を確定してからにしたい。そう思いました。小さく切って生検をしてもらうため、外科医への紹介状を書いてもらい、診察の予約を一週間後に入れました。

外科医に大きな手術をする前に生検をしてほしいと伝えると、快諾してくれたので、すぐ日程を決めました。生検なら入院ではなく外来で行われると思っていたので、前日、病院に電話しました。何時に迎えを頼めばよいか知りたかったので、「滞在時間はどのくらいですか」と聞きました。すると、応対した人は「二週間です」というのです。「生検で?」とわたしは聞き返しました。彼女が調べてくれたところ、外科医はわたしに知らせることなく、そのまま手術に入る予定にしていたのです。外科医にとって生検は「予備手術」、その目的は、手術の方法を決めるためだったのです。すぐに予約をキャンセルして、生検は別の病院でしてもらいました。

生検の結果は、思わしいものではありませんでした。ステージ3Bの肝臓がん、腫瘍はグレープフルーツ大。キャサリンは暗闇に迷い込んだようでした。自分の人生は、思っていたよりずっと早く終わるかもしれない——。死の恐怖に打ちのめされました。

診察室の窓のそばに立ちすくんで、自問自答したことをおぼえています。わたしは生きたいのだろうか？　「生きたい」。答えは明らかでした。わたしはまだ十分に生き尽くしていない、この中途半端な状態でいまの人生を去りたくない。死ぬのが怖いわけじゃない。でもいまじゃない、と思ったんです。今回のことでは死なない、と自分で強く決意しました。そう決意すると、それは絶対に生きるんだという信念になりました。それは声高に言いふらすようなものではありません。頭の中で沈思黙考することでもありません。ただ、自分という存在の中核から、立ち現れてくるものなのです。これから何が起ころうとしているのか、はっきりとわかるのです。

生きると決めたキャサリンに次に立ちはだかったのは、人生の中でもっとも難しい問題、つまりお金の問題でした。彼女は大学の非常勤講師で、社会保険には未加入でした。教職から得られるささやかな収入で月々の暮らしをまかなっていたのです。あと二年で、高齢者向け公的医療保険（メディケア）への加入資格が得られます。けれども、それまでどうするか。個人医療保険の掛け金は高額すぎました。魂は「生きたい」と願っていても、心はお金の不安でいっぱい。キャサリンはそんな状態でした。

でもわたしは病院で自問自答したとき、自分で、こんな答えを出したんです。「この状況を乗り越えられるとしたら、誰かが助けてくれるからに違いない」。実際に、助けはやってきたのです。

わたしは働けない。貯金もない。保険もない。でも何とかなりました。自分の状況を人に話すと、共鳴してくれる人が現れ、必要なものを届けに来てくれたのです。

キャサリンがステージ3の肝臓がんだと友人や教会コミュニティに伝わると、経済的にも精神的にも、彼女をサポートしたいという人が続々と現れました。

ある女性は、キャサリンの家賃の金額を毎月貸しましょう、返済はいつでもいいから、と申し出てくれました。キャサリンは涙を流し、厚意に甘えることにしました。当面は治癒に専念するため、休職はやむをえなかったからです。

キャサリンはこれまで教会のために、資金集めのイベントを何度も実施してきました。今度は教会の人々がお返しにと、彼女のために資金集めをしてくれたのです。その資金のおかげで、キャサリンは膨大な医療費を支払うことができました。経済的なサポートはそのあとも続きました。キャサリンは驚き、畏敬の念に震える思いでした。

ある友人が、わたしのことを知り合いに話してくれました。するとそのなかの一人が、わたしに一〇〇〇ドルを送ってくれたのです。会ったこともない、まったく知らない人でした。わたしは身をもって知りました。人は誰もが無条件に愛されているのです。彼はわたしを知りません。だから、わたしにそのお金をくれたのではありません。彼にとって大切なのは、自分以外の他者です。彼は

ほかの誰かのためにと、私財を手渡したのです。

匿名の人からの寛大なサポートにキャサリンは感謝し、謙虚な気持ちでいっぱいになりました。自分は愛されていると強く感じるようになりました。

友人からの要請で、キャサリンは自分の現状についてメールで随時報告しました。メールでは、彼女がいまどんな状態にあるかを書いて友人や教会の人々に報告しました。メールを送るたびに、思いやりに満ちた多くの返信がありました。温かい励ましのメールに、キャサリンは心打たれました。キャサリンはそういったメールをパソコンのフォルダにまとめておいて、つらいときに読み返しました。

自分は愛されている、心配されているという感覚。そして精神的、経済的なサポートを得たおかげで、キャサリンは自分が直感的に正しいと思ったやり方で、治癒に取り組むことができました。

がんになる前から代替療法には詳しかったので、手術や抗がん剤、放射線治療は抜本的な問題解決にならないと考えていました。体内の排毒を担う臓器に毒を与えて治療する、という医療の発想は、キャサリンには不可解に思えました。だから医師には、「治療は受けず、ほかの方法を試します」と伝えました。

代替治療についても、周囲からのサポートに助けられました。友人たちは全員が、ビタミンやハーブ類、また治療方法について、自分が持つ情報をキャサリンに教えてくれました。そうした情報のなかから、キャサリンはさまざまなサプリメントを試し、自分に合ったものを続けることにしました。アロエのサプリメントである「アムブロトース（Ambrotose）」や、米ぬかのサプリメント「バイタルＰＳＰ（Vital PSP）」はその例です。

一方、食事についてはこれまでも十分気を使っていたので、あまり厳しい食事療法に挑戦しようとはしませんでした。

食事療法にまでは、手が回らなかったのです。そもそもわたしの食習慣は、そう悪くはなかったので。わたしは精製小麦粉も白砂糖も取りません。鶏肉は食べますが、ほとんど野菜中心の食生活です。食材はほぼ有機素材を選んでいます。マクロビオティック療法という方法もあったかもしれません。友だちにはマクロビで乳がんを治した人がいました。ほかにも何人もマクロビで良くなった人を知っています。ただわたしは、ルールが厳しすぎてできなかったというだけです。

キャサリンは直感的に、自分には食事療法よりもエネルギー治療が必要だと思っていました。たとえばボディトーク（BodyTalk）という治療法は、とても自分に合うと感じました。また、友人から近所の鍼灸学校で学生インターンが無料の鍼灸治療をしてくれると聞いて鍼灸にも毎週通いました。

そしてついに、自分にとってもっともいいと思える治療法を見つけました。同僚がたまたま教えてくれた、アリゾナ州発祥の「ライフ・ヴェッセル（Life Vessel）」です。

ライフ・ヴェッセルは、エネルギー周波を利用した治療法です。創業者が開発した箱型の装置があり、そこに入ると音楽がかかって箱が音に共鳴します。箱はうまくつくられていて、中の空間に身を置くと、全身が音楽と同じ周波数で振動するのです。この治療法では、健康な細胞と不健康な細胞は異なる周波数で振動すると考えます。音の周波数を健康な細胞に合わせて変えると、不健康な細胞は消えていくというわけです。

ライフ・ヴェッセルの理論は、前の章で述べたとおり、すべての生命体は原子レベルで見ると振動しているという事実にもとづいています。多くの代替治療者も、この理論をがん治療のために使っています。手を使ったエネルギー治療、音楽療法、電子機器を使って患者の細胞を健康な周波数に振動させようとするものなどがあります。

ただ、エネルギー周波を活用する治療の科学的根拠、治療での有用性を明らかにするのは困難です。こうした治療が実際にどんな状態を引き起こしているのかを調べるための「道具」が存在しないのです。今後数十年のあいだに、このような興味深い、新しい治療法を分析する技術が開発されてほしいと願うばかりです。

さて、相当な費用はかかるものの、ライフ・ヴェッセルの治療が自分には必要だとキャサリンは思いました。一度試してみて施術後の心地よさに驚きました。友人にも、元気になったみたいだと指摘されました。

しかしこの治療には、値段の高さのほかにも問題がありました。彼女はアリゾナ州に通って、毎月一週間は滞在しなければならないのです。そして残り三週間は、ゆっくり身体を休めなければなりません。

現実的ではないとキャサリンは思いました。ところがキャサリンの気持ちを知った友人が、またすぐに資金集めを企画してくれました。そして奇跡のように寛大な資金提供者の協力を得ることができたのです。おかげで彼女はなんの憂慮もなく、エネルギー治療だけに専念できる状況が整いました。すべてのがん患者にこんな贈り物があればいいのに、とキャサリンは思いました。

がんになる前のキャサリンは、他人から援助を受けるのは苦手な人間でした。自立心が強かったからです。

けれども、がん治癒を目指す旅は、経済的にも精神的にも一人の手に負えるほど甘いものではないと悟りました。最初は人からの援助を受け取ることに抵抗があったものの、結果的に考えを改めました。

病気になって、はじめて互恵関係の持つ力について知りました。互恵関係では、「与える」と「受け取る」、両方の流れを考慮に入れておく必要があります。「与える」のは、操作や賄賂、強制

とは別物です。「受け取る」のは、人のものを奪ったり、相手を搾取することとも違います。わたしたちが「与える」ことを好むのは、それが一種のパワーゲームだからです。気分がいいし、人の一枚上を行ったような気持ちになるからです。でも、受け取る人がいないと与えることはできません。わたしが学んだのはそこでした。この流れの仕組みです。「与える」とは、それができる人の特権です。そして「受け取る」こともまた、わたしに与えられた特権だったのです。

キャサリンはアリゾナまで月一回、ライフ・ヴェッセルの治療に通うことができました。その間、彼女は腫瘍内科医の診察を定期的に受けていました。血液検査の結果はどんどん良くなっていました。見た目にも元気になりました。しかし医師は、彼女が取り組んでいる治療には関心を示しませんでした。

わたしがライフ・ヴェッセルから帰ってくるたびに、周囲からは「元気そうになった」と言われました。こうした反応から、わたしはライフ・ヴェッセルの効果を実感しました。腫瘍内科医にも「病気にしては元気すぎる」とまで言われたんです。それなのに彼はわたしに、化学塞栓術（血管にカテーテルを入れ、腫瘍を狙って抗がん剤を注入する肝臓がんの治療法）を受けさせようとしたんです。わたしは断りました。彼の助言にはまったく耳を貸さなかったので、むっとしていたようでした。この医師はわたしのしていることについては、まるで無関心でした。「いろんなことをしています」

とわたしが言っても、「へえ、何もしてないのかと思った」と答えただけでした。

腫瘍内科医はそうは考えませんでしたが、キャサリンは、これまで続けてきた取り組みがすべて奏功して、確実に身体は健康になっていると感じていました。

キャサリンはこれまでもずっと、心身の相関関係を信じていました。そこでライフ・ヴェッセルの中ですごすときを、これまでの人生について黙考する時間にあてました。過去の選択、心の習慣、そして自分ががんになった理由について深く考えました。

心と身体のつながりを、わたしは確信しています。一五年の結婚生活のあいだには、激しい怒りを覚えた出来事がいくつかありました。でもわたしは怒りをどう表していいのか、わからなかった。自分が大切にされていないと感じたことが怒りの原因でした。その怒りは、肝臓に根ざしていました。ライフ・ヴェッセルの中で気づいたことがあります。わたしには、過去の経験について理解したり解釈したりするうえで、一種のパターンがありました。いまならそういった自分の思考や感情が病を生んだのだと、よくわかります。もちろんそのパターンの存在を理解したからといって、そこから解放されるわけではありません。でもいまなら、少なくともどう対処すればいいかはわかっているのです。

中国伝統医学では、肝臓は怒りを消化する臓器だと考えられています。心身への洞察を深めたキャサリンは、ライフ・ヴェッセル治療に行かない週には、抑圧された怒りを手放すため、さまざまな方法を試してみることにしました。キャサリンは、ある感情表現の講座に申し込みました。

友人たちは、キャサリンが感情の問題に向き合っているあいだも、支えになろうとし、訪ねてきてくれました。そのおかげでキャサリンは孤独に陥らず、みんなが彼女の生を願っているのだと実感していられました。治癒に取り組んでいるあいだ、こうした友人たちの行為によってキャサリンはしっかりと支えられていたのでした。

がんになってわたしが学んだのは、わたしは大切な存在なのだ、ということでした。世界がそう認めてくれたのです。そして人は誰もが、大切な存在なのです。わたしだから大切なのだという意味ではありません。誰の人生も大切で、そこにわたしも含まれるということです。「誰もわたしをかまってくれない」なんて、二度と思ったりしません。

キャサリンは、友人、そして見知らぬ人からも大いなる愛とサポートを受けてきました。そして、自分の中に芽生えた愛について、より深く、魂のレベルで感じるようになりました。わたしは彼女に、治癒するまでに魂のあり方に何らかの変化を感じたか聞きました。

がん治癒の道のりについて、わたしはこう考えています。わたしたちががんになるのは、真の自己に出会うためなのだと。がんを克服し元気になった人たちは、本当の自分を取りもどそうとし、それに成功した人々です。彼らは「お医者さんが治してくれる」とは考えません。そういった発想では生き延びられなかったでしょう。がんを治癒させるために大切なのは、どんな方法に取り組むかではありません。魂のレベルで真の自己に向き合えるかどうかだとわたしは思うのです。

身体や心、魂へのアプローチ、そしてエネルギー治療など、キャサリンが多角的な取り組みをはじめて一八カ月がたったときのことでした。ライフ・ヴェッセルの装置は、彼女の免疫システムが正常にもどったことを示しました。

それを受けてキャサリンはCTスキャンを撮りました。ところが結果は、グレープフルーツ大だった肝臓の腫瘍が、わずかに縮小しただけだったのです。

キャサリンはひどく落胆しました。自分のやり方に自信はあったものの、キャサリンはついに腫瘍除去の手術に同意しました。

ところが、手術は思いもよらない方向へ進んだのです。

いざ開腹してみると、肝臓にはがんはありませんでした。腫瘍は肝臓の外に飛び出し、ぶら下がっていたのです！　医師はちょん、と腫瘍を切り取っただけで、小さな手術でした。わたしは三日

で帰宅しました。これまでの医師とは違い、その執刀医はわたしにこう言いました。「何をしたのか知らないけれど、これからも続けなさい」。それでもやはり、わたしがしたことは何だったのかは聞こうとしませんでしたけれど。

キャサリンがその手術を終え、目を覚ましたとき、手術室には多くの医師が詰めかけていました。こんな症例は、誰も見たことがなかったのです。

愛とサポート、ライフ・ヴェッセルの治療、感情を手放す作業、ビタミン剤——それらがすべて相まって彼女の免疫力を高め、がんを抑え込んだのだとキャサリンは確信しています。肝臓がんのステージ３Bと診断されて、既に七年余り。キャサリンはいまも元気で幸せでいます。何より、あの一八カ月の間、友人や家族が与えてくれた愛とサポートへの感謝でいまもいっぱいです。

もうライフ・ヴェッセル治療はやめました。けれどもこれからもキャサリンは、人々からの愛を受け取って自分らしく生きていくでしょう。キャサリンは、こう言いました。

がんは、人生最良の経験でした。わたしは、昔の自分にはできなかったことを含め、多くのことを学びました。人には愛がある。そして人は愛したがっている。愛はわたしたちの遺伝子に組み込まれているのです。人は愛を与えるチャンスを求めています。愛を循環させるためには愛を受け取る人が必要なのです。それがあってこそ、互恵の関係が成り立つのです。わたしが学んだのは愛を

受け取る方法でした。

自営業者で、身近に住む家族もいなかったキャサリンは、がん告知を受けたとき、さぞ孤独だったでしょう。けれども彼女には必要なときに支えてくれる友人と仲間との強いネットワークがありました。精神的にも、実際の生活上の問題も、そして経済的にも、彼女は多くのサポートを得ました。そのおかげで、医療を離れても代替治療を模索して、治癒に至ったのです。さまざまな代替治療に取り組むことができたのも、友人と教会コミュニティからの支えがあってのことでした。

実践のステップ

わたしは患者のカウンセリングでは、必ず、その人の持つネットワークと、それをいかにうまく活用するかについて話し合います。人に助けを求めるのは難しいものです。誰もが人のやっかいにはなりたくないと思っているからです。けれどもキャサリンが学んだように、人は人を助けたいものなのです。それはわたしたちが人間たる所以です。

知っている人や大切な人が病に倒れたとき、人はとりわけ助けになりたいと思うものです。わたしはじつに多くの人から、友だちや家族の助けになりたい、でもどうしていいのかわからない、と相談を受けています。

具体的にどうすればいいか、その方法をお伝えしましょう。

あなたががん患者である場合

• 今日これから、大切な人に電話をかけてみましょう。あなたがどうしているか気になったから、とシンプルに伝えてみましょう。もしその人があなたのがんについて知らないなら、必ずしも話す必要はありません。知っている場合でも、がんについて話す、話さないはそのときのあなたの気分しだいです。電話をもらった人は、あなたががんの問題から離れて気分転換したいんだな、とわかってくれるでしょう。
翌日は、別の人に、同じように電話をしてみてください。

・近所に、運動のための講座（あまり激しくないものがいいでしょう）があれば、申し込んでみてください。もしがん患者向けの教室があれば、参加してみてもいいでしょう。

・よさそうなものがあれば、がん患者のグループに参加してみましょう。自分の通う病院にもあるでしょうし、最寄りのアメリカがん協会の支部にもあるでしょう。少なくとも、オンラインのグループに参加してみましょう。
ほかのがん患者と話すのは気が滅入りそうだと思う人は、家から出て知らない人と知り合うきっかけになる何か別の活動に参加するといいでしょう。写真やハイキング、トランプのブリッジ愛好会などなんでも結構です。

・必要なときには、躊躇せず、人に助けを求めましょう。友人、家族、ただの知り合いであっても、あなたのことを支えたいと思うはずです。ただ、あなたが伝えなければ、人は動きようもないのです。
もし直接人に助けを求めにくければ、親しい友人に、できれば手伝ってほしいこと（料理や雑用、人の訪問など）があると伝えましょう、それから、彼らを通じてメールで、家族や友人などより大人数のグループに、あなたが助けを必要としていることを伝えてもらいましょう。

あなたの大切な人ががん患者である場合

•その人に電話をして、あなたがどうしているか気になったから、と伝えましょう。それだけでいいのです。もし具合が悪ければ、相手は電話にでないでしょう。その場合は留守番電話に、あなたがどうしているか知りたかったから、とメッセージを残しましょう。そして、かけ直さなくてもいい、と一言添えておきましょう。それだけで、電話をもらった人の身体には、治癒ホルモンが分泌されるでしょう。週一回はやってみてください。

•身体にいい食事を、持っていってあげてください。まずは、大切な人がどんなものを食べているかを確認してください（多くの人は菜食など、何らかの食事制限をしています）。その人の食事制限に合わせた料理をつくって、冷凍庫に入れられる容器に入れて、持っていってあげてください。

•家事や雑用で何か手伝えることがないか、申し出てください。がん治療の最中にある人にとって、食料品の買い出し、掃除、洗濯に時間や体力を割くのは、大変なのです。

・リラックスし、気分転換するためのお出かけ一日計画を立ててあげてください。わたしのおすすめは、午後一緒にエステに行く、またはスポーツ観戦に行く、の二つです。がん患者はたいていよろこびます。

・いつも支えてあげなければ、と強迫的に考える必要はありません。あなたの愛情が、その人に伝わればそれでいいのです。何日かに一度電話をする、メールを書く。それだけで、その人にあなたの気持ちが伝わります。長期的に、その人の気持ちを支え、ひいては免疫システムの働きを強化することにつながるのです。

この章でお伝えしたかったのは、周囲から愛とサポートを受けるのは、野菜中心の食事や抗酸化サプリメントと同じくらい、身体にいいということです。わたしたちの感情の動きは、体内の化学物質やホルモンの分泌に直結しています。それによって免疫システムは強くもなり弱くもなります。他者からの愛や気遣いを感じるとき、わたしたちの脳腺からは治癒ホルモンがほとばしり出ます。そのおかげで免疫システムは細胞の修復をし、毒を排出し、なによりがん細胞を体内から除去してくれるのです。

毎日、ビタミン剤を飲むのと同じように、忘れずに次の二つを自分に問いかけてみてください。

今日、誰かに愛を与えましたか。そして誰かから愛を受け取りましたか。

第8章
自分の魂と深くつながる

医療の犯した最大の過ちは、
身体を診る医者と心を診る医者を
分けてしまったことだ。
身体と心は、分けられないのに

プラトン

The greatest mistake in the treatment of
diseases is that there are
physicians for the body and physicians for the soul,
although the two cannot be separated.

Plato

です。

霊性《スピリチュアリティ》は、デリケートなテーマです。何世紀ものあいだ、人間は、お互いの信仰の違いから、戦争や虐殺をくり返してきました。身体の治癒とのかかわりについて語るには、細心の注意が必要です。

「霊性による治癒」との言い回しを聞くだけでも、人々の反応は二極化します。耳をそばだてて聞こうとするのは、信仰を持っていたり、日ごろから魂にかかわることを実践している人でしょう。かたや、霊性の問題に日ごろかかわりのない人は、即座に心を閉ざすでしょう。

読者のみなさんには、この両者の中間くらいの感覚で、読み進めていただければと思います。ここに書いてあることのすべてを真実として受け入れられなくても、ぜひ開かれた心で、他者の体験について読んでみてください。

この章では、身体の治癒と「深遠な（あるいは、高次の）エネルギー」とのかかわりについて述べます。それを「神」や「魂」と呼ぶ人もいれば、より普遍的な生命力とみなして「エネルギー」「気」あるいは「プラナ」と呼ぶ人もいます。この章では、わたしは「魂《スピリチュアル》のエネルギー」または「霊性」という言葉を使います。もし「霊」「魂」といった言葉に嫌悪感のある方は、その部分を「深く、安らかな」と置き換えて読んでください。

まずは魂のエネルギーについて、がんの回復者や代替療法の治療者が述べていた五つの側面から、詳細に説明していきます。次に、そのエネルギーを治癒に取り入れて、脳腫瘍から回復した若者の体験談を紹介します。最後に、読者のみなさんが自分でできる、魂へのつながりを深めるためのシンプルな実践方法をご紹介します。

体験としての霊性

がんからの回復者や治療師は、身体と心の両方で魂のエネルギーを強く感じる、と言います。彼らの言葉を借りれば、その感覚は、温かく安らかなエネルギーが頭からつま先へと流れ、おだやかな無償の愛の毛布に包まれているようなものです。

魂のエネルギーは、魂の存在や宗教に信をおいていなければ感じられないと思っている人もいます。けれどもそうではありません。至上のよろこびともいえるこの魂のエネルギーは、信仰があるから感じられるのではなく、心身を使って熱心に取り組めば、誰もが受け取ることができるようになるのです。

人によっては、極上のヨガ・レッスンを通じて、あるいは思いっきり走ったあと、または心地よいマッサージや昼寝から、程度の差こそあれ魂のエネルギーを感じます。深い祈りや瞑想、詠唱など、特別な行為を通じて感じるという人もいます。人によってやり方が違うのは当然なのです。ヨガでは魂のエネルギーはまったく感じないけれど、週一で参加している祈りのサークルでは感じるという人もいます。自然の中を歩くと体感できるけれど、瞑想ではそんな感覚は得られないという人もいます。

この研究でわたしが会った人々は、こう言っていました。

どんな方法でもいいから、がんを治すためにはなるべく一日一回は、魂のエネルギーを感じてほしい。

シスター・ジャヤンティは、瞑想によって魂のエネルギーを感じる方法を、初心者向けに教えています。彼女は、特定の宗教とは関係なく魂や瞑想について教える女性団体、ブラーマ・クマリス世界霊性協会の指導者です。なぜ瞑想によって魂のエネルギーが感じられるのか、彼女はこう説明してくれました。

深く内省しているとき、心の中で何かを問いかけているとき、あるいはただ静けさの中にいるとき。もし神がそこにいるような感じがしたなら、それが瞑想という行為なのです。そうやって神と結ばれた状態にあるとき、あなたは光を、エネルギーを、自分に引き寄せています。光は魂に流れ込み、あふれ出て、身体までも輝かせます。陽光の温もりのようなものです。そのエネルギーは皮膚でも感じ取れます。身体が、その温もりとエネルギーを吸い込むような感じもします。実は、それは治癒のプロセスなのです。身体の治癒を促しているのです。身体に病を抱える人は、瞑想の訓練をしてください。あらゆる思考や行為から、気づきを得るよう心がけてください。そうすることで、わたしたちは、いつの間にか失ってしまった神聖なエネルギーの源と、再びつながることができるのです。

ブリジット・ディンズモアは、治癒には魂のエネルギーの力が不可欠だったといいます。ブリジットは子宮体がんになり、子宮全摘手術と抗がん剤、放射線治療を受けても余命五年、と告知されました。

ところが、ブリジットはルイーズ・ヘイの『自分で身体を治す』（未訳 *Heal Your Body*）という本を読んで、身体のもつ自己治癒力に興味を持ちはじめたところでした。そこで数カ月治療を延期し、そのあいだに、いわゆる「霊性《スピリチュアル》による治療」を試してみることにしました。イメージ誘導の訓練、深く内面に入るため定期的なレイキを受けるといったことです。彼女はこう説明してくれました。

最初は、「霊性による治療」といっても何から手を付けていいのやら、という感じでした。わたしは厳格なカトリックの家庭に育ちましたが、すでに信仰から離れていました。やるなら自分が自分を治すしかない、ということもわかっていませんでした。がんと診断された翌年、がんの痕跡が消えていることがわかったときに、わたしのしていたことはまさに「霊性による治療」だったのだと気がつきました。わたしは自分の中にある「真の自己」を探し、そこにつながろうとしていたのです。

毎週、教会の礼拝に参列している人たちのなかには、面倒で時代遅れだと思いながらもただ義務感でそうしている人も少なからずいるでしょう。一方、年々人気を増しているのは、ヨガやランニングといった実践型の活動です。たぶんわたしたちは、頭でおこなう信仰よりも、身体と心からわき出る魂のエネルギーを感じられる実践型の活動の方が、自分の滋養になることに気づいているのだと思います。

第三の愛

これまでの章では、個人レベルに属する二つの愛について述べてきました。「前向きな感情」を扱った第6章では、自己を前向きでよろこばしい状態にするにはどう行動し、考えればいいか、その方法について述べました。「他者からのサポート」の第7章では、他者の愛をどう受け取るかについて述べました。

この章でお話しする「霊性（または魂の）エネルギー」は、がんの生還者たちが「無償の、普遍的な愛」と呼ぶ、第三のタイプの愛です。

自分と外の世界との境界は消え、自分は一人で存在しているのではなく、すべてと、誰もと一体だと感じる——第三の愛を感じたときの感覚について、彼らはこんなふうに語ります。魂を感じるための実践に取り組むと、この感覚で自分の全存在がいっぱいに満たされると言います。第三の愛は、とても深い、普遍的な愛です。うまく引き出せるようになれば、どんな状況においても手に入ります。けれどもそれは地下水のようなもので、いったん立ち止まり、穴を掘って水を手に入れるという手間をかけなければなりません。

ヘンリーは、この第三の愛の存在に気がついてがんから回復した男性です。七〇歳で、前立腺がんと男性乳がんだと診断された彼は、手術と抗がん剤治療を拒否し、別の治療法を見つけました。銅人《トンレン》療法という、中国伝統医学から派生したエネルギー治療です。鍼灸治療師でこの療法の創始者トム・タム氏は、この世には普遍的な魂のエネルギーが存在し、身体の不調を治すためには誰もがそれを活用できると考えています。ヘンリーは彼の理論について、こう説明してくれました。

わたしたちの世界には集合的無意識というものが存在します。わたしたちがその集合的無意識に向き合うほど、または銅人治療師が患者のかわりにそこに深くつながるほど、意識上に治癒の力がどんどん宿ってくるのです。自然治癒についてのトムの考えは、ほぼどんな文化でも共有されているものです。

ヘンリーはがんを治すため、銅人を使って第三の愛——無償の、普遍的な愛——を感じようとしました。彼は多重がんの告知を受けながら、一切通常の治療はせずに八三歳まで生きました。主治医はとても驚いていました。

わたしたちの社会では、個人主義の価値観を何より重視します。わたしたちは、一個人として自立して生きるべきである、近所の人など他人に頼るなんてもってのほかだと子どものときから教わってきています。

けれども世界各地の魂を扱う伝統文化は、ことごとく正反対のことを伝えています。わたしたちはみな目に見えないかたちで密接につながっています。同じ魂のエネルギーが流れているのです。もしもあなたが、一個人として生きているとの感覚から解放され、すべてとおだやかに結ばれている感覚を得る「普遍的な愛」を体感したことがないなら、がん回復者のいう「第三の愛」、もっとも深い形態の愛の全容は、まだご存じないのかもしれません。

身体と魂の関係

この研究の過程でわたしが何度も耳にしたのは、人間についての次の概念でした。

人間の本質は、魂にある。身体は、人間が物理的に存在するための仮の宿である。

この発想は、がん治癒の本質を考えるにあたって、重要になってきます。人の身体を物理的にとらえる人は、がんの原因も治療法についても、物理的な側面だけを考えるでしょう。けれども、物理的な身体には魂のエネルギーが宿っていて、身体と同じようにそれへの手当ても必要だと思うなら、治療には、身体へのケアを超えた要素が必要になります。

わたしが話を聞いた人たちは、こう考えていました。魂のエネルギーは人間にとってもっとも重要な要素である。それを忘れてしまうと身体は疲れ果て、病んでいくと。

インド北部でヨガと瞑想の施設を創設したスワミ・ブラムデブは、そのような身体観を持つ治療者です。ブラムデブは、身体が治癒するための最初の一歩は、わたしたちが、自分の中にある魂のエネルギーとの結びつきを強めることだ、と言います。ブラムデブは独特のリズミカルな声で、こう説明してくれました。

（身体を指さして）この容器は、神のためにつくられたものです。ですから神はわたしたちみんなのなかに、宿っていると言えます。あなたがいま病んでいるなら、あるいは病を自覚していて神の存在に気がついたなら、自分のなかに神がいると思って、神に頼んでみてください。「あなたはわたしを助けるべきです、守ってください、この病を治してください」と。そして神の存在を自分のなかに、感じてください。その神を、篤く信仰するのです。これ（身体を指さして）はあなたの住処《すみか》じゃない、神の所有物なのです。この容器は神のものです。いま、容器は病んでいて危機にある。だからあなたは、持ち主にこう伝えなければならないのです。「教えてください。あなたの容器はバランスを崩しています。どうか出てきて、助けてください」と。

人間の身体は神のエネルギーの容器にすぎない、とするスワミ・ブラムデブの考えは、人間の身体は魂のエネルギーの容器であるという、多くの宗教の考えと類似します。

神のエネルギーと再びつながり、そのつながりを深くする。それこそが、身体という容器が病気になったとき、もっとも効果的な治療法なのだとスワミ・ブラムデブは考えています。

大切なのは日々の実践

宇宙との一体感を感じて、あふれ出る魂のエネルギーに全身を満たされたといった体験をした人が、それからまもなく病気から回復した——こんな話を聞いたことがある人は少なくないでしょう。でもほとんどの人は、「そういうことも、あるのかもしれない。でも自分には起きないだろう」と思ってしまうのではないでしょうか。

わたしもそうでした。魂のエネルギーが身体中にあふれてくるといった感覚が、練習によって得られるものだとは、思いもしなかったからです。というのも、そうした体験談は多くの場合、さして努力もせず、神秘的なエネルギーの洪水を体験した人がいるように描かれているからです。けれどもわたしはがんの回復者から話を聞くうちに、洪水のような魂のエネルギーをすぐに感じ取れる人はごく例外で、多くの場合、人は日々たゆまぬ練習の末、少しずつそれを感じるようになるのだと知りました。

たとえていえば、重量挙げのようなものです。五年も練習から離れていた人が、突然ジムに行って、九〇キロのバーベルを持ち上げられるわけはありません。同じように、瞑想をしたこともないのに、座布団に座った途端に魂のエネルギーに全身が満たされた、といったことが起きるわけがないのです。それよりも、重量挙げの訓練をするように、少しずつ、できれば毎日練習して、ゆっくりと力をつけていけばいいのです。重量挙げと同じく、一カ月練習をサボったときには、すぐ前のレベルから再開できるわけではありません。一からのやり直しになるはずです。

シスター・ジャヤンティは、人々が魂に向き合う習慣を持たなくなったのは、現代社会では「いつも何かをしていること」が重視されるようになったからだと考えています。


近年、わたしたちはただ「人」であることよりも「何かする人」になることに心を奪われています。強迫的なまでに、いつも何かしていなければならないと思いこんでいます。霊性への道のりとは、魂の奥底をのぞきこみ、そこに何が起きているのかを知ったうえで、静かに自分の現状へと立ちもどっていくことができる。そういうものなのです。魂のもともとの状態をきちんと認識していれば、わたしという存在は平穏でいられます。自分が何者だったかを忘れてしまったら、平穏は崩れ、魂とのつながりは失われます。


シスター・ジャヤンティの考えでは、健康な人間とは、行動を志向する身体と平穏を志向する魂とのつながりを、いつも維持している人のことです。

わたしの場合、毎日瞑想をしているときには、安らかな魂のエネルギーがすぐに身体に満ちてきて、終日それが続きます。けれども多忙で瞑想が途切れがちになると、それをわずかしか感じなくなります。

魂のエネルギーとのつながりを欠いた結果生じる事態は、けっして軽視できるものではない——

ジャヤンティはじめ、わたしが会った人たちはそう主張します。最初は、生活がちょっと荒《すさ》んできたと感じる程度でしょう。けれどもいずれは、身体が病気になります。魂のエネルギーの定期的な充電を怠ると、身体はバッテリー切れを起こすのです。どんなことでもそうですが、覚えておくべきことはシンプルです。

ただ、練習あるのみ。

思考を止める

魂とのつながりを深めるための方法には、祈り、瞑想、ランニング、ヨガなどさまざまなものがあります。なんにせよ、最初にすべきなのは、心を鎮めることです。魂のエネルギーと思考は、相互排他的なのです。思考を止めなければ、魂のエネルギーは生じてこないのです。

思考の一時停止は、魂に向き合う訓練の第一関門です。日々嵐のように情報を浴びているわたしたちにとって、それは簡単なことではありません。アメリカ人の四八パーセントは日常的に不眠に悩まされ、四〇〇〇万人が不安を抱えて苦しんでいます(1)。この数字は、わたしたちにとって思考を止めるのがいかに難しいかを物語っています。

心の動きを止めるテクニックにはさまざまなものがあります。大抵の瞑想法では、心の動きを無理に止めようとはせず、慌ただしい動きを観察するようにと説いています。一歩退いて思考の動きを眺めてみると、しだいに心が落ち着いてきます。また、祈りやマントラ、イメージ、自分の呼吸など、何か別のものに意識を集中して思考を止める方法もあります。祈りや瞑想などに取り組むときには、先に運動をしておくと心が落ち着きやすいと言われています。その方法は何でもいいのです。大切なのは、自分でその方法を見つけ、慌ただしい心を落ち着かせ、魂のエネルギーを感じることです。

研究者のリタは、仕事柄、いつも頭が稼働状態でした。乳がんだと診断されて、病院で治療を受けましたが、数年後に再発。彼女は、神に怒りを覚えました。しかしこの怒りによって、彼女の頭は常時稼働状態から脱出したのです。

道を歩きながら、わたしはつぶやきました。「神さま、ちゃんと神としての仕事をしてください」。わたしはふてくされていました。「わたしを治すおつもりですか、殺すつもりですか。はっきりしてもらいたいんです」。わたしは根っからの研究者ですが、あのときばかりは、こう言いました。「神さま、図書館はもう十分、本ももう読みたくない。ただ、命を助けてほしいんです」。それから一週間余りして、事態は動きはじめました。

その週の後半、いくつかの偶然が重なって、リタはエネルギー治療を受け、真摯に瞑想に取り組みはじめました。そしてもう病院にはもどらないと決めました。瞑想とエネルギー治療をはじめて一カ月がたつと、彼女の乳がんの腫瘍は、触ってもわからない程度になっていました。

結局、病院には行っていないので、がんが完治したのかは確定できません。けれどもあれからもう二四年、リタは人生を満喫し、元気にすごしています。リタは、魂とのつながりを深めるためにはじめた瞑想のおかげで、研究者的な思考モードを止めることをおぼえました。

がんの回復者や代替治療師たちはみな、魂のエネルギーにつながるために思考を止めるという作業は、とても大事な最初のステップだと言っています。

霊性に関する研究

章末に、魂のエネルギーとのつながりを深めるための方法を、いくつか記します。その前に、このテーマに関する最新の研究をご紹介しましょう。

最近開発されたｆＭＲＩ（機能核磁気共鳴画像法。外部から刺激を与えたりして脳が活動した様子を画像化する）、脳波測定や血漿の遠心分離技術のおかげで、魂のエネルギーとつながるための実践が、脳と身体にどう作用しているかを調べられるようになりました。その結果、興味深い結果が報告されています。

たとえば瞑想をすると、メラトニンの分泌が増えることがわかりました[2]。メラトニンは健やかな睡眠に欠かせないホルモンです。一晩ぐっすり眠ることは、健康のために重要です。免疫システムがじっくり時間をかけて細胞修復や排毒の作業に当たるのは、睡眠中だけです[3]。がん患者のメラトニン分泌レベルは、危険域といえるほど低いことがわかっています[4]。こういった研究によって、瞑想などの実践が、身体ががんと闘うのを支援する仕組みが解明されるかもしれません。

別の研究では、毎日わずか三〇分の瞑想を八週間続けると、脳の中の不安やストレスにかかわる部分の密度がまばらになり、逆に共感や記憶にかかわる部分の密度は高くなることがわかりました。[5]これは、がん患者にとって意義のある報告です。というのも、ほかにも多くの研究が、ストレスが軽減すると免疫システムの機能は向上することを明らかにしてきたからです。[6]瞑想はストレスの火消し役であり、また免疫機能の起爆剤でもあることが、科学的にわかってきたのです。

もっと直接的に、瞑想が免疫システムに与える作用を調べた研究もあります。たとえば、瞑想をすればするほど、身体はウイルスへの抗体を増やすという報告がありました。[7]

子宮頸がんとＨＰＶ（ヒト乳頭腫ウイルス）など、ウイルスが原因とされるがんは増えています。がん患者にとっては重要なニュースです。

免疫システムについての研究では、瞑想すると酵素テロメラーゼの活動が有意に活発になることもわかっています。[8]テロメラーゼはアンチエイジング酵素として知られる酵素で、細胞の寿命を延ばす働きをします。この研究は、瞑想には免疫システムの細胞の寿命を延ばす力があり、身体ががんと闘うためには有益だと明らかにしたのです。

最後に、生物の発生過程を研究するエピジェネティクスについてです。新しい科学の一分野で、人間の行動が遺伝子の発現にどう影響するかを解明してきました。簡単にいうと、エピジェネティクスによって、わたしたちは親から受け継いだ遺伝子そのものを変えることはできなくても、行動しだいでその遺伝子を発現させるかどうか、発現スイッチをオンにするかオフにするかは変えられることがわかってきたのです。つまり、欠陥遺伝子を持っていたとしても、それがオンにならなければ、身体にその欠陥は発現しないということです。

瞑想の初心者が八週間瞑想をしたところ、遺伝子の発現が健康を増進する方向へと、有意に変化した、と報告する研究がありました[9]。つまり、瞑想など魂のエネルギーとつながるための実践を続ければ、健康を増進する遺伝子の発現はオンに、不健康を促す遺伝子の発現はオフにできるかもしれない、というのです。

これはがん患者にとって、とても大きな発見です。乳がんのＢＲＣＡ遺伝子変異などある種のがんになりやすい遺伝子を持つ人は、それを恐れるよりも、食事や魂につながる実践、運動といった行動に集中することで、潜在的な遺伝子の発現を食い止められる可能性があるのです。

魂とつながる実践に関する研究の多くは、瞑想とヨガ、太極拳についてで、祈りについての研究はありません。祈りの場合、祈りの強さや質といった要素は測定しにくいからです。一方、瞑想は研究計画がつくりやすいのは、グループをつくり、その人たちに瞑想の方法を段階を追ってきちんと指導していけばよいからです。瞑想が魂とつながるためのもっとも優れた方法だということではなく、測定しやすいだけです。近い将来、祈りが身体にもたらす効果も、科学者によって測定されることを期待したいものです。

それまでは、こうおぼえておきましょう。瞑想やヨガ、太極拳などの魂につながる実践は、身体の状態を向上させ（血流を改善し、睡眠の質を高め、免疫システムを強化する等）、また心の健康（ストレスを減らし、共感力を高める）にも寄与することが、科学で証明されているのです。

これから紹介するのは、二七歳にして末期の脳腫瘍と診断されたマシューの物語です。彼は医師のすすめたすべての治療を受けたものの、効果はなく、家に帰されました。失うものがなくなった状態で、彼は、魂に向き合うための旅に出ます。たどり着いたのは、予想もしなかった場所でした。

マシューの物語

二〇〇二年、大学を卒業したマシューは、わずかな貯金をはたいてコロラド山脈のそばの小さな土地を買いました。兄の家のそばの静かな場所でした。ところがマシューの暮らしは慌ただしいものでした。ロッキー山脈にあるキャンプ場のメンテナンスと高校のバスケットボールのコーチという二つの仕事をかけ持っていたからです。当時について、彼はこう振り返ります。

毎朝五時に家を出て、車で一時間かけて最初の仕事場へ行き、そこで終日働きます。それからまた一時間かけて、バスケットボールのコーチを務める高校へと向かうんです。練習後、帰宅にまた一時間かかりました。がんばりすぎでした。僕の限界を超えていたんでしょう。

自然の中で身体を動かす仕事は好きでした。ただ、肉体を酷使しすぎました。薪や生活資材など重荷を背負って高地を何キロも歩き、キャンプ小屋に運ぶ。これが毎日の生活です。おまけに長時間通勤です。大学時代のように友人とすごす時間もなく、睡眠時間さえ奪われました。恋人と破局したばかりだったこともあり、抑うつ状態が続いていました。

マシューの頭痛は、そのころはじまりました。頭痛は毎日起きるようになり、しだいにひどく、長くなっていきました。二週間たつと、痛みは二四時間続き、嘔吐も伴うようになりました。

マシューは土地を買うために貯金をほぼ使い果たしてしまい、医療保険には加入していませんでした。彼を救ったのは、上司のアドバイスでした。

上司が、こう言ってくれたんです。「よく聞け。病院へ行ってＭＲＩを撮れ。金の問題は命には代えられないだろう。最悪の事態に備えてな」。

マシューは病院へ行き、その日最後のＭＲＩ撮影に滑り込みました。待合室では痛さに悶えながら、結果を待ちました。

「脳に、何かがあります。その正体は現時点では判断できませんが、すぐに処置すべきです。今夜中に。この病院には手術設備がないので、ほかの病院を探して、すぐ除去したほうがいいでしょう。

命にかかわります」。医師はこう言いました。

マシューは涙ながらに話をしてくれました。何年もたったいまでも、このときの強烈な衝撃は、消せない記憶として彼の心に残っているのです。

マシューは痛みに苦しみながらも、MRIの結果を、東海岸にいる両親と親友、そして近くに住む兄に伝えました。母はすぐに飛行機に飛び乗りました。一時間後、兄はマシューを迎えにきました。八時間車を走らせて、デンバー市にある大病院へと連れていってくれました。

デンバーの病院でも、腫瘍の位置を確定するためもう一度MRIを撮りました。最悪の事態でした。医師は、腫瘍は脳の中心部にあり、手術はできないと言いました。腫瘍が脳脊髄液の流れを塞ぎ、液が溜まっていることが頭痛の原因だということでした。医師は、頭蓋骨に穴を開けて、液体を流し出すシャントを腫瘍の周囲に差し込み、脳内の圧力を下げる手術を提案しました。そうしなければ数日で、脳への圧力が高まって血管が破裂し、死に至ると言います。

マシューは病院の福祉職員の手を借りて、州の用意する無保険の人のための緊急事態用医療保険の書類に署名しました。

兄はずっとそばにいてくれました。近隣に住む親友も、来てくれました。母は遠方から、飛んできました。学生寮のルームメイトだった二人の親友は、仕事を投げ出して、僕のそばにいるために駆けつけてくれたのです。本当に、これはありがたかった。自分がこんなに深く人から愛されていたなんて、それまで気づきもしませんでした。僕が治ったのは、愛の力のおかげです。さまざまな人が、僕に愛を与えてくれました。家族や親友たちは、その大きな一部でした。

非常に危険な手術でしたが、手術は無事終了、マシューの頭痛は消え、合併症も出ませんでした。しかし、脳の中枢部には、大きな腫瘍が残っています。手術中に切除した腫瘍の断片を病理検査したところ、脳腫瘍の中でもきわめて悪性度の高い、膠芽腫《こうがしゅ》のステージ4だと判明しました。

数日後、マシューは二度目の手術を受けました。頭に差し込んだ暫定用シャントを外し、脳内に新しいシャントを入れる手術でした。退院の前に、医師はマシューを呼び、今後の治療計画について話し合いました。

「支えてくれる家族のそばにいたほうがいいでしょう。正直なところ、あと三、四カ月ほど現状維持することも、一パーセントか二パーセントの確率といったところです」と医師は言いました。彼は隠し立てしない人でした。ありがたかったです。彼がシャントを挿入してくれたおかげで僕は助かったのですから。感謝でいっぱいです。けれど、後に振り返ったときには、こうも思いました。たしかに彼はベストを尽くしてくれた。でも、これ以上どうしていいかわからなくなった時点で手を止めた。じつはそこから何か大きな力が働いて、僕は助かったのです。

その日の夜半になっても、マシューは医師の告知を受け入れられませんでした。むしろ反発をおぼえました。

品のない言い方でごめんなさい。でも本当はあの医者にこう言ってやりたかった。「何だとこの野郎。俺は死んだりしない。一、二パーセントの確率だって？　結構なこった。俺はその一、二パーセントだ。ほかの奴らがどうなってもな。あんたは間違ってるよ」。誰もが自分を信じて、こういった強い態度で挑むことができればいいのに、といまの僕は思います。ほかにできることがあるとすれば、世界で最高の、偉大なる治療師にすがるくらいです。僕らが信じられる、希望を託せるような人がいれば。

医師の助言に従って、マシューは家族や友人のそばにいられる東海岸へ引っ越しました。そして放射線と抗がん剤治療を受けました。手術から体力的に回復すると、すぐに、脳へのガンマナイフ照射治療を受けました。

三種類のレーザー光線を異なる角度から脳に照射しました。三つを腫瘍のある場所に集中させ、病巣を焼くのです。外から非侵襲的に、腫瘍を取り除く治療です。ただ身体に直接メスを入れない

という意味ですが（笑）。**強力な放射線を大量に浴びるんです。もうやりたくないですね。**

家族や友人はマシューに、病院の治療以外にもできることは何でもしてほしい、と言いました。マシューも同じ考えだったので、鍼やクラニアルサクラル・セラピー（脳脊髄液の流れをよくするためのマッサージ）、エネルギー治療を試してみました。どれも、とてもいいと思いました。

医師はまた、ガンマナイフ治療と同時に抗がん剤もすすめました。しかしマシューはそれには尻込みしました。というのも医師によると、身体の恒常性を保つための血液脳関門があるせいで、抗がん剤は三〇パーセント足らずしか腫瘍に届かないとのこと。残り七〇パーセントは身体のほかの部分に流れ、いらぬ副作用を起こします。そのうえ、どの抗がん剤を使っても腫瘍が縮小する確率は三〇パーセントにすぎないといいます。実際、十分な研究がないので、どの抗がん剤が最適かさえわかっていないのです。

それでも医師は、ほかに打つ手がないとの理由で、抗がん剤治療をすすめました。マシューは最終的に、錠剤タイプの抗がん剤治療を受けることにしました。

二週間後、僕は抗がん剤の錠剤をすべてゴミ箱に捨てました。あれが放射線のせいなのか、抗がん剤の副作用なのか、その両方なのかは知らないけれど、もう何を食べてもぬれた段ボール紙みたいな味しかしなくなったんです。スプーン一杯の塩だって飲み込めました。塩の味がしないんです

から。これはもうやめて別のことをしたほうがいい、食べ物の味も人の顔もわからなくなるようなことはしたくない、と思いました。

マシューが浴びた放射線量は、やがて人間に照射可能な上限に達しました。彼の腫瘍は、増殖の速度はやや鈍ったものの、拡大していました。医師は、「もうこれ以上何もできない」と言いました。マシューは病院を去りました。放射線の副作用は強烈だったけれど、延命効果くらいはあったかな。あとはどんな代替治療を試してみるか、自分で決めるしかないと思いながら。

ある友人が、ペルーに少人数のグループ治療で画期的な効果をあげているシャーマンがいるから、一緒に会いに行こうと言ってくれました。マシューも、ぜひ行きたいと思いました。

問題はお金です。この時点で、マシューの医療費は膨れ上がっていました。旅の費用を賄える状態ではありません。

するとそれを察した友人と家族が、彼のために資金集めのイベントを企画してくれたのです。そしてそのイベントで、思いもかけない出来事がありました。

通りがかりの女性が僕たちに「何をしているのですか」と聞きました。僕の友人が説明すると、彼女はこう言ったんです。「そう。たくさんじゃないけど、いま手持ちのお金をすべてあなたに寄付します。お役に立ちますように」。まったくの見知らぬ人が、寄付をしてくれたのです。僕にと

ってこれは、お金以上の大きな意味がありました。すごい力を与えてもらいました。そう、愛の寄付です。まったく先入観のない、無償の愛。誰かがこうやって助けてくれたという事実に、本当に力づけられたんです。

資金集めで得たお金で、マシューはペルー行きの飛行機のチケットを買いました。一週間の滞在の予定でした。

ところがそのあいだに、マシューと同行するはずだった友人に、別の女友だちから電話がかかってきました。とても直感の鋭い女性で、「マシューはわたしたちと一緒にペルーに行く必要はない。かわりにブラジルにいる『神様のジョン（ジョン・オブ・ゴッド）』に会いにいくべきだ」とすすめたというのです。

マシューは驚きました。「神様のジョン」って何だ？　これまでもさまざまな治療者について調べていましたが、ほとんどがインチキとしか思えませんでした。けれども、この通称「神様のジョン」、本名ジョアン・テイシェイラ・ダ・ファリアという男が、すべての治療を無償でおこなっているという点には興味が湧きました。

この男性について関心が湧いたのは、無料の診療所を開いているというからです。そもそも僕には何千ドルも払って新しいことに挑戦する金銭的余裕はなかった。でもそれ以上に、お金のためで

なく、ただ人を治そうとするという考え方が、すごいと思った。その人は本気で人を治そうとしているんだと直感したんです。

無料という話は魅力でしたが、「神様のジョン」の治療は奇妙極まりないものでした。どうやらそれは、彼が幽体離脱でトランス状態に入り、かわりに高次の力を彼の身体に招き入れて、患者にエネルギー治療をおこなうというものなのです。ばかげた話に思えましたが、実際に数多くのがん患者がこの男の手で治癒に至ったといいます。興味をかきたてられたマシューは、ペルー行きの飛行機チケットをブラジル行きに変えられるか問い合わせました。しかしチケットは、変更も払いもどしも不可でした。マシューはがっかりし、今回はまずペルーへ行って、いつかお金が貯まったらブラジルへ行こうと思いました。

出発の二週間前。マシューは友人と一緒に過ごしながら、彼らの顔を見るのもこれが最後になるかもしれないという気持ちを拭えませんでした。生きる意欲は強く持っているつもりでも、医師の告げた予後の数字が、精神的に重くのしかかっていました。

そんな状態でいたマシューに、ある朝、近所の女性から電話がかかってきました。よく知らない人でしたが、相手はマシューの状況を知っていて、自分は乳がんを「神様のジョン」に治してもらった、という話をはじめたのです。見知らぬ人から「神様のジョン」について聞くのは、これが二回目です。相次ぐ偶然に、マシューは身震いしました。その人はマシューを家に招き入れ、自分の体験談を聞かせ、「神様のジョン」のビデオを見せてくれました。患者にエネルギーを送る治療をする場面でした。
体験談とビデオで、マシューはますます興味をかきたてられました。けれども彼女には、ペルー行きの航空券が払いもどしできないのでブラジルには行けない、と告げました。「時間を取ってくれてありがとう、飛行機代が手に入りしだい、神様のジョンに会いに行くから」と言いました。すると彼女はこう言ったのです。

「いますぐ、わたしがブラジル行きのチケットを買ってあげる。旅程も手配してあげるわ。払えるときが来たら、返してくれればいい。あなたが治るために必要だと思うなら、お金がないから行けないなんて、ばかげているわ」。愛にあふれる言葉でした。こうして僕は、三週間後に出発が迫ったブラジル中央部までのチケットを持って、帰宅したんです。信じられないことでした。もちろん彼女には真っ先にお金を返しました。僕の治癒を大きく促したのは愛の力です。それはこういったことがみんなつながって生まれた力でした。

出発までのあいだに、マシューは「神様のジョン」に治療を受けた人、友だちが治療を受けたと話す人に、何人も遭遇しました。まったく知らない人ばかりです。全員が、行ってよかったと言っていました。なんと行きの飛行機で隣に座った男性も、これから「神様のジョン」のところへ行くという人でした。マシューには、こうしたすべての出来事が、「ようやく聞く耳をもったね、やっと聞いてくれるんだね」という天の声のように思えたのでした。

こうして、ステージ4の脳腫瘍を抱えたマシューは、二〇〇三年一一月、「神様のジョン」の治療を受けるため、ブラジルのアバディアニアという村のホテルの一室へとたどり着いたのでした。

午前二時ころ、マシューはバスルームの電気がついたままになっていることに気づきました。疲労困憊でベッドに横たわっていたマシューは、そのまま放っておきたかったのですが、光が気になると寝付けなくなり、消しに行こうと起きあがりました。すると不思議なことが起きました。

目を開けて見渡すと、光はバスルームの電気じゃなかった。何かがそこで、動いていました。人です。女の人が歩いて、こちらへやってきたのです。光に包まれていて、顔ははっきりと見えませんでした。ただただ美しい光そのものでした。色は、表現できません。「完璧な光」としか言いようがなく――。彼女は何も言わず、ゆっくり僕の方へやってきました。そして僕の横まで来ると、手を差し出して、僕の頭の上に載せたんです。その瞬間、僕の頭からペンキがしたたり落ちるように、ゆっくりと何かが身体の内から外から流れ出してきました。全身、全神経がその流れを感じ、身体のすべてを満たしていきました。僕は目を閉じてなされるままになっていました。完璧という言葉でしか言い表せないような感覚でした。あるいは純粋な愛。見返りを求めない寄付。神の祝福。恍惚。完全。その流れは数秒、続きました。僕はしっかりと受け止めて、しばらくして目を開けました。女性の姿はもう消えていました。僕はベッドの上にいて、意識ははっきりしていました。断じて夢ではなかった。突然の、リアルな出来事でした。僕の身体にはまだ余韻が残っています。人生でもっとも強烈な体験でした。いまもあれが何だったのかはわかりません。でも僕は、あれは愛の姿だと思っています。愛の正体、そして神の正体だったんだと。

それは未曽有の出来事でした。無宗教の家庭に育ち、教会にも行ったことがなかった彼は、この体験をするまで何の信仰とも無縁でした。彼が神性に近い感覚を覚えるのは、自然の中で、樹木や陽光と親しむときでした。実のところ戦争や宗教組織のスキャンダルのせいで、彼は宗教にはまったく信を置いていなかったのです。

けれども、バスルームで「魂」と遭遇した体験は、マシューの心の核に響きました。彼の中で何かが変わり、「信仰」と呼ぶべき気持ちを持つようになりました。

どんな人の心の中にも、「信仰」はあると思います。ただ往々にして僕らはそれに気がつかずにいて、信仰心を覚醒させていないのです。誰のせいでもなく、ただ自分のせいで。あえて気づこうとしない場合もあるでしょう。でも僕は、信仰心は誰もが持っているものだと思います。

僕の信仰心は、アバディアニアでの最初の夜に覚醒しました。アバディアニアでいろいろなことを体験するうちに、信仰心はどんどん強くなっていきました。そして信仰心とともに、生きてやる、

死ぬもんかという僕の決意も、強くなっていきました。

翌朝、「神様のジョン」に会うための五〇〇人の列に、マシューも加わりました。「神様のジョン」は一人一人に一〇秒間ほど、高次のエネルギーを与えてくれるのです。人々は白衣を着て（「魂」が身体のエネルギーの場を読み取りやすくするためだ、との説明でした）じりじりと前へ進み、二つの瞑想室を過ぎると、ようやく「神様のジョン」のいる部屋にたどり着きます。

マシューは最前列に来ると、通訳を介して脳腫瘍を治したいと告げました。「神様のジョン」は一瞬、強い目でマシューを見て――同時にマシューの身体のエネルギーの場を読みとり、高次のエネルギーを彼に与えて――二つのことをするよう告げました。

一つは、エネルギーを注入したパッションフルーツのハーブを毎日摂取すること。もう一つは、いま「神様のジョン」がいるこの部屋で、週三回瞑想をすること。

「神様のジョン」が患者を診るのは週三日で、その日はおよそ一〇〇〇人が彼のいる部屋に招かれ、そこで瞑想をしていました。その部屋は「潮流の間」と呼ばれていました。強いエネルギーの流れがそこに存在する、とみなされていたからです。マシューをはじめ何人かの人は、神様のジョンの指示で、治癒のためにそこで瞑想していました。また数人の元気な人が、その場のエネルギーを強く保つため、ボランティアで瞑想をしていました。

指示どおり、マシューは週三回の診察日にはその部屋で瞑想してすごし、毎日パッションフルーツのハーブを摂取しました。マシューは一カ月をここですごす予定でした。週三日、日中は神様のジョンのそばで瞑想し、夜はホテルで食事をし、身体を休めました。アバディアニアの宿はホテルというよりホステルのようで、宿代は安く、手づくりの三食を提供してくれました。マシューの家族や友人たちは、その費用をよろこんで支払ってくれました。治療費は無料でした。

ある日のことでした。横に座っていた人が、目を閉じて瞑想していたマシューの手を取り、ゆっくり頭の上に載せました。驚いたマシューは、しばらくは手を頭に載せたままにしたものの、そっと膝の上にもどしました。すると隣の人はマシューの手を取り直し、もう一度頭の上に置いて、パンパンと軽く叩きました。その意味を解したマシューは、手をそのまま頭に載せておきました。

すると、不思議なことが起きました。マシューはほどなくして、ホテルでの最初の夜に感じた、あの天上的な感覚に襲われたのです。頭に置いた手から光があふれ出て、全身に滴り落ちていくようでした。数秒間、この感覚は続きました。そして隣の人はゆっくりとマシューの手を取り、頭から膝へと下ろしました。いったい何が起きたのか、マシューは呆然としました。数時間後、この瞑想タイムが終わったとき、マシューは目を開けて、隣の人に謝意を告げようとしました。

その見知らぬ人の顔を見て、僕は「ありがとう！」と言いました。「何のこと？」。彼が言うので、「これだよ」と僕は頭に手を載せて見せました。それにしても、どうして彼は、僕に脳腫瘍があるとわかったんだろう。僕がこう訝っていると、彼はこう言ったんです。「僕じゃない。『魂』が、そ

うしなさいと僕に言ったんだ」。僕と彼は、このときからの親友です。

通常、患者がこの診療所に滞在するのは一、二週間ですが、まれに完全に治癒するまでアバディアニアにいるよう指示される人がいます。マシューもそうでした。帰ったところで、待っているのは自宅での終末ケアだけです。なかには、こういった代替治療を怪しいと言う人もいましたが、家族や友人の多くはマシューの治療代を支援し続けてくれました。

マシューがハーブを毎日摂取し、週三日間、一日六時間を「潮流の間」で瞑想に費やして、一月が過ぎたころでした。「神様のジョン」はマシューに初めて「エネルギー手術を受けるように」と言いました。一般的な外科手術とは違い、エネルギー手術とは、一五分から三〇分間、同じくエネルギー手術を受けるほかの人と一緒に瞑想をする、というものです。マシューによると、「神様のジョン」と交信している魂の主が、この「手術」のとき、人々の身体のエネルギーの場を調整するのだそうです。なぜ「手術」と呼ぶかというと、魂の主が、人々の身体のエネルギーの通り道（経絡）を切ったり、詰まりをほぐしたり、修理しているのが、受け手にはっきりわかるからです。西洋医学の手術で医師が動脈を切り、その詰まりを解消し、修繕するのと同じように。

このエネルギー手術は非侵襲的で、患者は痛みを感じません。終了後はとても眠くなり、中には一六時間、二四時間眠り続ける人もいます。このエネルギー手術を、マシューはよろこんで受けました。その後は、また、週三回の瞑想と日々のハーブ摂取の生活にもどりました。

「神様のジョン」がマシューと接した回数はわずかでしたが、彼はマシューの脳腫瘍を「がん」とは呼ばず、通訳を介して「何か非常に強いものが、頭の中にある」と表現しました。また潮流の間では、瞑想中に、「神様のジョン」が目を閉じたマシューのそばにいるのを感じたことがありました。そして「神様のジョン」が手をマシューの頭に載せると、即座に、あの天上的な光が身体に満ちてくるのでした。

こうして三カ月がたちました。ブラジル滞在ビザの期限が迫ってきたので、マシューはビザ更新のためいったん帰国し、家族や友人と再会しました。その年はビザ更新と出国、帰国をくり返しました。元気になったマシューを見て、家族はよろこんで航空券代を払ってくれました。

わたしはマシューに、なぜ「神様のジョン」の元でそんなに長くすごすと決めたのか聞きました。

僕は、やると決めたら一つのことをやり遂げるつもりでした。やる前はよくわかっていなかったけれど、いまは、この方法を信じ切っています。中途半端にするわけにはいかない。やるなら徹底的にやる。手当たりしだいにあれこれやってみる必要はないんです。信じられるものを決めるのです。僕は魂の存在と、「神様のジョン」の力を信じることにしました。人によっては、抗がん剤の効果を全面的に信じるかもしれない。それがその人には効くかもしれません。ただ、僕にはそれはできなかったというだけです。治療において、信念が生む力にはとてつもないものがあると思います。信念のない治療が効くのかどうかはわかりません。でも僕は、信じることの力、それによって

生じる自己治癒力は、一般に考えられているよりずっと大きなものだと思っています。

その間、マシューの主治医から一度MRIを撮りに来るようにと連絡があったのですが、マシューはのらりくらりと延ばしてきました。もし腫瘍が大きくなっていたらと思うと怖かったし、資金集めをしてくれた家族や友人をがっかりさせたくなかったからです。「神様のジョン」の力は信じていたものの、悪い結果をともなうかもしれないMRIで、せっかく得たこの信念を萎えさせたくないと思っていました。

けれども「神様のジョン」の元で過ごして一年、マシューが家族の元に帰っていたある日。マシューは突然、MRIを撮ってみようという気になったのです。母親以外の、誰にも告げずにこっそりと病院へ行きました。

「神様のジョン」は、治療を十分に続けた人には「あなたは完治した」と伝えることがあります。マシューはそうは言われていませんでした。それでも、もし現代医療の技術で自分の改善が確認できるなら、と思ったのです。

MRI撮影の後、医師がやってきて、マシューに結果を告げました。

とても感じのいい放射線科医が、「いいニュースです」と言ってやってきました。僕は、腫瘍は消えたかもしれない、でも期待しすぎちゃいけない、と自分に言い聞かせました。「画像で見るか

ぎり、どの角度で見ても腫瘍はあります。でも明らかに縮小しています」と彼は言いました。

マシューは躍り上がりました。僕の信念は正しかった、と思いました。彼の家族、友人たちも大よろこびしてくれました。なかでも、医者の家庭に育った女友だちは、泣いてよろこんでくれました。彼女は「身体の不調は医者が治すもの」と考えていて、「神様のジョン」なんかには治せないと思っていたのです。彼女は結果を聞くと、涙を流して「早くもどって、いまやっていることを続けなさい」とマシューに言いました。

友人や家族が示した歓喜の姿に、マシューは大いに励まされました。すぐにブラジルへ向かい、週に三回、「潮流の間」で瞑想する生活にもどりました。マシューは、彼の治癒はこの瞑想の時間に起きたものだと考えています。

「潮流の間」でしていたことほど、僕の治癒を強く促したものはなかった。どんな手術よりも強力だったと思っています。ある日、リーダーの人がこう言いました。「すべての人に『あなたを許します』と言ってください。口先で唱えるのでなく、心から念じるのです」。すばらしいことだと思いました。自分で抱え込んでいた、または誰かとの間に生まれた否定的なエネルギーを、手放すのです。過去に嫌悪していた人に対して「本当にごめんなさい。あなたは大切な人です。あなたの人生に幸あれ」と言う。実際に会って伝える必要はありません。でもその否定的な感情を、いつまで

も抱え込んでいる必要もないのです。お互いにとって、大いなるエネルギーの無駄ですから。

この間、マシューは診療所で、あるブラジル人の女性と出会いました。彼女は弟を失ったばかりで、何年も前に父親をマシューと同じ脳腫瘍で亡くしていました。父を奪った病と同じ病気を抱えるマシューに、彼女が恋をしたのは、奇妙な偶然でした。けれども運命とはえてしてそんなものです。二人は出会ってすぐに恋に落ちました。

マシューは、自分は回復に向かっていると確信していました。ある日「神様のジョン」がマシューに、エネルギー手術をしようと言ってくれました。それに対してマシューは、外科的治療をしてくださいと申し出たのです。それは麻酔なしでおこなう、何とも不可思議な手術です。マシューは隣人のビデオでその様子を見たことがありました。

「神様のジョン」はかねてから、外科手術とエネルギー手術の効果は同じだと話していました。ただどうしても、身体に「何らかの治療をした」という印がほしい人には外科手術をする、これが彼の考えでした。

その日は、マシューを含む三人が「外科手術をお願いしたい」と申し出ました。あとの五〇人ほどは、エネルギー手術を受ける予定でした。

僕の番がやってきました。すると「神様のジョン」は、「君には外科手術は必要ない。君に必要

なのは、魂の修行だ。すぐ部屋にもどって座りなさい。君にはもう二度とここに来てもらいたくはない」と言ったのです。僕は彼の言葉をしっかりと受け止めました。

マシューは週三日の瞑想と毎日のハーブ、そして神様のジョンが命じた日にはエネルギー手術を受けるという暮らしを続けました。それ以外の時間は、ブラジル人女性の恋人とすごしていました。付き合って一年、二人はブラジルでささやかな結婚式を挙げました。

その日、マシューはいつものように「潮流の間」で瞑想をしていました。「神様のジョン」の診療所にきてほぼ二年、その前日はマシューの誕生日でした。マシューは幸せでした。身体は快方に向かい、結婚し、ブラジルでの新しい暮らしに満足していました。

その日も瞑想の終了前に、いつもどおり、「神様のジョン」が祈祷を捧げるはずでした。けれども「神様のジョン」はマシューに近づいてきて、手をマシューの頭に載せました。この二年、何度か体験したときと同じように、すばらしい至高の光の感覚にマシューの身体は満たされました。けれどもこのとき、これまでにはない出来事が待っていました。

「神様のジョン」は僕の手をとり、僕を立ち上がらせました。そして手を引いて部屋の前方へ僕を連れていき、みんなに向きあうように立たせました。通訳を介して、彼は「さあ、この部屋にいるみんなに、顔を見せてください」と言い、こう続けました。「みんなに、二年前に君がここへやってきた理由、そしてもうここにいる必要がなくなった理由を、詳しく話してください」（泣き出す）。僕の人生で最良の日でした。がんはどこかへ行ったのです。彼は続けてこう言いました。「すぐに病院へいって医師にMRIを撮ってもらいなさい。そしてここへもどってきて、腫瘍が確かに消えたことを示すその証拠を見せてください。その証拠は、今後、多くの人を支える大きな力になるから」。僕は病院で、MRIを撮りました。もう、脳に腫瘍は写っていませんでした（泣く）。僕に起きた奇跡でした。

結局、マシューは「神様のジョン」の診療所で四年間をすごしました。最初の二年は自分の治癒のため、後の二年はボランティアとして他の人の治癒のために働きました。いま、彼と妻はアメリカとブラジルを行き来しながらすごしていて、二人目の子どもがまもなく生まれます。マシューはとても健康です。アメリカの主治医は、腫瘍の跡形もない彼のMRIに、いまも納得がいかない様子です。

マシューの驚異的な治癒体験を初めて聞いたとき、わたしはその話を自分のなかで消化するため、一時間ほど外を歩き回りました。わたしはそのときすでに「神様のジョン」の診療所で四週間をすごしていました。そこで起きている治癒については、ある程度知識があったにもかかわらず、彼の話は感動的で、聞くたびにわたしは息を呑みました。

読者のみなさんが彼の選択に賛成するかどうかはわかりません。それでも、若くして脳腫瘍になった男性が、がんから解放されていま生きているという事実は存在します。これはすばらしいことです。

マシューの体験談が強烈なのは、「神様のジョン」と呼ばれる治療者の存在のせいでもあります。わたしが博士論文のテーマを発表したとき、多くの人から、「神様のジョン」の診療所を訪問するべきだとすすめられました。ちょっと調べてみると、数え切れないほどのがん患者が治癒を遂げてきたと知り、わたしは調査旅行の行き先にアバディアニアを加えました。

訪問前には、この診療所について書かれた本をできるかぎり読みました。なかでもよかったのは、ヘザー・カミングとカレン・レフラーの『ジョン・オブ・ゴッド』（ダイヤモンド社）でした。

ブラジルに行く前、わたしはザンビアとジンバブエを訪ねました。そこでも、高次の霊的存在と交信した治療者が治癒エネルギーを受け取り、それを患者に受け渡すという治療が行われていました。だからブラジルに到着するまでに、わたしには治療師がトランス状態に入って人を治す行為に、かなり免疫ができていました。

予期していなかったのは、「神様のジョン」の診療所には、ほかのどこにもないような心落ち着くエネルギーが漂っていると感じたことでした。あの感じは、ほかの言葉で表現しようのないものです。わたしだけでなくそこにいた人誰もが、診療所ではいつもよりずっと早く、深く、瞑想状態に入ることができるといっていました。もちろん、プラシーボ効果もあるでしょう。「神様のジョン」の診療所なのだから、何かが起きるに違いないという期待感が、いつもより深い瞑想効果をもたらしたのかもしれません。あるいは、早く、深く瞑想状態に入れるようになるという現象は、多くの人が集まって瞑想する場所に共通して発生するものなのかもしれません。原因はともかく、わたしたちが「力の場」と冗談混じりに呼んでいた、静かで、深い眠りを誘う、治癒的な空気がそこにはたちこめていました。

　同じく予想外だったのは、「神様のジョン」と会ったあと、身体に強いエネルギーが沸き立ってきたような感覚に襲われたことでした（文化人類学の調査では、研究者が調査対象である儀式を体験する作業が不可欠である場合があります。その原則は、「神様のジョン」の研究にも該当すると判断しました）。

　その後、わたしもエネルギー手術を体験しました。昔から抱えている消化器系の問題を診てもらったのです。手術の後は、人生で初めて、一八時間もぶっ通しで眠り続けました。結果的に、わたしがずっと抱え続けてきた消化器系の問題は滞在した四週間でほぼ完治し、再発していません。

　まだまだわたしが伝えるべきことはあるのかもしれませんが、一言でいうと、「神様のジョン」と呼ばれる男は、洪水のような強力なエネルギーを患者に伝達する能力の持ち主でした。そのエネルギーは、受け取った人に害をおよぼすことなく、深いリラックス状態と、心身両面によい作用をもたらすものでした。高次の霊的存在の関与については、わたしにはわかりません。けれどもわたしは、治癒のメカニズムの詳細よりも、結果の方が大切だと考えています。

実践のステップ

この章を読んで、あなたがもし「健康のために、ブラジルへ二年ほど移住するべきだろうか」と考えているなら、わたしは断言します。その必要はありません。

マシューの体験談は、格別に人を引き込む力があります。だからこの章で多くのページを割いて紹介したのですが、わたしはもっともっと多くの人々が、自宅で快適に、お金を使わずにすごしながら、魂のエネルギーとつながる訓練に取り組んで治癒を遂げたことを知っています。それが訓練の効果です。必要なのはあなたの時間だけ、あとは一切不要です。

魂のエネルギーとつながる訓練は、身体と心に、落ち着きと平穏の感覚をもたらします。それを感じるためには、思考の働きを止めなければなりません。魂のエネルギーは、最初は微かに感じ取れるだけです。夕暮れを眺めたときに感じる静けさのようなものかもしれません。もしその「夕焼け後の感覚」をもっと増強したいなら、毎日、訓練に取り組みましょう。しだいに強く感じられるようになるでしょう。

以下に、すぐにでもはじめられる魂のエネルギーとつながる実践方法を、記しておきます。

- 深く呼吸する

いましていることからいったん離れて、目を閉じて、深く息を吐き、吸う動作を一〇回くり返してください。その間、手を下腹部におけば、呼吸と同時に手が動くのがわかります。静かに一〇を数えてから、目を開けてください。気持ちが落ち着いたと感じたら、これを毎日、二週間続けてみてください。

・外を歩く

今日から一〇分間、手ぶらで散歩にでかけてください。必要なら静かな音楽が入った携帯プレーヤーは持っていってもかまいません。歩いているあいだは、頭を空っぽにして何も考えないようにします。まわりの世界の観察に徹してください。どうしても頭が思考モードから離れられなければ、次のマントラを唱えてみてください。吸う息で、「感謝します」といいます。吐く息で、「〇〇に」とその対象を口にします。一〇分間、タイマーをセットしてください。もし散歩の後、心が落ち着いたなら、二週間これを続けてみてください。

・イメージ誘導音楽を使う

iTunesにアクセスするか、近所の図書館で、イメージ誘導のための音楽をダウンロードするかCDを借りてください。心のイメージを誘導する音楽は、思考停止のための一種のコツです。心が暴れ馬のように妄想や物思いに走るのを止めて、かわりにイメージに集中させるのです。もしその音楽を聴いて気持ちが落ち着いたと感じたなら、二週間、毎日、聴き続けてみてください。

・瞑想誘導音楽を使う
iTunesにアクセスするか、近所の図書館で、瞑想誘導音楽をダウンロードするか、CDを借りて聴いてみてください。わたしのお気に入りは、ジョン・カバット・ジン［マサチューセッツ大医学部名誉教授、マインドフルネス・ストレス低減法の創始者］とエックハルト・トール［精神世界についての著作で人気のある作家］のものです。

・毎日の祈り
祈りが自分には合うと思う人は、一日少なくとも五分は時間をつくって、祈ってみてください。深呼吸をして、平和で神聖なエネルギーとのつながりを想像しながら、おこなってみてください。

・グループに参加する
自宅の近くに、毎週開かれている瞑想や祈りのサークルがあるか、探してみてください。レクチャーや宗教施設で説話を聞くといった、話を聞くだけの類のものではありません。魂につながる訓練の初心者にとって、グループに参加することは、サボらず、日々の習慣にしていくための支えになります。

・オンラインのグループに参加する

近隣にグループがない場合は、オンラインで探してみましょう。必ず実践ベースのグループに参加してください。メンバーそれぞれが、日々の実践の進捗度合いを確認しあえるようなものを選んでください。

ここに挙げた魂を感じるための訓練の目的は、心の状態だけではなく、身体の健康を向上させることにあります。心が思考モードを止めると、魂のエネルギーは生じはじめます。

それから身体を健康へ導く変化が起きるのです。脳の松果腺や脳下垂体からは体を健康にするホルモンがほとばしり、体内の抗酸化が進み、血流は改善し、血圧は下がり、消化と排毒機能は向上し、免疫システムは強化され、不健康な遺伝子はオフになる、といった変化です。訓練を続ければ、身体は健康へと大きく舵を切って進むでしょう。毎日、実践するなら効果はなおのことです。

こうした実践が身体におよぼす作用について、科学的に明らかになるのには時間がかかりました。いつの日か、マシューが瞑想によって魂のエネルギーとのつながりを深め、治癒した理由が、科学で解明されるよう期待しています。

この章でわたしがもっともお伝えしたかったのは、魂とは、身体を通じて感じる「無償の愛」についての体験だということです。瞑想や祈り、あるいはダンスや歌、ガーデニングといった活動でも、魂のエネルギーにつながるために日々実践しているなら、それでいいのです。

魂について考える際には、宗教の枠組みだけでとらえるのではなく、日々の実践によって身体が至上のエネルギーを感じた体験を含めるべきなのです。わたしががん患者の方々に、その人に合ったやり方で魂につながる訓練をしてほしいとすすめるのは、そのためです。免疫機能を強化するからだけではなく、それが心地よいものだからです。

第9章

「どうしても生きたい理由」を持つ

人は「生きていて得られる経験」を
求めるほどには、「生きる意味」を
模索しようとはしない

ジョゼフ・キャンベル

I don't believe people are looking
for the meaning of life as much
as they are looking for the experience of being alive.

Joseph Campbell

わたしは世界中で、がんからの回復者と代替治療師にインタビューし、彼らの語った言葉を分析しました。わたしは最初、彼らがくり返し口にしていた生への欲求を「『死にたくない』という姿勢」と定義していました。けれども分析を進めるにつれ、これを改めました。

がんの回復者が「死にたくない」と思っていたのは事実です。けれども彼らはむしろ、心の底から「生きていたい」と願っていました。「死にたくない」と「生きていたい」。この二つの違いはささやかなようでいて、実は重要だと気がつきました。

この一〇年間、がん患者の方々からの相談を受けてきた経験から、わたしは、多くの人が死の恐怖を強く抱いているのを知っています。それこそが「『死にたくない』という姿勢」です。一方、がん回復者の語りから浮かび上がってきたものは、それとは少し様相が異なりました。彼らにとって「死の恐怖」は、「生への渇望」ほど強いものではなかったのです。実際、「死はまったく怖くない」と考えている人もいました。彼らにとって死とは、「しかるべきときにやってくる事態」で、「いまの自分とは違う存在へ移行する。それだけのこと」でした。その日が訪れるまでは、いま与えられているこの身体を使って、できることを大いに楽しんでいこう、と考えていました。この微妙な違いに気がつき、わたしは「『死にたくない』という姿勢」ではなく「どうしても生きたい理由」を持つことを九項目のなかに入れました。

本章では、「どうしても生きたい理由」を持つことの意義について、三つの側面から説明をしていきます。それから、それを実行して、進行性結腸がんからの回復を遂げた女性の体験談を紹介します。最後に、この重要な力を読者のみなさんが取り入れるための、シンプルな実践のステップをご紹介します。

心の底からの自信を持つ

「生きたい」という欲求はその人のもっとも深い自己の内部から生じるもので、絶対的なものである。がんの回復者と代替治療師の方々は、こう強調していました。「そうだ。わたしは生き続けたいのだ」という、揺るがない確信です。できるかぎり長くこの世にとどまって、人生を満喫したいという確信です。

ハワイ在住の祈祷師、サージ・カヒリ・キングは、「恐れ」とこの内面からの確信との関係について説明してくれました。

経験的事実として、身体が完全なリラックス状態にあるなら、人は「恐れ」を感じようがありません。リラックスするための方法は、マッサージ、瞑想、遊ぶ、笑う、ハーブを使うなど、数多くあります。しかしながら、リラックスしたところで、解決しない状況も存在します。「緊張」や「恐れ」の背後に、真の問題が潜んでいる場合です。真の問題は、恐れそのものにあるのではありません。その人が抱いている「無力感」。それが問題なのです。その無力感が解消したら、恐れは消えます。そしてその人を苛《さいな》んでいた緊張感も消滅するでしょう。その人の中核に確固たる自信が

根付いているかどうか、ということです。確固たる自信を得るための、手っとり早いノウハウは存在しません。必要なのは、自己の内面からの気づきと、一つ、二つ大きな決断を下せるか、ということなのです。

リー・フォートソンが四八歳で肛門がんと診断されたとき、彼女には一〇歳と一二歳の子どもがいました。その後の三年間にがんは二度再発。彼女は、西洋医学の三大療法に頼るだけでなく、何か補完的な治療法を探そうと考えました。ジェットコースターのような人生のアップダウンを体験しながらも、リーは自己の核心にあった「絶対に生きたい」との信念のおかげで、どっしりと構えていることができました。

病気がわかったとき、二つのことについて自問自答しました。一つは、自分の意志について、そしてもう一つは、その意志が、わたしの回復にどう影響するかについて。当然のことですが、まず脳裏に浮かんだのは子どもたちの存在でした。彼らは、わたしにとって生きる理由です。けれども再発時には、わたしが生きたいのは「自分のため」なのだと思ったのです。まだやりたいことがある。こう思ったからです。これは効きました。回復と再発をくり返しながら、ようやくわかってきたことがあります。わたしたちが心の底から生を渇望する理由。それは、わたしたちには生まれてきた目的がある、人生を目いっぱい、愛にあふれたものにしたいという目的があるからです。人生

を、最大限に生きたい。腹の立つことがあるとき、自分や大切な人に難問が降りかかったとき、腫瘍と放射線の副作用のせいで満足に歩けなくなったりしたとき、わたしは自分に問うんです。「それでも、生きていたい？」。すると身体の深いところから、かすかに賛同の声が聞こえてきます。「もちろん！」。

最初の告知から、まもなく七年。確固とした生への意志を抱き、リーは、回復を目指して新しい治療法を模索し続けています。

心が身体を導いていく

身体をリードするのは心であり、その逆はあり得ません。そのことについてはたびたび本書で記してきましたが、何度くり返してもよいほど大切なことです。

科学的にもこの事実は明らかになっています。人が心に思考や感情を強く抱くと、即座に、強力な作用のあるホルモンが血液中に放出されます。放出されるホルモンの性質は、思考や感情の内容によって変わります。身体に有益にもなれば、有害にもなるのです。

代替治療の観点から説明しましょう。生への強い意志は体内の「気」の流れをよくします。治療者によると、「気」は身体に命を吹き込むエネルギーです。わたしたちは息を吸うのと同じように、生へのよろこびを感じているときには命の息吹を吸い込んでいます。逆に生への意欲を失うと、命を支える息吹を吸い込む力が不足してしまいます。

グレン・サビンは、心が身体をリードすると信じてがんから回復した男性です。彼にとって、生への意志の源は、子どもたちの成長を見届けたいという願いでした。グレンは、慢性リンパ性白血病を、統合医療的アプローチだけを用いて寛解に持ち込みました。慢性リンパ性白血病は、抗がん剤治療や骨髄移植などの西洋医学なしには治らないとされる病です。グレンは治療の過程で、心が身体におよぼす力の大きさに気がついた、と話してくれました。

僕は二八歳、結婚したばかりでした。普通は七〇代の人が罹患する、完治不能なタイプの白血病にかかっていると診断されました。医師は、二つの選択肢を示しました。一つは試験的な骨髄移植。もう一つは「注意しながら様子を見る」、病気の動きを待つというものです。たった二十数年であっても、僕は自分の人生に誇りを持っていました。つらいけれども、心と身体を治すベストな方法は何かを模索しました。そこで統合腫瘍学の科学的根拠にもとづいた、厳しい治療法に取り組みました。運動、サプリメント、食事、心と身体のエクササイズ等々です。そして数年がかりで、完全寛解に至ったのです。この経験を通じて実感したことがあります。脳とはもっとも強力で、またもっとも未解明な臓器だということ。脳は人間の身体機械を操る臓器で、身体を治癒させる強大な力を備えています。どんな病の治癒も、落ち着いた自由な心と強い生への渇望から始まるのです。

グレンの診断は二二年前にさかのぼります。彼は自分をがんから回復した者というより、がんを通じて成長した者ととらえています。妻との間の二人の子どもは、いまも彼の生きがいです。彼の経過は、腫瘍内科医でハーバード大メディカルスクールの学部長リー・ナドラー医師（グレンの主治医）が、症例として記録しています。

わたしがジンバブエで会った治療師も、グレンのように、心が身体の健康を司っていると考えていました。この治療師はトランス状態に入って、自分の霊に患者の健康状態を聞くという呪術的な方法を使います。彼は、患者の信念こそが、治癒の最強の促進力となると話していました。

西洋医学の医師はわたしの仲間ですが、ある種の患者は彼らには治せません。そういった患者に医師ができるのは、「あなたの命は長くありません」と告げるだけ。でもわたしの場合、魂が、「あの人たちは死なない、生きるはずだ」と伝えてくれるのです。人を治癒し、病を克服させるのは、「自分は生きられるのだ」という信念です。脳が何かを信じ、それがその人の腑に落ちたとき、すぐに問題は解決するのです。けれども脳が「この問題は解決できない」と思うと、その人は生きられません。人を治癒に導く信念の力とはそういうものなのです。

このアフリカ人治療師は、身体は心の言うことに耳を傾けるものだ、と言います。生きることを心が楽しんでいれば、身体には生気があふれ出ます。しかし心が恐れや絶望の状態にあれば、身体は大切な生のエネルギーを受け取れなくなるからです。

自分の使命を見つける

人生を歓喜のうちに生きるには、心の奥底からの願望、あるいは使命が必要になります。人によっては、かつて持っていた願望や使命を取りもどす必要があるでしょう。多くの場合、「どうしても生きたい理由を持つ」には、人生に創造性を取りもどす必要が出てきます。大概、大人になるまでにわたしたちは創造性を失ってしまっているからです。

創造性を求められる仕事は、世に多くはありません。仕事を終えて帰宅すると、料理や掃除、子どもの世話、休息で一日は終わってしまいます。

がんの宣告は、そういった生き方への警鐘だといえるでしょう。がん宣告を機に気づく人もいるのです。仕事であれ、恋愛関係、家庭生活、魂のあり方、地域社会、趣味など何であれ、自分は人生を、ある部分で精いっぱい生きていなかったと。

がん宣告。それは、残された時間の長さにかかわらず、人生を楽しく意義あるものにするために、これまでの生き方をどう変えればよいのかを人に考えさせてくれます。

タミ・ブーマーはがん宣告をきっかけに、自分の真の使命に目覚めた女性です。タミが初期の乳がんだと診断されたのは、三八歳。六年後にはステージ4に進行したと告知されました。

タミは西洋医学と統合医療を組み合わせて、治療に挑むことにしました。サプリメントの摂取、運動、イメージ療法、祈り、そして食事療法。しかし、これらのことに取り組みながらも、彼女は「自分の人生にはまだ、何かが欠けている」と感じていました。

さまざまな治療に取り組む一方で、わたしは死への恐れと抑うつ感に苦しみだしました。朝、目が覚めると、すぐに思うのです。わたしはがん患者だ、と。もちろん、生きたい理由ははっきりとありました。夫、そしてまだ九つだった娘の存在です。自分の手で彼女を育てたいと思っていました。でもそんなわたしの望みとは裏腹に、医師からは厳しい見通しを告げられました。ところがあるとき、一種の啓示を得ました。本を書こう。進行がんの患者が予後の予測を覆すプロセスを描く物語を。わたしにとっての癒やしになるだけでなく、他の人の支えになるかもしれない。突然そう思ったのです。心の空洞は、それから消えはじめました。この目的意識こそ、わたしが求めていたものでした。わたしだって、医者の言う予後の予想を覆せるかもしれない、そして自分の手で娘を成人になるまで育てられるかもしれない、という希望を得たのです。

タミは著作『*From Incurable to Incredible: Cancer Survivors Who Beat the Odds*』（『「治らない」から「信じがたい」へ　予想を覆したがん患者たち』、未訳）を出版しました。多くの人と希望を共有したいという、彼女の願いをかなえることができました。いま、タミは夫と娘との時間を大切にすごしています。

エネルギー治療師のジョージー・レイヴェンウィングも、タミと同様、健康を維持するためには人生の新しい目標を設定することが大切だ、と考えています。

リタイア症候群とか空の巣症候群といった言葉をご存じでしょう。ある時点までの人生計画は定めていても、それを過ぎると無目的になってしまう人がいます。本来ならやっと身軽になり、自由に人生を謳歌できる時期にたどり着いたはず。なのに、目標なしに時間だけをたくさん与えられると、持て余したエネルギーに押しつぶされて身体を壊したり、場合によっては死に至ることさえあるのです。人生の目標がないと、その人の生命エネルギーは、どこへ向かえばよいのか、行き先を見つけられません。だから、大きな夢や、やりたいこと、幸せになりたいといった渇望があることは、治癒を早く実現するために、とても大切です。

ジョージーをはじめとする多くの治療師たちは、わくわくするような人生の目標や計画を持つと、身体にエネルギーが満ち、健康と活力が保たれるのだと言っています。

「どうしても生きたい理由」を持つことに関する研究

そもそも、「どうしても生きたい理由」とは何でしょうか。思っていたより自分の人生は短いかもしれない、という事実を突きつけられても、わたしたちは、「どうしても生きたい」と願う。「生きたい理由」を持つと、わたしたちはなぜ生きたいのか、その理由の探索に意識を向けざるをえなくなります。

はた目には、死をただ否認しようとしているように見えるかもしれません。「否認」は、ネガティブな意味に取られがちな言葉ですが、ことがんに関しては、否認は、むしろ患者の健康を促進すると、明らかにされています。

乳がん患者についての画期的な研究があります。女性の乳がん患者を五年追跡したところ、診断時に否認の反応を示した患者は、見た目は平静に診断を受容した人、あるいは無力感を示した人よりも、再発率が有意に低かったのです[1]。ほかのがんも対象にした、同様の三つの研究が、強い否認感情がある人は余命が有意に長かったことを明らかにしています[2]。

また最近公表された肺がんの研究では、否認感情の強い患者は、弱い患者よりも副作用が少なかったと報告しています[3]。

つまり、がん患者が死に意識を集中せずに、「どうしても生きたい理由」を持つなどほかのことに意識を傾ければ、その人の余命は長くなり、再発のリスクは減り、副作用は少なくなるかもしれないことを数々の研究が示しているのです。

死の否認に延命効果があるかもしれないとわかった一方で、複数の研究が、抑うつ状態に陥ると、命を縮める危険があると示しています。抑うつ状態は、人が生活によろこびを見いだせなくなっている状態といえます。つまり「どうしても生きたい理由を持つ」姿勢とは、対極的な状態です。

数多くの研究が（「がんと抑うつ状態」についての七六の症例を横断的に分析した研究も含みます）、抑うつ状態にあるか、または無力感を抱いているがん患者は、そうでない患者より生存期間が有意に短かったと報告しています。[4] さらに、がんの種類や患者の文化的背景にかかわらず、抑うつ状態は余命を判断する指標になることを、いくつもの研究が示唆しています。[5] 抑うつ状態にあるがん患者は「もう諦めたい」といったことをよく口にします。その姿勢は「どうしても生きたい理由を持つ」人とは正反対です。

否認はがん患者の寿命を延ばし、抑うつはその逆に働くことを科学は明らかにしてきました。では「どうしても生きたい理由を持つ」とどんな効果があるのでしょう。

これはやや、難しい問題です。がん患者の健康にこの思いがどう作用するかを調べた研究は多くないからです。けれどもいわゆる闘争精神、ファイティング・スピリットの作用について調べた研究は多くあります。

「生きたい理由を持つ」ことと、闘争精神は、かなり意味が異なります。「闘争精神がある」とは、その人ががんと闘っているということを意味します。[6] 一方、「どうしても生きたい理由を持つ」場合は、何かと闘う必要はないわけです。むしろ、その人が人生のよろこびや意義、幸せに意識を集中させている、という意味です。がんからの回復者は、「どうしても生きたい理由を持つ」傾向が特別に強いという、わたしの研究と同じような結論が、いくつかの研究で明らかになっています。[7]

強い闘争精神を持つと、その人の体では、つねに軽い「闘争・逃走反応」が生じている可能性がありま す。すると免疫システムが弱くなり、ストレスホルモンが恒常的に血中に放出されることになります。わたしたち狩猟採集民族の脳はそれを、つねにトラのような猛獣に追いかけられ、戦闘態勢にあるようなものだと解釈します。質の高い研究が多くおこなわれてきたのに、「闘争精神を持つ」ことががん患者の延命を促すという結果が出ていないのは、そのせいだとわたしは考えています。[8]

一方、「どうしても生きたい理由を持つ」と、人は人生によろこびをもたらすことに意識を向けるようになります。「闘争・逃走反応」はオフに、「休息・修復反応」がオンになります。そして体内では、セロトニン、リラキシン、オキシトシン、ドーパミン、エンドルフィンといった免疫向上ホルモンが放出されるのです。

残念ながら、現時点では、「どうしても生きたい理由を持つ」意識ががん患者の延命を促すかどうかを調べた研究はありませんが、この問題に別の角度から光を当てた研究が二つありました。

先に述べたとおり、抑うつ状態は「どうしても生きたい理由を持つ」とは逆の状態です。ある研究によれば、精神療法の技術を使ってがん患者の抑うつ感を減らすと、患者の生存期間は有意に長くなったのです。[9] いいかえれば、研究者が患者の抑うつ感を減らすことで、患者が「生きたい理由」を強く持てるようになれば、患者の寿命は統計的に有意に延ばせるようになるかもしれないのです。つまり、「どうしても生きたい理由を持つ」ことは、本当に患者の延命につながるかもしれないということを示唆しています。

がん患者ではありませんが高齢者の生きる意欲についての研究にも、同様の示唆を含むものがあります。生きる意欲を強く持つ高齢者は、年齢、性別、病歴にかかわらず、生きる意欲を強く持たない高齢者よりも長生きすることが明らかにされました。[10] つまりは、こと「人を長生きさせる力」に関しては、「生きる意欲の強さ」は、病歴の多さや年齢の高さといった負の要素を抑えるほどの力を持つということなのです。

「どうしても生きたい理由を持つ」こととがん治癒との関連を調べた研究はありませんでした。けれども前述した二つの研究は、「どうしても生きたい理由を持つ」ことには、抑うつ感や無力感とは逆に、概して人の寿命を延ばす効果があることを示したと言っていいでしょう。

ドンナには、どうしても生きたい理由がありました。二人の孫の存在です。孫の成長を見届けたいとの思いから、ドンナは強くなり、常識にとらわれず、さまざまな選択肢から治療法を選びました。そして進行した結腸がんを克服したのです。

ドンナの物語

二〇〇五年、五八歳だったドンナは、まさに人生を謳歌している最中でした。三〇年余りを教職に捧げ、最終的には校長になりました。定年の九カ月前に退職したドンナは、初孫と過ごす時間を何より愛し、まもなく誕生する二番目の孫との対面を心待ちにしていました。自宅では週に一回、瞑想サークルを主宰していました。

そんなある日、ドンナは突然胃けいれんに襲われ、救急治療室へ運ばれました。救急治療室はなじみのある場所でした。離婚し、女手一つで二人の息子を育ててきたあいだ、自分の子どもたちや教え子たちが骨折したり頭をぶつけたりするたびに、ドンナは救急治療室へ駆け込んできました。けれどもこのときは、青天の霹靂が待っていました。結腸には巨大な腫瘍があり、それが腸を完全に塞いでいる、明朝には緊急手術が必要だ──。診察した医師は、彼女にこう告げたのです。

次の日、手術室でドンナが目覚めると、さらに絶望的な事実が伝えられました。手術と同時に行った病理検査で、腫瘍はステージ3の結腸がんだったと判明。腸は大きく切除され、胃には人工肛門の袋がぶらさがっていました。人工肛門形成術は、結腸を人工の袋に置き換えて腹部につなぐ手術です。周辺リンパ節に多数転移があったため、がんの進行度はステージ3。医師は「術後すぐに抗がん剤治療に入る必要があります」と言いました。

この恐ろしい状況にありながら、ドンナは根っからの楽観主義者でした。

悲惨だとはまったく思わなかったんです。入院中も。「あなたは不思議な人だ。悲しくないんですか」と聞く医師さえいました。わたしにもわかりません。ただ、それほど大きく反応はしなかったんです。それよりもわたしが思っていたのは、まだこの世でやりたいことがあるということでした。会いたい人もいるし、行きたい場所もある。それに息子たち、孫たちの存在です。これから困難が待ち受けているとは、つゆほども思いませんでした。それはただ、状況を全面否認していただ

けなのかもしれません。でも結果的にはそれがよかったのです。

ドンナは手術からの回復に全力で集中し、数週間後には抗がん剤治療に挑みました。ところが抗がん剤治療の五日目、集中治療室に運ばれました。薬の副作用で、白血球をつくれなくなったからです。六日間を集中治療室ですごしました。家族や友人がやってきては、病床のドンナに手かざしのレイキ治療を施してくれました。

まもなく白血球の数は増えはじめましたが、医師は、抗がん剤治療に身体が耐えられない、と中止を宣言しました。医師はこう説明しました。その抗がん剤は量を減らすと効果はない。また実験段階の新薬はあるが、これまでの投与成績は芳しくなく、場合によっては致死的な副作用が生じる。結論としては、身辺整理のために帰宅するのが現実的だ、と。

ところがこのとき、見舞いにきた瞑想サークルの友人がいい助言を与えてくれたのでした。

五日間の抗がん剤治療で、わたしは、まるで一〇五歳のような容貌になっていたんです。本当に。髪はすべて抜け落ち、顔は灰色で痩せこけていました。ひどいものでした。その姿をみた友人が、言いました。「抗がん剤を身体から出し切ったほうがいい。エリザベスのところへ行きなさい。彼女がやってくれるから」。

ドンナは、抗がん剤の排出とはいいアイデアだ、と思いました。孫と過ごす時間を長くするためなら、できることは何でもするつもりでした。友人によると、その治療師エリザベス・パズツェルスキは、鍼とハーブ治療をおこなっていて、近郊にある「クーガーマウンテン・セラピー・センター」という美しいロッジで、一〇日間の集中プログラムを開催していました。

ドンナは主治医に、危険をともなう新しい治療は受けないことを伝え、次回のクーガーマウンテン・プログラムに申し込みました。

彼女の次の課題は、心に影を落とす「死への恐怖」をいかにコントロールするか、でした。

退院してから、「神さま、死んだらわたしはどうなるのでしょうか」との思いに、取りつかれた時期がありました。でも、すぐに思い直したんです。「わたしには二人の息子がいて、彼らの家族、そして孫たちがいるのよ」。それからまた「死」の考えに襲われると、わたしは自分をひっぱたいて、こう思い直したのです。「あんたはどこへも行かない。そんな考えはもう十分。死ぬもんですか」。次男には、こう言われたことをおぼえています。「ママ、自分の感情と向き合ってないんじゃない？」。わたしは言い返しました。「もう、それはすませたのよ。もしも、について考えるのは、もうおしまい」。それからです。わたしの態度はこう変わりました。「死ぬものですか。この世でまだやらなければならないことがある。どこへも行くものですか」。

ドンナは、死ぬかもしれないという事実に向き合うのではなく、子どもや孫との時間を長くするため何ができるかに意識を集中することを選びました。髪を失い、衰弱しきった状態で、ドンナはカナダのブリティッシュ・コロンビア山脈の麓にあるクーガーマウンテン・セラピーセンターまで、なんとか身体を運びました。

抗がん剤を身体から排出し、免疫システムを立て直す。プログラムの値段は、一〇日間の宿泊と三食、治療代込みで、およそ五〇〇〇ドル。豪華なバケーションと同じくらいです。もっともドンナはこう考えました。主治医いわく「命はかぎられている」のであれば、この最後の一か八かのロングパスに、多少の貯金をはたいたところで、なんということはない。少なくとも、ちょっとしたバケーション気分は楽しめるはずでした。

クーガーマウンテンに到着したときのわたしは、衰弱しきっていました。歩くのもままならない状態で、宿舎から門まで歩くのがやっと、といったところでした。それが、プログラム終了時には、何キロも歩けるようになっていたのです。たった一〇日で!

エリザベスはもともと医師で、統合治療的なアプローチに方針転換した人です。漢方薬や鍼、食事療法を治療に取り入れています。治療はその人にあわせて行います。わたしは鍼の治療を一日一回、できるときには二回、受けました。

ほかに七人の滞在者がいました。ドンナは毎日の鍼治療に加えて、彼らと一緒にとても健康的な食事をしました。彩り豊かな野菜料理を中心に、少々の魚料理。肉が好きで、ずっと大の甘党で通してきたドンナには、食生活の革命のようでした。

プログラムでは、ライフ・マシン（Rife machine）と磁気パルサー発生装置を使った治療も体験しました。二つともがん患者の間ではよく知られる代替療法です。これらの機械を使って治癒したがん患者の体験談が、数多く伝えられています。けれども医師のあいだでは、その効果はほとんど認められていません。

これらの機械は、わずかな電気刺激をさまざまな周波数で発生させます。この治療の理論は、すべての原子は振動しているという事実を応用し、オペラ歌手がある高さの周波数で発声すればガラスを粉砕することができるように、ある種の周波数によってがん細胞を破壊し死に至らせる、というものです。

参加者とのグループ活動も、ドンナにとってはよい経験でした。人に支えられている、との実感を得ることができたからです。またエリザベスとの個別面談では、過去の抑圧された感情を解放することができました。

プログラムの終わりが近づくと、エリザベスと彼女の助手が、個人セッションをします。「あなたは、何に悲しみを感じますか？　不快に思うことは何ですか？　子どものころに遡って、何がイ

ヤだったか、何に腹を立てていたか、具体的に思い出してみてください」。こういったことを聞かれました。考えてみると、思い当たることがあったんです。「そうだ。あのときのことって、いまもわたしが抱えている問題と同じだわ」と。

プログラムが終わるまでに、ドンナの心身は大いに回復していました。四キロも歩けるようになり、顔色もすっかりよくなった彼女の姿に、息子たちは驚きました。エリザベスはドンナの自宅に、詳細な野菜リストを送ってくれました。生きる意欲をよりたくましくしたドンナは、ベジタリアン料理教室に通いはじめました。

ドンナは、二人の息子と義理の娘、そしてかわいい盛りの孫が与えてくれる、魂が震えるような愛とサポートをありがたく受け取りました。プログラムのおかげで心身ともに強くなったドンナは、週に一度は子どもと孫たちに会う、という目標を掲げました。

愛すべき家族がいるのだから、彼らを残してあの世へは行けない、と思いました。生きていれば、孫たちが成長して、高校生になって、一緒に公園や観劇に行ったりできるんですよ。彼らにとって、おばあちゃんの存在は大切だし、わたしにとっても彼らは貴重な存在です。ずっと教師でしたので、わたしは子どもが大好き。子どものそばにいて、世話を焼くのが楽しいし、わたしにとっては自然なことなのです。その願いをかなえたい、と思うようになったのです。

週一回の鍼治療、毎日の散歩に加えて、ドンナは孫の成長を見守るためにできることを何でも続けました。自然療法医の診察も受けました。医師には、肉、小麦、砂糖、乳製品なしのクーガーマウンテン流食事療法の継続と、免疫機能アップのためのビタミン剤二つの摂取をすすめられました。ドンナはがんになるずっと以前から、心のあり方は身体の健康に強く作用すると考えていました。つねに生きる希望を胸に抱くよう心がけ、恐怖感に駆られたら、すぐ気を逸らすようにしました。これまでの瞑想に加えて、イメージを視覚化するためのＣＤを就寝前に聴きはじめました。

身体は心に従う。「孫のために健康でいたい」と考えるのは、身体にいちばんいいはず――そう彼女は考えました。

人が「心ここにあらず」な状態になると、身体は、心が何を考えているのかを気にかけるようになります。でも時には心にウソをつくのもありなのです。何でもいいから望みを心に言い聞かせれば、身体はそれに反応します！　だから、「健康になりたい」と言えばいい。電流の流れる網にがん細胞が引っかかり、破壊されるイメージを、心に描くのです。毎日やっていれば、身体はそれが「心の状態だ」と受け取ります。それが心の命令だと思って、そうするようになるのです。わたしにとっては、その願いが「逝きたくない」でした。「まだ、やりたいことが残っている」と言い聞かせたのです。

医師に「身辺の整理をしなさい」と言われ、退院させられてから二年後のこと。すっかり元気になったドンナは、「人工肛門を外したい」と言って、医師を訪ねました。そのためには、結腸の迂回させた部分と残存した部分をつなぐ再手術が必要になります。彼女が歩いて診察室に入ってくる姿、元気そうな様子を見て、医師は驚きました。そして最初は戸惑ったものの、手術を快諾してくれました。それ以来、ドンナは人工肛門なしで生活しています。

がんになった理由について、彼女はこう考えています。ストレスと糖分の摂取過多。それに加えて、いつも自分よりも他人の世話を優先してきたその生き方が、原因でしょうと。

がんになってからは、その習慣を変えました。するのは、自分にとって意味のあること、そして旅行や外食といった楽しいことだけ。それから治癒について学んだことを、人に伝えはじめました。

人工肛門については、まったく問題はなかったんです。旅行もしましたよ。人工肛門をつけて、友だちと一緒にアリゾナまで。外食も平気でした。「さあ、人工肛門さんもご一緒しましょう」といった感じで。これはおもしろい経験だ、誰かとシェアできたらいいのに、と思ったことをおぼえています。わたしには、人の役に立ちたいとの思いがあったから、この経験を乗り越えられたのです。そう考えれば、ただの人生経験を越えた、特別な体験になるでしょう。わたしたちはがんを前にして、ただ泣いてばかりいるべきじゃない。できることは、あるんです。

「身辺整理をしなさい」と医師に言われ、集中治療室を出た日から、もう八年以上が過ぎました。ドンナの生への意欲は、相変わらず強烈です。彼女の声はまるで三〇代の女性のように張りがあります。とても六〇代とは思えない活力に満ちています。

忙しくしてますよ。四番目の孫の子守り、毎週金曜日に自宅でやっている瞑想サークル、赤十字と救世軍でのボランティア。人生を謳歌しています。体調はいいし、気力も充実しています。すばらしい家族、友だちに恵まれて。人生は冒険。一瞬、一瞬を、満喫しています。まだ達成していないことがたくさんあるといまも思っていますから、まだ死ぬつもりはありません。八八歳くらいかな。そのころになると準備もできているかも。まだ六七歳ですから、あと二〇年はありますね。

ドンナの体験談は、人生でもっとも恐ろしい状況さえも、やり方しだいでは覆せるということを示す格好の事例です。たった二年足らずで進行性結腸がんから完全寛解し、人工肛門を外すというのは希有なケースです。彼女には強烈な生への渇望がありました。それが彼女に、さまざまな治療に取り組む気力を与えました。そういった要素が相まって、効果をもたらし、がんの完全寛解に至ったのです。

実践のステップ

今日、多くの人が倦怠感や抑うつ感に悩まされていますが、あなたもそうですか？「どうしても生きたい理由を持つ」という尺度から見た、あなたの立ち位置はどこにあるでしょうか。

さてここで、どんな状態にある方にとっても、人生にもっと活力と意義を感じられるようになる方法をご紹介しましょう。

・何歳まで生きたいか、紙に書いてみる

研究によると、一〇〇年生きた人はほとんどが、自分は一〇〇歳まで生きるのだとつねに確信していたそうです。理想の年齢を書いて洗面所の鏡に貼っておき、朝はそこからスタートしましょう。もちろん、気が変われればその年齢はいつでも書き換えてください。

・自分にとって理想の弔辞を書いてみる

気味が悪いと思うかもしれませんが、静かな夜に、ろうそくでも灯して静かな音楽をかけて、自分が理想とする自分の弔辞を書いてみてください（もちろん、これがあなたの宗教的信条に反しないかぎりにおいて実行してください）。

現在の健康状態にかかわらず、死を迎える年齢、死に方、そして遺体の処理方法など、すべてを自分の望みのまま書いてみてください。また、死の際にそばにいてほしい人、人に覚えていてもらいたいあなたの業績についても、記してください。感情の揺れをともなう作業になるでしょうが、死への恐怖に向き合い、かつ心の奥底にある生への欲求を引き出してくれるはずです。

• いまのあなたにとっての「どうしても生きたい理由」と、生きるよろこびになっていることを、リストに書き出す

この作業は、気分のいいときにやってみてください。長いリストができあがるはずです。

次に、そのリストの中で、もっと時間を増やしたいこと、もっと生活に取り入れたいことに星印をつけてみてください。その次に、そのリストの下に、もしそれができれば生活がもっと創造的になり、幸福感が強まり、生きる意味がもっと感じられるであろうことを、書き出してください。

そして最後に、ここであげたことを生活にもっと頻繁に取り込むことを、今後の目標にしてください。

• 自分の使命を探すため、次にあげる三つのステップを試す

これはリック・ジャロウのＣＤ『究極の反・職業ガイド――この世界に自分の使命を見つけるための内なる道』(The Ultimate Anti-Career Guide: The Inner Path to Finding Your Work in the World)からの引用です。心の奥底にある使命を探すための、シンプルかつとても役に立つツールだと思い

ます。

（1）　たとえば三〇〇〇億ドルといった、桁違いの財産をあなたが持っているとします。それに完璧な健康と、完全な成功が保証されているとします。想像力を駆使してください。その人生で、あなたがしてみたいことをすべて、紙に書き出してみてください（あらゆる成功が保証されていることをお忘れなく）。恋愛、家族、仕事、趣味、家、旅行、コミュニティなどあらゆることを含めてください。

（2）　何日か後に、別の紙を用意してください。いまの健康状態がどうであれ、主治医に、「あなたは一年半以内に心臓発作に襲われて、死ぬでしょう」と告知されたと想像してみてください。あなたを取り巻く現状には、何も変化がないと仮定します（宝くじには当たりません）。残りの一年半で何をしたいか、書き出してみてください（ティッシュをお忘れなく）。

（3）　answer@RadicalRemission.com にメールを送ってください。二つのまったく異なる状況へのあなたの反応の仕方が、心の中にある使命とどうかかわっているかについて、解説を返信します（英文です）。このワークを効果的にするために、まずステップ1、2に取り組んで、解説は後で読むようにしてください。

死を恐れる気持ちがあるからといって、けっして自分を責めないでください。悲嘆と恐れは、人としての自然な感情です。人生のある時点で誰もが直面する感情です。とりわけ、死に向き合う際には避けられないものです。けれども第5章で見たとおり、感情は、健康を守るためには流れて来ては出ていくべきものなのです。身体と心に感情をため込むと、害になります。

わたしの会ったがんからの回復者の方々も、死への恐怖から完全に解放された人ばかりではありませんでした。それよりむしろ、生きる意欲が死への恐怖を打ち負かすくらい強かった、といったほうがいいでしょう。彼らに共通していたのは、「何としても死にたくない」との思いではなく、「できるかぎり長く生きたい」という欲求の方でした。実はこの二つは、似て非なるものなのです。

がんからの回復者は死に直面して、それが不可避である事実を時間をかけて学んできました。そして彼らは、医師を含めて誰にも、実際にその人がいつ死ぬのかなどわかりえないと、気がつきました。だからこそ、いつこの身が果てるのかといった、予測不可能なことに気をもむよりも、この身体に留まっていられるあいだにしたいことを何でもしておこう、と考えるようにしたのです。そうして「どうしても生きたい理由」に意識を集中すると、「死への恐怖」に意識を向けるひまなどなくなってしまいます。

「なぜ、生きていたいと思うのですか」。これはわたしががん患者の方々に聞く最初の質問です。「生きていたいですか」ではなくて「なぜ、生きていたいのですか」なのです。

あなたは残りの人生で、どんなことを体験してみたいですか？

何をしているときにあなたは元気になり、よろこびを感じますか？

こうやって考えてみることで、身体には、爽快な生命エネルギーが沸き上がってきます。

おわりに――がんの特効薬がみつかるその日まで

健康な人には希望がある。希望がある人にはすべてがある
――トーマス・カーライル　哲学者

本書に登場するがん生還者の軌跡は、非常に稀な、通常は起こりえない「逸脱した事例」と位置づけられるものです。読者のみなさんに、この「逸脱した事例」が研究に値すると思っていただけたらうれしく思います。

歴史をひもとくと、数多くの画期的発見が、逸脱事例の研究から始まっています。ペニシリンやX線、心臓ペースメーカーなどもそうでした。

がんから異例の治癒を遂げた人々の体験から、わたしたちは、人間の持っている自己治癒力がいかに奥深いかを知ることができます。ステージ4のがんから、抗がん剤も放射線治療も、手術さえ受けずに回復を遂げた人が存在する。その事実を知るだけで、わたしは、人間が備えている信じがたいほどの潜在力に畏敬の念を抱きます。

寛解は多方面から

本書では、テーマごとに章を立ててがんの生還者の体験談を紹介してきましたが、じつはこの記

述方法は誤解を生じかねません。この本に登場する全員が、九項目のうち八つか九つすべてを、人によってはそれ以上の要素を実行して、治癒に至っていました。一つの要素だけで治ったという人はいなかったのです。

一つの病気には一つの治療法がある――つまり症状と治療法の一対一関係を常識にしてきた西洋医学の研究者には、これは不可解なことかもしれません。これさえやれば治るという治療法があればよいのですが、そういうわけにはいかないようです。がん生還者が多角的にがん克服に挑んできたのは、がんという病も、わたしたちの身体・心・魂の三位一体システムも、多面的な構造を持っているからでしょう。

本書でみたとおり、がんの原因はさまざまだと考えられています。毒、ウイルス、細菌、遺伝子変異、あるいは細胞の破損……。この複雑な病がさらに多面的な様相を見せるのは、そこにわたしたちの身体・心・魂の三位一体システムが病にどう反応するかがかかわってくるからです。身体が迅速に毒を排出できるかどうか。ウイルスや細菌に細胞が感染するかどうか。遺伝子変異がおこるかどうか。細胞が破損するかどうか。

身体・心・魂の状態に影響を与えるのはわたしたちの行動ですが、ここにもまた、いくつもの要素が絡んできます。何を食べるか、飲むか、運動をどれだけするか、どれだけ寝るかといった身体の行動。また、ストレスの有無、幸福感、恐れ、愛を感じるかといった心と感情の動き。さらに、魂の動き――深いレベルの愛を感じるか、思考モードを止めて日常的に心を脱力させているか――

もその要素の一つです。

こういった複雑性を考えると、がんからの回復を促したであろう要素が一つではなく九つにもおよんだのは、さもありなんなのです。

さらに、それらはみな、「個人の体験」という、すばらしくも複雑な現実のなかで起きたことです。

がんからの生還者と話すたびに、わたしは、この地球に同じ人は二人といない、つまり健康への処方箋に同じものは存在しないということを実感しました。

食事療法を重点的に実行したほうがいい人もいれば、ハーブを使った排毒作業に注力すべき人もいる。人によっては九つの項目すべてを同じくらい重点的に実行しなければならないでしょう。この九つの項目には、重要度の順位はありません。ほかでもない「あなた」の身体が治るためになにを欲しているか。それしだいなのです。

エンパワーメント

がんという病、身体・心・魂の三位一体システム、そしてがん生還者の語った九項目。これらはどれも複雑です。けれどもわたしがこの本で伝えたかったことは、たった一つ。エンパワーメント、つまり一人ひとりが生きる力を自らの内から引き出してほしいということです。

いまのところ、がんは恐ろしい病です。予兆なく襲いかかってくることが多いため、わたしたちは、がんを防ぎようのない病だと考えがちです。一度がんだと診断されると、たとえ手術や抗がん剤、放射線治療を受けても、病気の流れには逆らえないと思ってしまいます。いったんは寛解に持ち込めたとしても、再発を恐れて無力感に襲われる人もいます。がん告知に伴う死への恐怖は、人を精神的な麻痺状態に陥れます。アメリカには、そうやって生きる力を奪われたがん患者が一二五〇万人もいます。(1) さらに、数え切れないほどの数の家族や友人が、大切な人を失うかもしれないとの恐怖に怯えているのです。

わたしが、がんからの生還者の研究をはじめた理由はそこにあります。この恐ろしい病によって奪われた力を、人々が取りもどしてほしいと思ったのです。何年ものあいだ研究を重ねて、本書で紹介した九つの要素を浮き彫りにすることができました。がんに直面しても、人が落ち込まないでいられる方法がここにある、とわたしは考えています。本書を読まれたみなさんも、同じように感じておられると思います。

この本に書いた九つの要素はどれも、突飛すぎて実行不可能なことではなく、極端にお金を必要とするわけでもありません。そこがすばらしい点です。またどの項目にも、健康を促進するという科学的な裏付けがあります。次のような方を含む誰にでも実践可能なのです。

- がんを予防したい人
- いまがんに罹患していて、西洋医学の治療を受けている人

・いまがんに罹患していて、西洋医学を使わないと決めた人
・がんの再発を防ぎたい人

がんから劇的に寛解した人の多くは、わたしに「いちばん怖かったのは診断のとき。次に怖かったのは寛解を達成したときだった」と話しました。たとえ一度は寛解をしても、医師は「再発しないかどうか経過をみなければならない」と言うからです。再発——聞くに堪えない、恐ろしい言葉です。けれどもそんなときは、本書の九項目を思い出してください。恐怖に震えることなく、がんとおさらばした生活を満喫しながら、経過観察すればいいのです。

九項目のほかにも、健康をさらに増進するためにできることは、たくさんあります。ここで「運動」についてかんたんに触れておきましょう。

言うまでもなく「運動」は、調査で浮上した七五の要素のうちでも、上位に入る一つでした。けれどもわたしはあえて、「運動」を含めて、本書を一〇要素の構成にはしませんでした。その理由は、ほとんどの場合がんと診断された直後は身体が弱りすぎていて、運動には適さないからです。何カ月かたって、治癒を実感し、元気を取りもどしてくると、多くの人が定期的に運動をはじめます。

だからといって、「運動はそんなに大事じゃないのか」と思わないでください。運動は、健康の要です。わたしがお伝えしたいのは、いまは「あまりに衰弱していて運動なんかできない」という

状態の人にも、治癒への道はあるということ。そして、その道を歩んでいけば、いずれ毎日体を動かせるようになるということです。

インスピレーション

がんからの生還者の事例は感動的です。なぜなら、それが事実だからです。進行がんの患者にも、方法を見つけて、がんと無縁の人生を歩むようになった人が存在します。また、劇的な寛解事例は、ほぼすべての種類のがんに存在します。逸話ではありません。事実として存在するのです。

何世紀もの間、世界中の登山家たちは世界最高峰エベレストの登頂を夢見てきました。一九五三年、ついに、エドモンド・ヒラリーとテンジン・ノルゲイが初登頂に成功しました。そしていざ実現すると、世界中の登山家が刺激されました。あれほど達成困難だと思われてきた山頂は、もう三五〇〇人もの登山家に制覇されているのです。[2]

わたしにとっては、がんの生還者の話も同じことです。もちろんだれもがエベレストに登れるわけではないように、がん患者のだれもが奇跡的な回復を遂げられるわけではないでしょう。けれども進行がんからの生還という、達成困難な頂点を踏破した人が存在する事実は、人を大いに鼓舞するはずです。

もう一つ、わたしががんの生還者からの話に刺激されたのは、彼らがいかに大きな自己変容を遂げたかということです。ほぼ全員が、「もう、昔の自分にはもどれない」と言っていました。がん治癒に向かう旅の過程で、彼らの人生は、すばらしく、健康に満ち、愛にあふれたものへと変わったからです。当然ながら、自己変容をするために、望んでつらい体験をした人はいません。それでも結果的にいまは、あの変化があって本当によかったと思っているのです。

自己変容を歓迎する姿勢。わたしはその姿から、「治療する《キュアリング》」ことと「治癒する《ヒーリング》」ことの違いを考えさせられました。「治療する」とは、病気を除去することです。かたや「治癒する」とは、「健康になる」という意味です。「治療」はときに可能です。そして「治癒」は、つねに可能なのです。

九つの要素がすばらしいのは、それが人を「治癒」へ導いてくれるからです。そしてなかには、「治療」へと導かれる人もいます。「治癒」は、人生により多くの意義と、幸福と、健康な行動をもたらすことを意味します。そしてそれは、わたしたちがあとどれだけ生きるとしても、いますぐ始めるべきことではないでしょうか。

次のステップへ

本書では、健康を維持し、取りもどすための九項目を挙げました。がん生還者の研究に関して、さらに、いくつかお願いしたいことがあります。

第一に、わたしたちは喫緊にがんの生還者の事例を集め、記録する必要があります。予想を覆してがんを克服した人々について、さらに理解を深めていくためです。がんの生還者の事例を、研究者と一般の人々が共有できて、誰もが簡単にアクセスできる統括的なオンライン・データベースがあれば理想です。

第二に、がんの生還者の事例が、現役の患者と生還者をつなぐかけ橋となり、コミュニティの役割を果たすことができればすばらしいでしょう。乳がんの告知を受けた人がその晩に、同じ診断を受けた何十、何百人もの人が、自分なりの方法で克服したという体験談にアクセスできたら、すばらしいと思いませんか。

この二つを実現するために、わたしは以下のサイトをつくりました。

WWW.RADICALREMISSION.COM

このサイトでは、無料で次のことができます。

・がんの劇的な寛解事例を送信する

あなたの体験談、あるいはご本人の許可を得たうえで、友人や家族、両親の体験談を掲載してください。匿名でも構いません。研究者チームが送信されたすべての事例の事実関係を確認します。

・事例を検索する

検索機能を使って、あなたの求めるがんからの寛解事例を探してみてください。たとえばトリプル・ネガティブの乳がん患者は、このデータベースで条件を入力すると、同じ診断を得た人たちの体験談を好きなだけ読むことができます。

もし劇的な寛解を遂げた人をご存じであれば、ぜひその人に、体験談を送信するようお願いしてみてください。わたしたちはその人の、信じられない治癒の物語から、学びを得ることができるのです。

きっといつの日か、科学者はがんの特効薬を発見するでしょう。その日を待つあいだ、わたしたちは、身体・心・魂のつながりをできるだけ強くしておいて、身体の持つ、奇跡のような自己治癒力のスイッチをオンにしておきましょう。この本が、その道案内役になりますように。そしてもしあなたががん患者なら、いつかわたしにあなたの回復の物語を読ませてください。

訳者あとがき

いま、こうして翻訳を終えてほっとしている。この本のもとになったケリー・ターナー博士の論文によって、私は大げさではなく命拾いをした。そういう人が、私と同じ病を得た人々にもきっといると思い、一ページ、また一ページと、本書を日本語に置き換えてきた。

訳者としての解説に入る前に、私と本書との出合いについてふれておきたい。

二〇一二年七月、私は乳ガンの4期と診断された。突然の、実質的な余命宣告だった。しばらくは現実として受け止められなかった。目が覚めると「あれは夢だったんだ」と思う。でもすぐに正気にもどって、声にならない叫びをあげる。どうにか否認しようともがく。そんな状態が二週間ほど続いた。

ところが、赤ん坊が泣き疲れてわれに返るように、私もふと目が覚めた。それまでは生存率や、症状の進行についての情報を検索しては、死を想像して泣いていた。ところが検索するうちに、医学的な常識ではありえないけれど、中には「治った人」もいるらしい、と知った。

本当だろうか。そういう話は健康食品か宗教の宣伝だろう、とこれまでは気にとめていなかった。でも、そんなに「治った人」がいるなら、その現象についてのまとまった研究が、どこかに存在するだろう。そう思って、自然退縮とか自発的寛解という言葉で検索をはじめた。まずは日本語で、それから英語で。

そうして発見したのが、ケリー・ターナーさんがカリフォルニア大に提出した博士論文だった。

やっぱり、あった。

むさぼるように読んだ。論文によると、この現象については、単発的な症例報告は数多くあるものの、大規模な研究はかぎられている。そしてどれもが医師または心理学者の観察によって書かれていて、「治った人」本人の視点を含むものはほとんどなかったとのこと。この現象に興味を持ったターナーさんが、世界各国で調査をし、がんの自発的寛解を遂げた患者の特徴を明らかにした、という内容だった。

心に、希望の光が点灯した。もっと読みたいと思い、ターナー博士のメールマガジンに登録した。それが二〇一二年九月。

すると一〇月、博士論文が本になります、とのお知らせが届いた。刊行は二〇一四年の春とある。一年半近くも先だ。そのとき自分はどうなっているのだろう。ちらっと思ったが、とるものもとりあえず彼女にメールを書いた。本が出たら、日本語版は私に翻訳させてほしい、と。「よろこんで」と軽やかな返信が届いた。

どんな本になるのかわからなかったが、確信はあった。これは科学的な研究の対象となる事象なのだと知るだけでも、勇気づけられる人はたくさんいるだろう。私がそうだったように。

こうして二〇一四年三月、本を手に入れた。運よく編集者の中嶋愛さんの賛同を得て、本当に、私が翻訳できることになった。

がん関連本としての本書の意義

これは、ありそうでなかったがんの本だ。

その理由は、ケリー・ターナー博士が、医師ではなく、患者本人でもない立場から、がん患者をとりまく現実を熟知していたからだ。

がんの治療法についての本は、日本にもアメリカにもたくさんある。それらの多くは、医師か、がん経験者によって書かれている。医師の本は、開業医が自分のオリジナルな治療法について紹介していたり、大学教授など権威ある医師が、医学界を代表して、がんについての解説を書いている。がん経験者のものは、その人の受けた治療や経過、あるいは食事について、その人の体験が書いてある。

医師でも患者でもないターナーさんのアプローチはひと味違った。がん病棟のカウンセラーとして働いていたときに、彼女は素朴な疑問を抱いた。世の中には、医学的には根治不可能だとされるがんから生還した人が、少なからずいる。症例報告の論文は一〇〇〇本以上もある。そういった人々が「どうやって治ったか」について、なぜ科学者は関心を持たないのだろう。

こうしてターナーさんは研究に歩みだした。

研究手法と結果の分析――明らかになった「彼らの生き方」

ターナーさんは「質的研究」という社会科学の研究手法を使って、集合としての「がん生還者の特徴」を浮かび上がらせた。

量的研究と呼ばれる、何百人単位の大規模調査ではないので、「どのがんの患者の五年生存率が、この薬で何パーセントだった」といったエビデンスを出すわけではない。そのかわり、数十人を相手に一人一人掘り下げたインタビューをして、彼らの語りに出てくる言葉やフレーズを統計的に分析した。

「あなたは、あなたの患者たちは、何をして治ったのですか?」。食事療法なのか、運動なのか、いやコーヒー浣腸か。彼らが具体的に実践したことについての答えを、彼女は期待していた。けれども、彼らの話を聞くうちに、実はそこには答えはなかった、と気がついた。ここがターナーさんの慧眼だったと私は思う。

では答えは、どこにあったのか。

彼らの言葉から、ほとんどの人が共通して語っていた要素が九つ浮かび上がった。そしてそれらは突き詰めると、「自分をどう変えたか」ということだった。平たくいうと、「生き方の変革」にかかわることだった。

どういうことか。たとえば「抜本的に食事を変える」（第1章）は、生き方の変革とはほど遠い要素のように思える。けれどもがんから生還した人々は、食事を通じて、自分の生き方を見直していた。

第1章では、長い離婚協議と経済的な危機に見舞われたあと、前立腺がんになったジョンという男性が登場する。彼は、がん初発のときには医師の言うとおりに手術とホルモン治療を受けた。けれども数年後に再発が疑われたときには、医師のすすめを断って、独学で食事療法をはじめた。つらい副作用がいやだったからだ（注・ターナーさんは、食事療法はできるだけ専門家の指導に従うようすすめている）。

彼は徹底していた。三カ月ごとに食べるものを微調整し、血液検査をグラフ化して、合う食べ物、合わない食べ物を判別した。よいといわれている枝豆が、自分には合わないと気がついた。食事制限が多くなり、友だちとのパーティーにも行けなくなった。それでも彼は「正しい食事」を続けている。いやいやながら、くじけそうになると、指にはめたドクロの指輪を眺めて。

もっと長く生きて、いまの恋人と過ごす時間を楽しみたい、と願っているからだ。

「ハーブとサプリメントの力を借りる」（第4章）も、生き方にかかわっている。自然な食物じゃないから、と一切取らない人もいる。一方で稀なタイプの悪性リンパ腫を患ったジェニーのように、自分に合った医療を求めていたのに、結果としてたどり着いたのがサプリメントだったという人もいる。彼女は自分の病に詳しい医師になかなか出会えなかった。夫も自分もうつ状態になり、抗うつ薬を飲むとますます落ち込んだ。もう自分たちではい上がるしかないと意を決した彼女は、瞑想やカウンセリングを通じて死の恐怖から立ち上がっていく。悪性リンパ腫の専門医は、遠方にいた。しかし彼女の医療保険会社はその医師の診察代をカバーしてくれない。そこで同じ病の友人に声をかけ、友人に便乗して医師を訪ね、ついでに自分もサプリメントを処方してもらった。がんが寛解したいまも、彼女は一日四〇粒のサプリメントを飲み続けている。

サプリ一つの選択を通じて、彼らは医療との向き合い方や、家族や友人との関係を再構築していた。

インタビューを進めるうちに、著者はこの「人それぞれ」こそが、突きつめれば、がん生還者の語った答えなんだとわかってくる。要は、彼らが治った理由は、その人が「自分の生き方」を見つけたからだった。自分なりの治癒の方法を、手探りで探すうちに。

本書に登場する人々に共通する生き方改革には、一定のパターンがある。

命の危機に瀕して、彼らは問いを立てた。どうして自分はがんになったのか。どうして生き続けたいのか。生きる道があるなら、そのために何ができるのか。

自分の生活習慣や働き方、家族や友人といった大切な人との人間関係に問題はなかったか。自尊心のあり方、感情の状態、過去のトラウマ的な出来事にどう対処してきたか。自分の魂とどう向き合ってきたか。そして治療にどこまでお金を使えるか。働けなくなったいま、誰に頼ることができるか。自分の力で変えられることはなにか。

がんから生還した人たちは、一つ一つ、これらの問いに向き合って答えを探してきた。

だから彼らの生き方は彼らにとっての処方箋だ。「万能の処方箋」ではない。むしろ、「万能の処方箋」を探す発想からはもっとも遠いところに、彼らが生き続けられた理由はあった。

「万能の処方箋」より「自分の処方箋」

私を含む当事者にとってこの本の言わんとすることは、じつのところ、とても深くて厳しい内容だ。

たとえば、「治療法は自分で決める」(第2章)。当たり前のようでいて、実際に、患者が自分の意志で治療法を選ぶのは大変だ。まして医師のすすめる治療を、断るとなれば。著者は、医師にすべておまかせし、したがうのが「よい患者」だとみなされるという。それは日本でも同じだろう。また家族の意向や親しい友人の意見も、本人の気持ちに大きく影響する。「お医者さんにおまかせするべき」とたいていの場合、周囲は考える。

けれども治療や副作用のつらさに耐えるのは自分。副作用は一〇〇パーセントの確率で患者を襲う。でも治療の成功率は? 生存期間はどのくらい長くなるのか? 一日でも長く生きたい、とは誰もが願う。けれども、いったいどんな一日を自分は生きていたいのか。

周囲の意向と自分の本当の気持ちは、ときにかみ合わない。いや、自分の本当の気持ちだってなんなのか、どこにあるのか。本人にもわからなくなる。

本書に登場する人々も、治療法については暗中模索していた。

「より前向きに生きる」(第6章)に登場するサランヌは、とりわけユニークだ。五歳の娘を抱えるシングルマザーの彼女は、乳がん4期だと告知された。呆然としたものの、突如、学生時代に読んだ『笑いと治癒力』という本を思い出し、そのままレンタル・ビデオ店に走った。夜、泣きながらコメディ・ビデオを見ているうちに、ある瞬間から一転、大笑いしはじめ、笑い転げて朝になった。そして起きてきた娘と、「これから毎日、笑わせ合いっこをしよう」と約束をする。

笑いの効果を体感した彼女は、抗がん剤治療を受けながら、がん患者を笑わせるための財団を作る活動を始める。その一方で、テレビに出ていたダライ・ラマ一四世の元主治医の存在を知り、つてを探し回った挙げ句、ついにそのチベット人医師に会う。仲介してくれたのは、笑い活動の患者仲間だった。サランヌはいまもチベットのハーブを服用しながら、財団を切り盛りしている。

日本代表、寺山心一翁さんの回復のエピソード(第2章)にも心打たれた。終末期に入って病院を追い出された寺山さんは、自宅で水だけを飲んですごしているうちに、身体に力がもどってくるのを感じた。毎朝、病んだ肺を新鮮な空気で満たそうと、深呼吸をした。鳥のさえずりと日の出の時間の関係を調べよう、といった遊び心を持ちながら、それを続けているうちに、不思議な身体感覚が立ち上がってきた。日本の八〇年代は、がんについての情報など、いまほどなかったはずだ。寺山さんは身体の声だけを頼りに、導かれるように回復をたぐりよせていった。

彼らの方法は、彼らの「自分の処方箋」だ。けれどもターナー博士は、私たちがそこから学び、まねできる方法として、各章のおわりに「実践のステップ」を紹介してくれている。彼らのやり方や、ターナー博士のがん患者カウンセリングの経験をもとにした、お金をかけずに自宅でできるワークだ。

心の習慣を変えることから、生活習慣は変わり、それが人生の変化につながっていく、とはよく言われること。ぜひ試してみたい。

科学的データによる裏付け

この本を魅力的なものにしているのは、どの項目にも、可能なかぎりの科学的裏付けを提示している点にある。それは必ずしも「がんの治癒に効果がある」といった直接的なデータではない。「身体にいい」あるいは「人として正しい選択を促してくれる」といった状況証拠的なデータがほとんどだ。

それでもこれらのデータは、がんから劇的に寛解した人々が実践していたことは、(少なくともある程度は)科学的に正しかったと示唆している。

「より前向きに生きる」(第6章)とか「直感に従う」(第3章)といった要素は、ぱっと見ると「願えばかなう」的な、神秘主義のようにもとられかねない。けれども、がん回復者たちは、願うだけではなく、体を動かして実践を重ねてきている。ターナー博士は彼らの実践が身体や心にどう作用し、それが研究でどう確認されているかをわかりやすく説明してくれる。

たとえば「直感」(第3章)については、車の購入者への調査がある。直感にもとづいて購入を即決した人と、調べたデータを参照しながら、熟慮して購入した人では、後の満足度は直感で即決した人の方が高かった。いわゆる「腹で感じる」感覚は、頼りになることが多い、ということだ。

直感には、私たちの危機を察知して、身体反応というかたちで私たちに知らせようとする働きもあるという。カードゲームで、ハイリスクなカードの山と安全な山を並べて被験者にゲームをさせると、被験者はすぐに安全な山のカードを選びがちになる。危険なカードの山にふれたときには、手のひらの汗腺が開いていたこともわかった。直感は脳が本能的に察知するもので、私たちが理性で認識するより早く、身体は危険を避けるように動いてくれている、ということだ。治療法の選択にかぎらず、おぼえておくと今後の人生、なにかと役に立ちそうだ。

訳者として印象的だったのは、劇的な寛解を遂げたがん患者の性格についての研究（第2章）だ。というのも、この本に登場するのは、強烈な事例ばかりだ。物語としてはパワフルだけれど、このくらい強い自我を持つ人しか治らないのかと思えてくるきらいがあった。

その研究では、劇的な寛解を遂げた人々と、まず治るであろう状態から寛解した人々の性格を、告知時と寛解後でくらべた。劇的に寛解した人々は、もともと強い性格の持ち主だったのだろうか。結果は逆で、劇的に寛解した人々は、告知時には、より受動的な傾向だった。けれども寛解時には、受動的ではなくなっていたのだ。劇的に寛解した人々とは、変化率の大きかった人だったのだ。

著者はこう書いている。「何を変えるべきかは人それぞれです」。人によっては結婚生活、人によっては気候のいい場所への転居、人によっては食べ物なのだ。必要なのは、破天荒な選択をすることではない。自分の本当の意志に沿った生き方を、選べるかどうか。がん回復を遂げた人の生き方に学べるのは、そこだろう。

日米の社会事情の違い——医療制度、代替療法とスピリチュアリズムなど

日本とアメリカで、がんを患いながらすごした経験から、本書を読むうえで気になったことを記したい。登場する人々が治癒のために使った数々の方法には、アメリカならではの文化が色濃く反映されているということだ。

【医療制度】

セカンドオピニオンを得るために貯金を五〇〇〇ドル、五〇万円ほどおろした、というくだりが第4章にある。日本の相場である二万円、三万円でも私は高いなあと思っていたが、アメリカはまさにケタが違う。

アメリカの医療費が高騰するのは、医療費を政府が管理せず、病院と民間保険会社まかせにしているせいだ。

保険証さえあればどの医師の診察も受けられる日本のシステムは、がん患者にとって、本当にありがたい。

【代替療法とスピリチュアリズム】

一方でアメリカの医療費の高さは、代替療法の普及に一役買っている。医療保険料が高いので、それを毎月払うよりは、サプリメントで予防に努めたり、鍼に行くほうがいいと考える人は珍しくない。

本書にも、さまざまな代替治療の治療者が登場する。本書にでてくる治療者は、「治すのは患者本人です。治療者には、その手助けしかできません」と口をそろえて言っている。

アメリカでは「スピリチュアリズム」が流行していて、これも人々を代替療法に向かわせるのを後押ししているように見える。本書に登場する治療者やがん寛解者の発想は、代替治療を用いながらも「自らが助く」というものだ。

ではがん寛解者がどうやって自らを助けたのかというと、くり返しになるが、彼らは自己を生まれ変わらせている。それは徒手空拳ではできない作業だった。彼らの身体の変革を導いてくれたのは、治療である。医療であり、代替治療であり、食事や心のあり方を変えるための自己治療だ。そして彼らの魂の道標となったのが、信仰である。

スピリチュアリズムも、一種の宗教だ。スピリチュアリズムは、一八世紀から欧米で盛んになった心霊研究に端を発しているといわれる。いまでは東洋思想や量子力学などとも結びつき、一つの信仰のカテゴリーのように広まって、多くの人を惹きつけている。

アメリカはキリスト教国だが、司祭による性的虐待事件など教会スキャンダルが相次ぎ、とりわけカトリック離れが進んでいる。心の拠り所として、特定の宗教とは関係なく魂や神の存在を感じたいと思う人のなかに、スピリチュアリズムを志向する人が増えてきた。

第5章に登場するジョーはその典型だ。カトリック家庭に育ち、同性愛者であることに苦悩してきた彼は、仏教の瞑想会で心の安寧を得た。仏教徒になったわけではないが、自分のなかの神との関係を見直し、結果的に肺がんは治癒していった。

【エネルギー治療】

本書には、身体エネルギーを整える「エネルギー治療」がよく登場する。これも日本ではあまり聞かない言葉だ。けれども本書によると、私たちにも身近な鍼灸はその一環だという。エネルギー治療が指す範囲は幅広く、特定の周波帯の音に身体を反応させる機械（第7章）のようにハイテクなものもあれば、ブラジルの治療師「神様のジョン」がトランス状態になっておこなう「エネルギー手術」のように、秘術のようなものもある。

留学先のシアトルでも、エネルギー治療は流行していた。乳がんを患った女性のがん病理医の講演にいったときのことだ。彼女は勤務先の病院で抗がん剤治療を受けながら、「シャーマンにも診てもらいました」と言っていた。医者でさえも、病の当事者になるとシャーマンに頼る、というほどその概念が普及していることに驚いた。

この本に出てくる人々は、そういった文化的背景のなかで、治癒の方法をさぐっている。聞いたこともないようなマシンや、サプリメントの名前が出てくるのは、日本との文化の違いのせいだ。著者は、それが特効薬だと言いたくて紹介しているのではなく、それがその人の選択だった、という事実を記している。

脳腫瘍を患った青年が「神様のジョン」の治療を求めてブラジルへ渡り、そこで二年を過ごして完治した、という話が第8章にある。けれども著者、ターナー博士は、「ブラジルに行く必要はありません」と断言。自宅で、日々の実践を続けて治した人はたくさんいます、と記している。

【瞑想】

瞑想も、概してアメリカのほうが普及している。なかでも「マインドフルネス・ストレス低減法」という、仏教の瞑想を応用した心理療法は広がりを見せている。第8章にあるように、瞑想の心理的効果については、エビデンスがかなり揃っている。シアトルでは、保護観察中の性犯罪者の治療にも取り入れられていた。瞑想の教室やサークルも、ヨガに次ぐほど盛んだ。オウム事件を経験した日本社会とは違い、人々は抵抗なく「東洋の知恵」を取り入れている印象だった。

瞑想については著者もすすめているが、一方で注意深くこうも述べている。魂の感じ方は人それぞれ。人によってはヨガで、ジョギングで、ガーデニングで感じるもので、その人のやり方でいいのだ、と。私たちにとっては、神社の鳥居をくぐったときに感じる清々しさもそうだし、山を見て神を感じる気持ちにも通じるものだろう。私たちは、私たちの文化のなかで、自分の直感に響くやり方を探す。それが、がん寛解者の生き方から学ぶべきことだと、私は思っている。著者の本来のメッセージは、「自分で自分の納得のいく道を探す」ということにあるからだ。

原題と訳について

原題の『*Radical Remission*』の訳は、本文では「劇的な寛解」とした。論文では「自発的な（spontaneous）寛解」という言葉を使っていたので、なぜ本では radical に変えたのか著者に聞いた。「彼らにとって寛解は自発的に起こったのではなく、自分の努力があったから、起きるべくして起きたという認識だった。radical の方が言葉として適切だと考えた」とのことだった。

著者は原文について「抗がん剤治療中で頭がぼうっとしている人でも読みやすいように、平易な文章を心がけた」と話していた。訳者として私もできるだけ読みやすい日本語にするよう、心がけたつもりだ。また著者と相談のうえ、原文にはない説明を加えたり、削除した部分がある。

アメリカのアマゾンのサイトをみると、がん患者ではない人が多くのレビューを寄せている。私も最初は「がん患者のために」と、それも自分のような4期の人に読んでもらいたい、と意気込んでいたのだが、訳しながらしだいに、これは健康に不安を抱える人のためにもなるなと思うようになった。本書は生き方論であると同時に、心の鍛え方のノウハウが詰まっているからだ。命の危機という究極の困難から立ち上がってきた人の心の持ち方は、誰にとっても、耳を傾ける価値があるだろう。

私には彼らの一言一言が、腑に落ちた。もしこの本をずっと以前に読んで、身体と心と魂のありかたをちゃんと感じとっていたら、こんなことにはならなかっただろうと思った。けれども、もう、そんなことはいい。感情は滝のように流していこう。「いま」に集中して、全力で生きていこう。

初期の患者の方には、どうかそれ以上がんを進行させないために。健康な人には、どうかがんにならないために。そして患者の家族や友人の方々には、あなたの大切な人が、ここに登場する治った人のように生きるにはどうしたらよいかを考えるために。本書が励みになるとうれしい。

長田美穂

Patients with Laryngeal Cancer: A Longitudinal Study," *BMC Cancer* 11 (June 30, 2011): 283; K. E. Lazure et al., "Association Between Depression and Survival or Disease Recurrence in Patients with Head and Neck Cancer Enrolled in a Depression Prevention Trial," *Head and Neck* 31, no. 7 (July 2009): 888–92.
6. M. Petticrew, R. Bell, and D. Hunter, "Influence of Psychological Coping on Survival and Recurrence in People with Cancer: Systematic Review," *British Medical Journal* 325, no. 7372 (November 9, 2002): 1066.
7. A. J. Cunningham and K. Watson, "How Psychological Therapy May Prolong Survival in Cancer Patients: eNew Evidence and a Simple Theory," *Integrative Cancer Therapies* 3, no. 3 (September 2004): 214–29; R. Huebscher, "Spontaneous Remission of Cancer: An Example of Health Promotion," *Nurse Practitioner Forum* 3, no. 4 (December 1992): 228–35.
8. M. Watson et al., "Influence of Psychological Response on Breast Cancer Survival: Ten-Year Follow-Up of a Population-Based Cohort," *European Journal of Cancer* 41, no. 12 (August 2005): 1710–14.
9. J. Giese-Davis et al., "Decrease in Depression Symptoms Is Associated with Longer Survival in Patients with Metastatic Breast Cancer: A Secondary Analysis," *Journal of Clinical Oncology* 29, no. 4 (February 1, 2011): 413–20.
10. H. Karppinen et al., "Will-to-Live and Survival in a Ten-Year Follow-Up Among Older People," *Age and Ageing* 41, no. 6 (November 2012): 789–94.

おわりに

1. N. Howlader et al., *SEER Cancer Statistics Review, 1975–2009.* (Bethesda, MD: National Cancer Institute.) Based on November 2011 SEER data submission.
2. Bryan Walsh, "Sixty Years After Man First Climbed Everest, the Mountain Is a Mess," *Time Science and Space online,* May 29, 2013, http://science.time.com/2013/05/29/60-years-after-man-first-climbed-everest-the-mountain-is-a-mess /.

by Mindfulness Meditation," *Psychosomatic Medicine* 65, no. 4 (July/August 2003): 564–70.
8. T. L. Jacobs et al., "Intensive Meditation Training, Immune Cell Telomerase Activity, and Psychological Mediators," *Psychoneuroendocrinology* 36, no. 5 (June 2011): 664–81.
9. J. A. Dusek et al., "Genomic Counter-Stress Changes Induced by the Relaxation Response," *PLOS ONE* 3, no. 7 (2008): e2576.

第9章

1. S. Greer, T. Morris, and K. W. Pettingale, "Psychological Response to Breast Cancer: Effect on Outcome," *The Lancet* 2, no. 8146 (October 13, 1979): 785–87.
2. R. H. Osborne et al., "Immune Function and Adjustment Style: Do They Predict Survival in Breast Cancer?" *Psycho-oncology* 13, no. 3 (March 2004): 199–210; P. N. Butow, A. S. Coates, and S. M. Dunn, "Psychosocial Predictors of Survival in Metastatic Melanoma," *Journal of Clinical Oncology* 17, no. 7 (July 1999): 2256–63; P. N. Butow, A. S. Coates, and S. M. Dunn, "Psychosocial Predictors of Survival: Metastatic Breast Cancer," *Annals of Oncology: Offcial Journal of the European Society for Medical Oncology* 11, no. 4 (April 2000): 469–74.
3. M. S. Vos et al., "Denial and Physical Outcomes in Lung Cancer Patients: A Longitudinal Study," *Lung Cancer* 67, no. 2 (February 2010): 237–43.
4. M. Watson et al., "Influence of Psychological Response on Survival in Breast Cancer: A Population-Based Cohort Study," *The Lancet* 354, no. 9187 (October 16, 1999): 1331–36; M. Pinquart and P. R. Duberstein, "Depression and Cancer Mortality: A Meta-Analysis," *Psychological Medicine* 40, no. 11 (November 2010): 1797–810; W. F. Pirl et al., "Depression and Survival in Metastatic Non-Small-Cell Lung Cancer: Effects of Early Palliative Care," *Journal of Clinical Oncology* 30, no. 12 (April 20, 2012): 1310–15; H. Faller and M. Schmidt, "Prognostic Value of Depressive Coping and Depression in Survival of Lung Cancer Patients," *Psycho-oncology* 13, no. 5 (May 2004): 359–63; J. S. Goodwin, D. D. Zhang, and G. V. Ostir, "Effect of Depression on Diagnosis, Treatment, and Survival of Older Women with Breast Cancer," *Journal of the American Geriatrics Society* 52, no. 1 (January 2004): 106–11.
5. H. Yu et al., "Depression and Survival in Chinese Patients with Gastric Cancer: A Prospective Study," *Asian Pacific Journal of Cancer Prevention* 13, no. 1 (2012): 391–94; M. Johansson, A. Rydén, and C. Finizia, "Mental Adjustment to Cancer and Its Relation to Anxiety, Depression, HRQL, and Survival in

Scandinavian Journal of Public Health 38, no. 1 (February 2010): 53–63; A. I. Qureshi et al., "Cat Ownership and the Risk of Fatal Cardiovascular Diseases: Results from the Second National Health and Nutrition Examination Study Mortality Follow-Up Study," *Journal of Vascular and Interventional Neurology* 2, no. 1 (January 2009): 132–35.
19. R. M. Nerem, M. J. Levesque, and J. F. Cornhill, "Social Environment as a Factor in Diet- Induced Atherosclerosis," *Science* 208, no. 4451 (June 27, 1980): 1475–76.
20. K. M. Grewen et al., "Effects of Partner Support on Resting Oxytocin, Cortisol, Norepinephrine, and Blood Pressure Before and After Warm Partner Contact," *Psychosomatic Medicine* 67, no. 4 (July/August 2005): 531–38.

第8章

1. National Sleep Foundation, "Sleep Aids and Insomnia," http://www.sleepfoun dation.org/article/sleep-related-problems/sleep-aids-and-insomnia, accessed September 28, 2013; Anxiety and Depression Association of America, "Facts and Statistics," http://www.adaa.org/about-adaa/press-room/facts-statistics, accessed September 28, 2013.
2. G. A. Tooley et al., "Acute Increases in Night-time Plasma Melatonin Levels Following a Period of Meditation," *Biological Psychology* 53, no. 1 (May 2000): 69–78.
3. F. D. Ganz, "Sleep and Immune Function," *Critical Care Nurse* 32, no. 2 (April 2012) : e19–25.
4. L. Tamarkin et al., "Decreased Nocturnal Plasma Melatonin Peak in Patients with Estrogen Receptor Positive Breast Cancer," *Science* 216, no. 4549 (May 28, 1982): 1003–5; S. Davis and D. K. Mirick, "Circadian Disruption, Shift Work and the Risk of Cancer: A Summary of the Evidence and Studies in Seattle," *Cancer Causes and Control* 17, no. 4 (May 2006): 539–45.
5. B. K. Hölzel et al., "Mindfulness Practice Leads to Increases in Regional Brain Gray Matter Density," *Psychiatry Research* 191, no. 1 (January 30, 2011): 36–43.
6. D. N. Khansari, A. J. Murgo, and R. E. Faith, "Effects of Stress on the Immune System," *Immunology Today* 11, no. 5 (May 1990): 170–75; S. B. Pruett, "Stress and the Immune System," *Pathophysiology* 9, no. 3 (May 2003): 133–53; S. C. Segerstrom and G. E. Miller, "Psychological Stress and the Human Immune System: A Meta-Analytic Study of Thirty Years of Inquiry," *Psychological Bulletin* 130, no. 4 (July 2004): 601–30.
7. R. J. Davidson et al., "Alterations in Brain and Immune Function Produced

Health Study," *American Journal of Epidemiology* 116, no. 1 (July 1982): 123–40.
12. A. Steptoe et al., "Social Isolation, Loneliness, and All-Cause Mortality in Older Men and Women," *Proceedings of the National Academy of Sciences of the United States of America* 110, no. 15 (April 9, 2013): 5797–801.
13. C. H. Kroenke et al., "Social Networks, Social Support, and Survival After Breast Cancer Diagnosis," *Journal of Clinical Oncology* 24, no. 7 (March 1, 2006): 1105–11.
14. J. T. Cacioppo et al., "Lonely Traits and Concomitant Physiological Processes: The MacArthur Social Neuroscience Studies," *International Journal of Psychophysiology* 35, nos. 2–3 (March 2000): 143–54.
15. B. N. Uchino, J. T. Cacioppo, and J. K. Kiecolt-Glaser, "The Relationship Between Social Support and Physiological Processes: A Review with Emphasis on Underlying Mechanisms and Implications for Health," *Psychological Bulletin* 119, no. 3 (May 1996): 488–531; J. K. Kiecolt-Glaser et al., "Psychosocial Modifiers of Immunocompetence in Medical Students," *Psychosomatic Medicine* 46, no. 1 (January/February 1984): 7–14; J. K. Kiecolt-Glaser et al., "Urinary Cortisol Levels, Cellular Immunocompetency, and Loneliness in Psychiatric Inpatients," *Psychosomatic Medicine* 46, no. 1 (January/February 1984): 15–23; S. D. Pressman et al., "Loneliness, Social Network Size, and Immune Response to Influenza Vaccination in College Freshmen," *Health Psychology* 24, no. 3 (May 2005): 297–306.
16. S. Dockray and A. Steptoe, "Positive Affect and Psychobiological Processes," *Neuroscience and Biobehavioral Reviews* 35, no. 1 (September 2010): 69–75; R. Ader, ed., *Psychoneuroimmunology*, 4th ed. (Burlington, MA: Elsevier Academic Press, 2011)
17. E. E. Benarroch, "Oxytocin and Vasopressin: Social Neuropeptides with Complex Neuromodulatory Functions," *Neurology* 80, no. 16 (April 16, 2013): 1521–28.
18. E. Friedmann and S. A. Thomas, "Pet Ownership, Social Support, and One-Year Survival After Acute Myocardial Infarction in the Cardiac Arrhythmia Suppression Trial (CAST)," *American Journal of Cardiology* 76, no. 17 (December 15, 1995): 1213–17; J. McNicholas et al., "Pet Ownership and Human Health: A Brief Review of Evidence and Issues," *British Medical Journal* 331, no. 7527 (November 26, 2005): 1252–54; R. W. Steele, "Should Immunocompromised Patients Have Pets?" *Ochsner Journal* 8, no. 3 (Fall 2008): 134–39; M. Müllersdorf et al., "Aspects of Health, Physical/Leisure Activities, Work and Socio- Demographics Associated with Pet Ownership in Sweden,"

and Prevention: A Publication of the American Association for Cancer Research, Cosponsored by the American Society of Preventive Oncology 3, no. 3 (April/May 1994): 253–59; A. F. Chou et al., "Social Support and Survival in Young Women with Breast Carcinoma," *Psycho-oncology* 21, no. 2 (February 2012): 125–33; C. H. Kroenke et al., "Social Networks, Social Support, and Survival After Breast Cancer Diagnosis," *Journal of Clinical Oncology* 24, no. 7 (March 1, 2006): 1105–11; N. Waxler-Morrison et al., "Effects of Social Relationships on Survival for Women with Breast Cancer: A Prospective Study," *Social Science and Medicine* 33, no. 2 (1991): 177–83; K. L. Weihs et al., "Dependable Social Relationships Predict Overall Survival in Stages II and III Breast Carcinoma Patients," *Journal of Psychosomatic Research* 59, no. 5 (November 2005): 299–306; J. Holt- Lunstad, T. B. Smith, and J. B. Layton, "Social Relationships and Mortality Risk: A Meta- Analytic Review," *PLOS Medicine* 7, no. 7 (July 27, 2010): e1000316; A. Krongrad et al., "Marriage and Mortality in Prostate Cancer," *Journal of Urology* 156, no. 5 (November 1996): 1696–70; P. N. Butow, A. S. Coates, and S. M. Dunn, "Psychosocial Predictors of Survival in Metastatic Melanoma," *Journal of Clinical Oncology* 17, no. 7 (July 1999): 2256–63.

7. A. F. Chou et al., "Social Support and Survival in Young Women with Breast Carcinoma," *Psycho-oncology* 21, no. 2 (February 2012): 125–33.

8. M. Pinquart and P. R. Duberstein, "Associations of Social Networks with Cancer Mortality: A Meta- Analysis," *Critical Reviews in Oncology/Hematology* 75, no. 2 (August 2010): 122–37.

9. B. N. Uchino, J. T. Cacioppo, and J. K. Kiecolt- Glaser, "The Relationship Between Social Support and Physiological Processes: A Review with Emphasis on Underlying Mechanisms and Implications for Health," *Psychological Bulletin* 119, no. 3 (May 1996): 488–531; B. N. Uchino, "Social Support and Health: A Review of Physiological Processes Potentially Underlying Links to Disease Outcomes," *Journal of Behavioral Medicine* 29, no. 4 (August 2006): 377–87.

10. S. Dockray and A. Steptoe, "Positive Affect and Psychobiological Processes," *Neuroscience and Biobehavioral Reviews* 35, no. 1 (September 2010): 69–75; R. Ader, ed., *Psychoneuroimmunology*, 4th ed. (Burlington, MA: Elsevier Academic Press, 2011).

11. L. C. Giles et al., "Effect of Social Networks on Ten Year Survival in Very Old Australians: The Australian Longitudinal Study of Aging," *Journal of Epidemiology and Community Health* 59, no. 7 (July 2005): 574–79; J. S. House, C. Robbins, and H. L. Metzner, "The Association of Social Relationships and Activities with Mortality: Prospective Evidence from the Tecumseh Community

第7章
1. W. W. Ishak, M. Kahloon, and H. Fakhry, "Oxytocin Role in Enhancing Well-Being: A Literature Review," *Journal of Affective Disorders* 130, nos. 1–2 (April 2011) : 1–9.
2. A. Steptoe, S. Dockray, and J. Wardle, "Positive Affect and Psychobiological Processes Relevant to Health," *Journal of Personality* 77, no. 6 (December 2009):1747–76.
3. L. F. Berkman and S. L. Syme, "Social Networks, Host Resistance, and Mortality: A Nine-Year Follow-Up Study of Alameda County Residents," *American Journal of Epidemiology* 109, no. 2 (February 1979): 186–204; T. A. Glass et al., "Population- Based Study of Social and Productive Activities as Predictors of Survival Among Elderly Americans," *British Medical Journal* 319, no. 7208 (August 21, 1999): 478–83; L. C. Giles et al., "Effect of Social Networks on Ten Year Survival in Very Old Australians: The Australian Longitudinal Study of Aging," *Journal of Epidemiology and Community Health* 59, no. 7 (July 2005): 574–79; J. S. House, C. Robbins, and H. L. Metzner, "The Association of Social Relationships and Activities with Mortality: Prospective Evidence from the Tecumseh Community Health Study," *American Journal of Epidemiology* 116, no. 1 (July 1982): 123–40.
4. P. Reynolds et al., "The Relationship Between Social Ties and Survival Among Black and White Breast Cancer Patients: National Cancer Institute Black/White Cancer Survival Study Group," *Cancer Epidemiology, Biomarkers, and Prevention: A Publication of the American Association for Cancer Research, Cosponsored by the American Society of Preventive Oncology* 3, no. 3 (April/May 1994): 253–59.
5. L. F. Berkman and S. L. Syme, "Social Networks, Host Resistance, and Mortality: A Nine-Year Follow-Up Study of Alameda County Residents," *American Journal of Epidemiology* 109, no. 2 (February 1979): 186–204; T. A. Glass et al., "Population-Based Study of Social and Productive Activities as Predictors of Survival Among Elderly Americans," *British Medical Journal* 319, no. 7208 (August 21, 1999): 478–83;
S. Wolf and J. G. Bruhn, *The Power of Clan: The Influence of Human Relationships on Heart Disease* (Piscataway, NJ: Transaction Publishers, 1998); C. J. Holahan et al., "Late-Life Alcohol Consumption and Twenty-Year Mortality," *Alcoholism, Clinical and Experimental Research* 34, no. 11 (November 2010): 1961–71.
6. P. Reynolds et al., "The Relationship Between Social Ties and Survival Among Black and White Breast Cancer Patients: National Cancer Institute Black/White Cancer Survival Study Group," *Cancer Epidemiology, Biomarkers,*

no. 1 (March 2006): 61–63; J. Wilkins and A. J. Eisenbraun, "Humor Theories and the Physiological Benefits of Laughter," *Advances in Mind-Body Medicine* 24, no. 2 (Summer 2009): 8–12; L. S. Berk et al., "Neuroendocrine and Stress Hormone Changes During Mirthful Laughter," *American Journal of the Medical Sciences* 298, no. 6 (December 1989): 390–96; S. Cohen et al., "Positive Emotional Style Predicts Resistance to Illness After Experimental Exposure to Rhinovirus or Influenza A Virus," *Psychosomatic Medicine* 68, no. 6 (November/December 2006): 809–15.

3. D. K. Sarkar et al., "Regulation of Cancer Progression by Beta- Endorphin Neuron," *Cancer Research* 72, no. 4 (February 15, 2012): 836–40; E. Ames and W. J. Murphy, "Advantages and Clinical Applications of Natural Killer Cells in Cancer Immunotherapy," *Cancer Immunology, Immunotherapy,* published online August 30, 2013, doi:10.1007/s00262-013-1469-8; E. Ileana, S. Champiat, and J. C. Soria, "Immune Checkpoints: The New Anti-Cancer Immunotherapies" (article in French), *Bulletin du Cancer* 100, no. 6 (June 2013): 601–10.

4. Y. Sakai et al., "A Trial of Improvement of Immunity in Cancer Patients by Laughter Therapy," *Japan-Hospitals: The Journal of the Japan Hospital Association* 32 (July 2013): 53–59.

5. S. M. Lamers et al., "The Impact of Emotional Well-Being on Long-Term Recovery and Survival in Physical Illness: A Meta-Analysis," *Journal of Behavioral Medicine* 35, no. 5 (October 2012): 538–47; Y. Chida and A. Steptoe, "Positive Psychological Well-Being and Mortality: A Quantitative Review of Prospective Observational Studies," *Psychosomatic Medicine* 70, no. 7 (September 2008): 741–56.

6. D. K. Sarkar et al., "Regulation of Cancer Progression by Beta-Endorphin Neuron," *Cancer Research* 72, no. 4 (February 15, 2012): 836–40.

7. D. Ornish et al., "Intensive Lifestyle Changes May Affect the Progression of Prostate Cancer," *Journal of Urology* 174, no. 3 (September 2005): 1065–69, discussion 1069–70.

8. D. Ornish et al., "Changes in Prostate Gene Expression in Men Undergoing an Intensive Nutrition and Lifestyle Intervention," *Proceedings of the National Academy of Sciences* 105, no. 24 (June 17, 2008): 8369–74.

9. R. C. Kessler et al., "Prevalence, Severity, and Comorbidity of Twelve-Month DSM-IV Disorders in the National Comorbidity Survey Replication," *Archives of General Psychiatry* 62, no. 6 (June 2005): 617–27.

第5章
1. H. Ohgaki and P. Kleihues, "Population-Based Studies on Incidence, Survival Rates, and Genetic Alterations in Astrocytic and Oligodendroglial Gliomas," *Journal of Neuropathology and Experimental Neurology* 64, no. 6 (June 2005): 479–89.
2. S. Cohen, D. Tyrrell, and A. Smith, "Psychological Stress and Susceptibility to the Common Cold," *New England Journal of Medicine* 325, no. 9 (1991): 606–12.
3. C. B. Pert, Molecules of Emotion: Why You Feel the Way You Feel (New York: Scribner, 1997).
4. B. A. McGregor et al., "Cognitive-Behavioral Stress Management Increases Benefit Finding and Immune Function Among Women with Early-Stage Breast Cancer," *Journal of Psychosomatic Research* 56, no. 1 (January 2004): 1–8.
5. F. I. Fawzy et al., "Malignant Melanoma: Effects of an Early Structured Psychiatric Intervention, Coping, and Affective State on Recurrence and Survival Six Years Later," *Archives of General Psychiatry* 50, no. 9 (September 1993): 681–89.
6. J. W. Fielding et al., "An Interim Report of a Prospective, Randomized, Controlled Study of Adjuvant Chemotherapy in Operable Gastric Cancer: British Stomach Cancer Group," *World Journal of Surgery* 7, no. 3 (May 1983): 390–99.
7. S. C. Segerstrom et al., "Worry Affects the Immune Response to Phobic Fear," *Brain, Behavior, and Immunity* 13, no. 2 (June 1999): 80–92.

第6章
1. V. N. Salimpoor et al., "Anatomically Distinct Dopamine Release During Anticipation and Experience of Peak Emotion to Music," *Nature Neuroscience* 14, no. 2 (February 2011): 257–62; J. Burgdorf and J. Panksepp, "The Neurobiology of Positive Emotions," *Neuroscience and Biobehavioral Reviews* 30, no. 2 (2006): 173–87; E. E. Benarroch, "Oxytocin and Vasopressin: Social Neuropeptides with Complex Neuromodulatory Functions," *Neurology* 80, no. 16 (April 16, 2013): 1521–28.
2. L. S. Berk et al., "Modulation of Neuroimmune Parameters During the Eustress of Humor-Associated Mirthful Laughter," Alternative Therapies in Health and of Humor-Associated Mirthful Laughter," *Alternative Therapies in Health and Medicine* 7, no. 2 (March 2001): 62–72, 74–76; M. P. Bennett and C. A. Lengacher, "Humor and Laughter May Influence Health: I. History and Background," *Evidence-Based Complementary and Alternative Medicine: eCAM* 3,

Cells," *International Journal of Oncology* 34, no. 3 (March 2009): 757–65; T. C. Hsieh and J. M. Wu, "Targeting CWR22Rv1 Prostate Cancer Cell Proliferation and Gene Expression by Combinations of the Phytochemicals EGCG, Genistein and Quercetin," *Anticancer Research* 29, no. 10 (October 2009): 4025–32; S. Bettuzzi et al., "Chemoprevention of Human Prostate Cancer by Oral Administration of Green Tea Catechins in Volunteers with High-Grade Prostate Intraepithelial Neoplasia: A Preliminary Reportfrom a One-Year Proof-of-Principle Study," *Cancer Research* 66, no. 2 (January 15, 2006): 1234–40; Y. Qiao et al., "Cell Growth Inhibition and Gene Expression Regulation by (-)-Epigallocatechin-3-Gallate in Human Cervical Cancer Cells," *Archives of Pharmacal Research* 32, no. 9 (September 2009): 1309–15; B. J. Philipset al., "Induction of Apoptosis in Human Bladder Cancer Cells by Green Tea Catechins," *Biomedical Research* 30, no. 4 (August 2009): 207–15.

7. C. J. Torkelson et al., "Phase 1 Clinical Trial of Trametes Versicolor in Womenwith Breast Cancer," *ISRN Oncology* 2012, article 251632 (2012); L. J. Standish et al., "Trametes Versicolor Mushroom Immune Therapy in Breast Cancer," *Journal of the Society for Integrative Oncology* 6, no. 3 (Summer 2008): 122–28.

8. N. Mikirova et al., "Effect of High-Dose Intravenous Vitamin C on Inflammation in Cancer Patients," *Journal of Translational Medicine* 10 (September 11, 2012): 189.

9. S. C. Gupta, S. Patchva, and B. B. Aggarwal, "Therapeutic Roles of Curcumin: Lessons Learned from Clinical Trials," *AAPS Journal* 15, no. 1 (January 2013):195–218.

10. Z. Liu et al., "Randomised Clinical Trial: The Effects of Perioperative Probiotic Treatment on Barrier Function and Post-Operative Infectious Complications in Colorectal Cancer Surgery, a Double-Blind Study," *Alimentary Pharmacology and Therapeutics* 33, no. 1 (January 2011): 50–63; L. Gianotti et al., "A Randomized Double-Blind Trial on Perioperative Administration of Probiotics in Colorectal Cancer Patients," *World Journal of Gastroenterology* 16, no. 2 (January 14, 2010):167–75.

11. J. M. Gaziano et al., "Multivitamins in the Prevention of Cancer in Men: The Physicians' Health Study II Randomized Controlled Trial," *Journal of the American Medical Association* 308, no. 18 (November 14, 2012): 1871–80.

12. R. H. Fletcher and K. M. Fairfeld, "Vitamins for Chronic Disease Prevention in Adults: Clinical Applications," *Journal of the American Medical Association* 287, no. 23 (June 19, 2002): 3127–29.

6. D. J. Bem, "Feeling the Future: Experimental Evidence for Anomalous Retroactive Influences on Cognition and Affect," *Journal of Personality and Social Psychology* 100, no. 3 (March 2011): 407–25.
7. A. Dijksterhuis et al., "On Making the Right Choice: The Deliberation-Without- Attention Effect," *Science* 311, no. 5763 (February 17, 2006): 1005–7.
8. A. Dijksterhuis, "Think Different: The Merits of Unconscious Thought in Preference Development and Decision Making," *Journal of Personality and Social Psychology* 87, no. 5 (November 2004): 586–98.
9. M.Seto et al., "Site-Specifc Phonon Density of States Discerned Using Electronic States," *Physical Review Letters* 91, no. 18 (October 31, 2003): 185505.

第4章

1. P. S. Moore and Y. Chang, "Why Do Viruses Cause Cancer? Highlights of the First Century of Human Tumour Virology," *Nature Reviews*: *Cancer* 10, no. 12 (December 2010): 878–89; K. Alibek, A. Kakpenova, and Y. Baiken, "Role of Infectious Agents in the Carcinogenesis of Brain and Head and Neck Cancers," *Infectious Agents and Cancer* 8, no. 1 (February 2, 2013): 7.
2. C. Castillo-Duran and F. Cassorla, "Trace Minerals in Human Growth and Development," *Journal of Pediatric Endocrinology and Metabolism* 12, no. 5, supplement 2 (September/October 1999): 589–601.
3. D. R. Davis, M. D. Epp, and H. D. Riordan, "Changes in USDA Food Composition Data for Forty-Three Garden Crops, 1950 to 1999," *Journal of the American College of Nutrition* 23, no. 6 (December 2004): 669–82; D. R. Davis, "Declining Fruit and Vegetable Nutrient Composition: What Is the Evidence?" *HortScience* 44, no. 1 (February 2009): 15–19.
4. E. Koh, S. Charoenprasert, and A. E. Mitchell, "Effect of Organic and Conventional Cropping Systems on Ascorbic Acid, Vitamin C, Flavonoids, Nitrate, and Oxalate in Twenty-Seven Varieties of Spinach (Spinacia Oleracea L.)," *Journalof Agricultural and Food Chemistry* 60, no. 12 (March 28, 2012): 3144–50; J. P.Reganold et al., "Fruit and Soil Quality of Organic and Conventional Strawberry Agroecosystems," *PLOS ONE* 5, no. 9 (2010): e12346.
5. C. Smith-Spangler et al., "Are Organic Foods Safer or Healthier than Conventional Alternatives? A Systematic Review," *Annals of Internal Medicine* 157, no. 5 (September 4, 2012): 348–66.
6. A. Das, N. L. Banik, and S. K. Ray, "Retinoids Induce Differentiation and Down-regulate Telomerase Activity and N-Myc to Increase Sensitivity to Flavonoids for Apoptosis in Human Malignant Neuroblastoma SH- SY5Y

Remission of Cancer," *Clinical Case Studies* 3, no. 4 (October 2004): 288–312.
6. A. J. Cunningham et al., "A Prospective, Longitudinal Study of the Relationship of Psychological Work to Duration of Survival in Patients with Metastatic Cancer," *Psycho-oncology* 9, no. 4 (July/August 2000): 323–39.
7. A. J. Cunningham and K. Watson, "How Psychological Therapy May Prolong Survival in Cancer Patients: New Evidence and a Simple Theory," *Integrative Cancer Therapies* 3, no. 3 (September 2004): 214–29.
8. L. S. Katz and S. Epstein, "The Relation of Cancer- Prone Personality to Exceptional Recovery from Cancer: A Preliminary Study," *Advances in Mind-Body Medicine* 21, nos. 3–4 (Fall/Winter 2005): 6–20.
9. C. Lee and V. D. Longo, "Fasting vs. Dietary Restriction in Cellular Protection and Cancer Treatment: From Model Organisms to Patients," *Oncogene* 30, no. 30 (July 28, 2011): 3305–16.
10. P. Slater and N. Mann, "Why Do the Females of Many Bird Species Sing in the Tropics?" *Journal of Avian Biology* 35, no. 4 (July 2004): 289–94.
11. M. E. Falagas, E. Zarkadoulia, and P. I. Rafailidis, "The Therapeutic Effect of Balneotherapy: Evaluation of the Evidence from Randomized Controlled Trials," *International Journal of Clinical Practice* 63, no. 7 (July 2009): 1068–84; A. Fioravanti et al., "Mechanisms of Action of Spa Therapies in Rheumatic Diseases: What Scientifc Evidence Is There?" *Rheumatology International* 31, no. 1 (January 2011): 1–8.

第3章

1. "More Colour, Less Odour: Smell, Vision and Genes," *The Economist (U.S.)*, July 26, 2003.
2. Wanda Easter Burch, *She Who Dreams* (Novato, CA: New World Library, 2003), http://www.newworldlibrary.com.
3. R. W. Sperry, "Cerebral Organization and Behavior: The Split Brain Behaves in Many Respects Like Two Separate Brains, Providing New Research Possibilities," *Science* 133, no. 3466 (1961): 1749–57; A. G. Sanfey and L. J. Chang, "Of Two Minds When Making a Decision," *Scientific American online*, June 3, 2008.
4. M. Gershon, *The Second Brain: The Scientific Basis of Gut Instinct and a Groundbreaking New Understanding of Nervous Disorders of the Stomach and Intestines*, 1st ed. (New York: Harper, 1998). [邦訳『セカンドブレイン――脳にも腸がある！』マイケル・D・ガーション著、古川奈々子訳（小学館）2000年]
5. A. Bechara et al., "Deciding Advantageously Before Knowing the Advantageous Strategy," *Science* 275, no. 5304 (February 28, 1997): 1293–95.

Proceedings of the National Academy of Sciences of the United States of America 105, no. 24 (June 17, 2008): 8215–20; C. Lee and V. D. Longo, "Fasting vs. Dietary Restriction in Cellular Protection and Cancer Treatment: From Model Organisms to Patients," *Oncogene* 30, no. 30 (July 28, 2011): 3305–16; G. R. van den Brink et al., "Feed a Cold, Starve a Fever?" *Clinical and Diagnostic Laboratory Immunology* 9, no. 1 (January 2002): 182–83.
29. M. R. Ponisovskiy, "Warburg Effect Mechanism as the Target for Theoretical Substantiation of a New Potential Cancer Treatment," *Critical Reviews in Eukaryotic Gene Expression* 21, no. 1 (2011): 13–28.
30. N. Krieger et al., "Breast Cancer and Serum Organochlorines: A Prospective Study Among White, Black, and Asian Women," *Journal of the National Cancer Institute* 86, no. 8 (April 20, 1994): 589–99; E. B. Bassin et al., "Age-Specific Fluoride Exposure in Drinking Water and Osteosarcoma (United States)," *Cancer Causes and Control* 17, no. 4 (May 2006): 421–28; O. I. Alatise and G. N. Schrauzer, "Lead Exposure: A Contributing Cause of the Current Breast Cancer Epidemic in Nigerian Women," *Biological Trace Element Research* 136, no. 2 (August 2010): 127–39.
31. J. Lapointe et al., "Gene Expression Profiling Identifies Clinically Relevant Sub-types of Prostate Cancer," *Proceedings of the National Academy of Sciences of the United States of America* 101, no. 3 (January 20, 2004): 811–16.
32. M. C. Bosland et al., "Effect of Soy Protein Isolate Supplementation on Biochemical Recurrence of Prostate Cancer After Radical Prostatectomy: A Randomized Trial," *Journal of the American Medical Association* 310, no. 2 (July 10, 2013): 170–78.

第2章

1. L. Temoshok et al., "The Relationship of Psychosocial Factors to Prognostic Indicators in Cutaneous Malignant Melanoma," *Journal of Psychosomatic Research* 29, no. 2 (1985): 139–53.
2. M. Watson et al., "Influence of Psychological Response on Breast Cancer Survival: Ten-Year Follow-Up of a Population- Based Cohort," *European Journal of Cancer* 41, no. 12 (August 2005): 1710–14.
3. P. C. Roud, "Psychosocial Variables Associated with the Exceptional Survival of Patients with Advanced Malignant Disease," *Journal of the National Medical Association* 79, no. 1 (January 1987): 97–102.
4. R. Huebscher, "Spontaneous Remission of Cancer: An Example of Health Promotion," *Nurse Practitioner Forum* 3, no. 4 (December 1992): 228–35.
5. J. N. Schilder et al., "Psychological Changes Preceding Spontaneous

Recurrence and Survival in Patients with Stage III Colon Cancer," *Journal of the American Medical Association* 298, no. 7 (August 15, 2007): 754–64; J. Ligibel, "Lifestyle Factors in Cancer Survivorship," *Journal of Clinical Oncology* 30, no. 30 (October 20, 2012): 3697–704; C. L. Rock and W. Demark-Wahnefried, "Can Lifestyle Modification Increase Survival in Women Diagnosed with Breast Cancer?" *Journal of Nutrition* 132, no. 11 supplement (November 2002): 3504S–7S; J. P. Pierce, "Diet and Breast Cancer Prognosis: Making Sense of the Women's Healthy Eating and Living and Women's Intervention Nutrition Study Trials," *Current Opinion in Obstetrics and Gynecology* 21, no. 1 (February 2009): 86–91

19. J. P. Pierce et al., "Greater Survival After Breast Cancer in Physically Active Women with High Vegetable-Fruit Intake Regardless of Obesity," *Journal of Clinical Oncology* 25, no. 17 (June 2007): 2345–51.

20. S. J. Jackson and K. W. Singletary, "Sulforaphane Inhibits Human MCF-7 Mammary Cancer Cell Mitotic Progression and Tubulin Polymerization," *Journal of Nutrition 134,* no. 9 (September 2004): 2229–36.

21. Q. Meng et al., "Suppression of Breast Cancer Invasion and Migration by Indole-3-Carbinol:Associated with Up- Regulation of BRCA1 and E-Cadherin/Catenin Complexes," *Journal of Molecular Medicine (Berlin)* 78, no. 3 (2000): 155–65.

22. Z. Dong, "Effects of Food Factors on Signal Transduction Pathways," *BioFactors* 12, nos. 1–4 (2000): 17–28.

23. F. Vinson et al., "Exposure to Pesticides and Risk of Childhood Cancer: A Meta- Analysis of Recent Epidemiological Studies," *Occupational and Environmental Medicine* 68, no. 9 (September 2011): 694–702.

24. F. Falck Jr. et al., "Pesticides and Polychlorinated Biphenyl Residues in Human Breast Lipids and Their Relation to Breast Cancer," *Archives of Environmental Health* 47, no. 2 (March/April 1992): 143–46.

25. C. Smith-Spangler et al., "Are Organic Foods Safer or Healthier than Conventional Alternatives? A Systematic Review," *Annals of Internal Medicine* 157, no. 5 (September 4, 2012): 348–66.

26. C. Lee and V. D. Longo, "Fasting vs. Dietary Restriction in Cellular Protection and Cancer Treatment: From Model Organisms to Patients," *Oncogene* 30, no. 30 (July 28, 2011): 3305–16.

27. G. R. van den Brink et al., "Feed a Cold, Starve a Fever?" *Clinical and Diagnostic Laboratory Immunology* 9, no. 1 (January 2002): 182–83.

28. L. Raffaghello et al., "Starvation- Dependent Differential Stress Resistance Protects Normal but Not Cancer Cells Against High- Dose Chemotherapy,"

10. J. R. Hebert, T. G. Hurley, and Y. Ma, "The Effect of Dietary Exposures on Recurrence and Mortality in Early Stage Breast Cancer," *Breast Cancer Research and Treatment* 51, no. 1 (September 1998): 17–28.

11. M. J. Gunter and M. F. Leitzmann, "Obesity and Colorectal Cancer: Epidemiology, Mechanisms and Candidate Genes," *Journal of Nutritional Biochemistry* 17, no. 3 (March 2006): 145–56; E. Giovannucci, "Metabolic Syndrome, Hyperinsulinemia, and Colon Cancer: A Review," *American Journal of Clinical Nutrition* 86, no. 3 (September 2007): s836–42; A. A. Siddiqui, "Metabolic Syndrome and Its Association with Colorectal Cancer: A Review," *American Journal of the Medical Sciences* 341, no. 3 (March 2011): 227–31.

12. Q. Sun et al., "White Rice, Brown Rice, and Risk of Type 2 Diabetes in U.S. Men and Women," *Archives of Internal Medicine* 170, no. 11 (June 14, 2010): 961–69.

13. A. Schatzkin et al., "Dietary Fiber and Whole-Grain Consumption in Relation to Colorectal Cancer in the NIH-AARP Diet and Health Study," *American Journal of Clinical Nutrition* 85, no. 5 (May 2007): 1353–60; D. R. Jacobs Jr., L. F. Andersen, and R. Blomhoff, "Whole-Grain Consumption Is Associated with a Reduced Risk of Noncardiovascular, Noncancer Death Attributed to Inflammatory Diseases in the Iowa Women's Health Study," *American Journal of Clinical Nutrition* 85, no. 6 (June 2007): 1606–14; L. Strayer et al., "Dietary Carbohydrate, Glycemic Index, and Glycemic Load and the Risk of Colorectal Cancer in the BCDDP Cohort," *Cancer Causes and Control* 18, no. 8 (October 3, 2007): 853–63.

14. G. A. Burdock, "Safety Assessment of Castoreum Extract as a Food Ingredient," *International Journal of Toxicology* 26, no. 1 (January/February 2007): 51–55.

15. U.S. Food and Drug Administration, "Code of Federal Regulations: Animal Foods; Labeling of Spices, Flavorings, Colorings, and Chemical Preservatives," in *Title 21-Food and Drugs, Chapter 1, Subchapter E, Part 501, Subpart B, Section 501.22,* 21CRF501.22 ed. (Washington, DC: U.S. Food and Drug Administration: 2013).

16. Centers for Disease Control and Prevention, *Leading Causes of Death, 1900–1998,* http://www.cdc.gov/nchs/data/dvs/lead1900_98.pdf.

17. G. Block, B. Patterson, and A. Subar, "Fruit, Vegetables, and Cancer Prevention: A Review of the Epidemiological Evidence," *Nutrition and Cancer* 18, no. 1 (1992): 1–29; H. Vainio and E. Weiderpass, "Fruit and Vegetables in Cancer Prevention," *Nutrition and Cancer* 54, no. 1 (2006): 111–42.

18. J. A. Meyerhardt et al., "Association of Dietary Patterns with Cancer

Ernährungsforschung; Journal International de Vitaminologie et de Nutrition) 63, no. 3 (1993): 229–33.
7. M. de Lorgeril and P. Salen, "New Insights into the Health Effects of Dietary Saturated and Omega- 6 and Omega- 3 Polyunsaturated Fatty Acids," *BMC Medicine* 10 (May 2012): 50; A. P. Simopoulos, "The Importance of the Omega-6/Omega- 3 Fatty Acid Ratio in Cardiovascular Disease and Other Chronic Diseases," *Experimental Biology and Medicine* 233, no. 6 (June 2008): 674–88.
8. U.S. Department of Agriculture, *Agriculture Fact Book 2001–2002* (Washington, DC: U.S. Government Printing Office, 2003); G. Block, "Foods Contributing to Energy Intake in the U.S.: Data from NHANES 1999–2000," *Journal of Food Composition and Analysis* 17, no. 3–4 (June–August 2004): 439–47.
9. M. Salehi et al., "Meat, Fish, and Esophageal Cancer Risk: A Systematic Review and Dose- Response Meta-Analysis," *Nutrition Reviews* 71, no. 5 (May 2013):
257–67; L. N. Kolonel, "Nutrition and Prostate Cancer," *Cancer Causes and Control* 7, no. 1 (January 1996): 83–94; G. R. Howe and J. D. Burch, "Nutrition and Pancreatic Cancer," *Cancer Causes and Control* 7, no. 1 (January 1996): 69–82; M. T. Goodman et al., "Diet, Body Size, Physical Activity, and the Risk of Endometrial Cancer," *Cancer Research* 57, no. 22 (November 15, 1997): 5077–85; E. Destefani et al., "Meat Intake, Heterocyclic Amines and Risk of Colorectal Cancer," *International Journal of Oncology* 10, no. 3 (March 1997): 573–80; H. Chen et al., "Dietary Patterns and Adenocarcinoma of the Esophagus and Distal Stomach," *American Journal of Clinical Nutrition* 75, no. 1 (January 2002): 137–44; D. S. Chan et al., "Red and Processed Meat and Colorectal Cancer Incidence: Meta- Analysis of Prospective Studies," *PLOS ONE* 6, no. 6 (2011): e20456; L. M. Brown et al., "Dietary Factors and the Risk of Squamous Cell Esophageal Cancer Among Black and White Men in the United States," *Cancer Causes and Control* 9, no. 5 (October 1998): 467–74; C. Bosetti et al., "Diet and Ovarian Cancer Risk: A Case-Control Study in Italy," *International Journal of Cancer (Journal International du Cancer)* 93, no. 6 (September 2001): 911–15; C. Bosetti et al., "Food Groups and Laryngeal Cancer Risk: A Case-Control Study from Italy and Switzerland," *International Journal of Cancer (Journal International du Cancer)* 100, no. 3 (July 2002): 355–60; M. C. Alavanja et al., "Lung Cancer Risk and Red Meat Consumption Among Iowa Women," *Lung Cancer* 34, no. 1 (October 2001): 37–46; W. S. Yang et al., "Meat Consumption and Risk of Lung Cancer: Evidence from Observational Studies," *Annals of Oncology* 23, no. 12 (December 2012): 3163–70.

原注

はじめに

1. American Cancer Society, "Pancreatic Cancer Survival by Stage," http://www.cancer.org/cancer/pancreaticcancer/detailedguide/pancreatic-cancer-survival-rates, accessed September 11, 2013.

第1章

1. K. M. Adams et al., "Nutrition in Medicine: Nutrition Education for Medical Students and Residents," *Nutrition in Clinical Practice: Official Publication of the American Society for Parenteral and Enteral Nutrition* 25, no. 5 (October 2010):471–80.

2. O. Warburg, *The Metabolism of Tumors* (London: Constable, 1930); O. Warburg, "On the Origin of Cancer Cells," *Science* 123, no. 3191 (February 24, 1956): 309–14.

3. R. K. Johnson et al., "Dietary Sugars Intake and Cardiovascular Health: A Scientific Statement from the American Heart Association," *Circulation* 120, no. 11(September 15, 2009): 1011–20.

4. G. E. Dunaif and T. C. Campbell, "Relative Contribution of Dietary Protein Level and Aflatoxin B1 Dose in Generation of Presumptive Preneoplastic Foci in RatLiver," *Journal of the National Cancer Institute* 78, no. 2 (February 1987): 365–69; L. D. Youngman and T. C. Campbell, "Inhibition of Aflatoxin B1-Induced Gamma-Glutamyltranspeptidase Positive (GGT+) Hepatic Preneoplastic Foci and Tumors by Low Protein Diets: Evidence that Altered GGT+ Foci Indicate Neoplastic Potential," *Carcinogenesis* 13, no. 9 (September 1992): 1607–13.

5. L. Q. Qin, K. He, and J. Y. Xu, "Milk Consumption and Circulating Insulin-Like Growth Factor-I Level: A Systematic Literature Review," *International Journal of Food Sciences and Nutrition* 60, supplement 7 (2009): 330–40; I. Bruchim and H. Werner, "Targeting IGF-1 Signaling Pathways in Gynecologic Malignancies," *Expert Opinion on Therapeutic Targets* 17, no. 3 (March 2013): 307–20; H. Werner and I. Bruchim, "IGF-1 and BRCA1 Signalling Pathways in Familial Cancer," *The Lancet Oncology* 13, no. 12 (December 2012): e537–44.

6. F. Leiber et al., "A Study on the Causes for the Elevated N-3 Fatty Acids in Cows' Milk of Alpine Origin," *Lipids* 40, no. 2 (February 2005): 191–202; D. F. Hebeisen et al., "Increased Concentrations of Omega-3 Fatty Acids in Milk and Platelet Rich Plasma of Grass- Fed Cows," *International Journal for Vitamin and Nutrition Research (Internationale Zeitschrift für Vitamin-und

Moorjani, Anita. 2012. *Dying to Be Me: My Journey from Cancer, to Near Death, to True Healing.* Carlsbad, CA: Hay House. ［邦訳『喜びから人生を生きる！――臨死体験が教えてくれたこと』アニータ・ムアジャーニ著、奥野節子訳（ナチュラルスピリット）2013年］

Plant, Jane. 2001. *Your Life in Your Hands: Understanding, Preventing, and Overcoming Breast Cancer.* New York: Thomas Dunne Books. ［邦訳『乳がんと牛乳』ジェイン・プラント著、佐藤章夫訳（径書房）2008年］

Quillin, Patrick. 2005. *Beating Cancer with Nutrition.* Carlsbad, CA: Nutrition Times Press. ［邦訳『ガンは栄養療法で治る』パトリック・クイリン著、今村光一訳（中央アート出版社）1996年)］

Rankin, Lissa. 2013. *Mind Over Medicine: Scientific Proof That You Can Heal Yourself.* Carlsbad, CA: Hay House.

RavenWing, Josie. 2002. *The Book of Miracles: The Healing Work of Joao de Deus.* Bloomington, IN: AuthorHouse.

Remen, Rachel Naomi. 1997. *Kitchen Table Wisdom: Stories That Heal.* New York: Riverhead. ［邦訳『失われた物語を求めて――キッチンテーブルの知恵』レイチェル・ナオミ・リーメン著、藤本和子訳（中央公論新社）2000年］

Sabin, Glenn. *N-of-1: How One Man's Triumph Over Terminal Cancer Is Changing the Medical Establishment.*

Servan-Schreiber, David. 2009. *Anti-Cancer: A New Way of Life.* New York: Viking. ［邦訳『ガンに効く生活――克服した医師の自分でできる「統合医療」』ダヴィド・S・シュレベール著、渡邊昌、山本知子訳（日本放送出版協会）2009年］

Schickel, Sarto. 2012. *Cancer Healing Odyssey: My Wife's Remarkable Journey with Love, Medicine, and Natural Therapies.* Pennsylvania: Paxdieta Books.

Siegel, Bernie S. 1986. *Love, Medicine and Miracles: Lessons Learned About Self-Healing from a Surgeon's Experience with Exceptional Patients.* New York: William Morrow. ［邦訳『奇跡的治癒とはなにか――外科医が学んだ生還者たちの難病克服の秘訣』バーニー・シーゲル著、石井清子訳（日本教文社）1988年］

Somers, Suzanne. 2010. *Knockout: Interviews with Doctors Who Are Curing Cancer-And How to Prevent Getting It in the First Place.* New York: Harmony.

Wark, Chris. Blog: www.chrisbeatcancer.com.

Weil, Andrew. 1995.*Spontaneous Healing: How to Discover and Embrace Your Body's Natural Ability to Maintain and Heal Itself.* New York: Ballantine Books. ［邦訳『癒す心、治る力――自発的治癒とはなにか』アンドルー・ワイル著、上野圭一訳（角川文庫ソフィア）1998年］

参考文献 —— さらに知りたい方のために

Battilega, Nancy Ann. 2008. *A Story of Grace: Holistic Healing After a Diagnosis of Breast cancer.* CreateSpace.
Block, Keith I. 2009. *Life Over Cancer: The Block Center Program for Integrative Cancer Treatment.* New York: Bantam.
Boehmer, Tami. 2010. *From Incurable to Incredible: Cancer Survivors Who Beat the Odds.* CreateSpace.
Bond, Laura. 2013. *Mum's Not Having Chemo: Cutting-Edge Therapies, Real-Life Stories- A Road-Map to Healing from Cancer.* London: Piatkus Books.
Burch, Wanda Easter. 2003. She Who Dreams: A Journey Into Healing Through Dream-work. Novato, CA: New World Library.
Carr, Kris. 2014. *Crazy Sexy Diet: Eat Your Veggies, Ignite Your Spark, and Live Like You Mean It!* Guilford, CT: skirt!
Chopra, Deepak. 1990. *Quantum Healing: Exploring the Frontiers of Mind/Body Medicine.* New York: Bantam. [邦訳『クォンタム・ヒーリング——心身医学の最前線を探る』ディーパック・チョプラ著、秘田涼子、上野圭一訳（春秋社）1990年]
Cumming, Heather, and Karen Leffler. 2007. *John of God: The Brazilian Healer Who's Touched the Lives of Millions.* New York: Atria. [邦訳『ジョン・オブ・ゴッド』ヘザー・カミング、カレン・レフラー著、奥野節子訳（ダイヤモンド社）2011年]
Figtree, Dale. 2011. *Beyond Cancer Treatment: Clearing and Healing the Underlying Causes: A Personal Memoir and Guide.* Santa Barbara, CA: Blue Palm Press.
Fortson, Leigh. 2011. *Embrace, Release, Heal : An Empowering Guide to Talking About, Thinking About, and Treating Cancer.* Louisville, CO: Sounds True.
Gerson, Charlotte, and Morton Walker. 2001. *The Gerson Therapy: The Proven Nutritional Program for Cancer and Other Illnesses.* New York: Kensington.
Jacobsen, Janet. 2012. *Oh No, Not Another "Growth" Opportunity! An Inspirational Cancer Journey with Humor, Heart, and Healing.* Growth-Ink.
Katz, Rebecca, and Mat Edelson. 2009. *The Cancer-Fighting Kitchen: Nourishing, Big-Flavor Recipes for Cancer Treatment and Recovery.* Berkeley, CA: Ten Speed Press.Kushi, Michio, and Alex Jack. 2009. *The Cancer Prevention Diet, Revised and Updated Edition: The Macrobiotic Approach to Preventing and Relieving Cancer.* New York: St. Martin's Griffn.
Lipton, Bruce. 2007. *The Biology of Belief: Unleashing the Power of Consciousness, Matter, and Miracles.* Carlsbad, CA: Hay House.] [邦訳『「思考」のすごい力』ブルース・リプトン著、西尾香苗訳（PHP研究所）2009年]

著者について

ケリー・ターナー

Dr.Kelly Turner

Radical Remission Projectの創設者。腫瘍内科学領域の研究、執筆、講演を手がける。西洋医学の治療なしに、または西洋医学で治療の進展が見込めなくなってからがんの寛解に至った事例の研究に注力している。学士号を取得したハーバード大学時代に統合医療に関心を持ち、カリフォルニア大学バークレー校にて博士号取得。博士論文研究では劇的な寛解を報告した1000件以上の医学論文を分析し、1年間かけて世界10カ国で50人の代替治療者、20人の劇的な寛解を遂げたガン患者にインタビューを行った。Radical Remission Projectのウェブサイトでは、がん生還者や研究者が双方向で事例報告・検索ができる。

www.RadicalRemission.com

著者個人のサイト：www.DrKellyTurner.com

訳者について

長田美穂

Miho Nagata

1967年奈良県生まれ。東京外国語大学中国語学科卒。新聞記者を経てフリージャーナリストに。2010～11年、フルブライト・プログラムにてアメリカ・シアトルのワシントン大学客員研究員。現在はアメリカの性犯罪に関する著作を執筆中。2015年春からは大阪大学大学院博士課程で、人の立ち直り支援についての研究を始める。著書に『問題少女 生と死のボーダーラインで揺れた』(PHP研究所)、『ガサコ伝説「百恵の時代」の仕掛人』(新潮社)など。本書が初の翻訳書になる。

メールアドレスは mihonagata7@gmail.com

がんが自然に治る生き方

2014年11月23日　第1刷発行
2014年12月5日　第3刷発行

著者　ケリー・ターナー
訳 者　長田美穂
発行者　長坂嘉昭
発行所　株式会社プレジデント社
〒102-8641 東京都千代田区平河町2-16-1
平河町森タワー13階
編集 (03) 3237-3732　販売 (03) 3237-3731
http//www.president.co.jp/
編集　中嶋 愛
制作　関 結香
装丁　草薙伸行 ●PlanetPlan Design Works
本文DTP　蛭田典子 ●PlanetPlan Design Works
印刷・製本　凸版印刷株式会社

ISBN978-4-8334-2107-2
Printed in Japan